EXAMPRESS®
安全衛生教科書

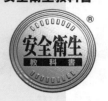

安全衛生
教科書

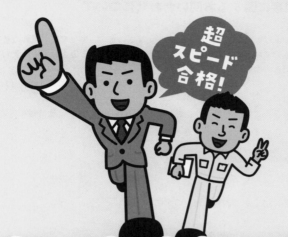

超スピード合格!

第3版

衛生管理者

第1種+第2種 テキスト&問題集

立石周志 著

JN108090

SE
SHOEISHA

本書内容に関するお問い合わせについて

このたびは翔泳社の書籍をお買い上げいただき、誠にありがとうございます。弊社では、読者の皆様からのお問い合わせに適切に対応させていただくため、以下のガイドラインへのご協力をお願い致しております。下記項目をお読みいただき、手順に従ってお問い合わせください。

●ご質問される前に

弊社Webサイトの「正誤表」をご参照ください。これまでに判明した正誤や追加情報を掲載しています。

正誤表　https://www.shoeisha.co.jp/book/errata/

●ご質問方法

弊社Webサイトの「刊行物Q&A」をご利用ください。

刊行物Q&A　https://www.shoeisha.co.jp/book/qa/

インターネットをご利用でない場合は、FAXまたは郵便にて、下記"翔泳社 愛読者サービスセンター"までお問い合わせください。
電話でのご質問は、お受けしておりません。

●回答について

回答は、ご質問いただいた手段によってご返事申し上げます。ご質問の内容によっては、回答に数日ないしはそれ以上の期間を要する場合があります。

●ご質問に際してのご注意

本書の対象を越えるもの、記述個所を特定されないもの、また読者固有の環境に起因するご質問等にはお答えできませんので、予めご了承ください。

●郵便物送付先およびFAX番号

送付先住所　〒160-0006　東京都新宿区舟町5
FAX番号　　03-5362-3818
宛先　　　　（株）翔泳社 愛読者サービスセンター

●免責事項

※著者および出版社は、本書の使用による衛生管理者試験の合格を保証するものではありません。
※本書の記載内容は、2021年1月現在の法令等に基づいています。
※本書の出版にあたっては正確な記述に努めましたが、著者および出版社のいずれも、本書の内容に対してなんらかの保証をするものではありません。
※本書に記載されたURL等は予告なく変更される場合があります。

※本書に記載されている会社名、製品名はそれぞれ各社の商標および登録商標です。
※本書では™、®、©は割愛させていただいております。

はじめに …… これから衛生管理者試験を受験する方へ

　あなたは、これから衛生管理者試験を受ける予定の方でしょう。そして、どのように勉強したらよいか、どうやれば合格できるか思案されていることと思います。

　そんなあなたが、この本を手にしたのは幸運です。なぜなら、この本で勉強すれば、比較的楽に、短い学習期間で合格することができるからです。

● 衛生管理者試験は「合格させるための試験」です

　試験をその性格で分けると、2つのタイプがあります。1つは落とすためのもの、もう1つは合格させるためのものです。

　落とすための試験とは、あらかじめ定められた人数の合格者以外は不合格とするもので、入学試験などがこれにあたります。試験で何点獲得しようと、上位何パーセントかに入っていないと合格することができません。その時の受験者のレベルや問題の難易度などに合否が左右されるため、満点を目指して試験範囲をくまなく勉強しておかなければ良い結果を得られません。

　合格させるための試験とは、あらかじめ定められた点数以上をとれば、人数に限りなく合格とするものです。普通自動車免許の学科試験に代表されるこのタイプに、衛生管理者試験も該当します。衛生管理者試験は、科目ごとに40%、全体で60%という合格点さえ取れば受かりますので、満点を取るための勉強をする必要はないのです。

● 衛生管理者試験の合格率は第1種で46.8%、第2種は55.2%（2019年度）

　合格点さえ取ればよいものには行政書士もあります。行政書士に比べて衛生管理者試験の合格率が高いのはなぜでしょう。理由は試験の実施回数にあります。社労士や行政書士が年に1回しか試験が行われないのに対し、衛生管理者は毎月1回以上行われていますので、この試験では毎回毎回、新しい問題を作成することは物理的にできません。必然的に、毎回のように出題される問題が数多く存在することになります。そしてこの頻出問題とは、出題側からすれば、衛生管理者になるからには絶対に覚えておいてほしい知識として、今後も出題される可能性が高い問題なのです。

● 頻出問題をマスターすることが合格への近道

　衛生管理者試験に合格するためには、広い出題範囲のすべてを覚える必要はありません。「合格させるための試験」ですから、出題者が覚えておいてほしい基礎知識……頻出問題を、確実にマスターしておけば合格点を確保することができます。

　本書には、その頻出問題と、その答えが書かれています。本書を手にしたあなたが、最短距離で合格にたどり着けることを祈っております。

2021年3月吉日
立石周志

衛生管理者試験の概要

+ 衛生管理者とは

　安全衛生技術試験協会（厚生労働大臣指定試験機関）による**国家資格**です。

　常時50人以上の労働者を使用する事業場では、労働者数に応じて、衛生管理者の免許を持つ者から一定数以上の衛生管理者を選任することが義務づけられています。衛生管理者の免許には、第1種と第2種があり、事業場の業種によって選任できる者が変わってきます。

- 第1種：すべての業種の事業場で選任できる
- 第2種：有害業務と関連のうすい情報通信業、金融・保険業、卸売・小売業など一定の業種の事業場においてのみ選任できる

+ 受験資格

　受験には、1年以上の「労働衛生の実務経験」（下表参照）が必要です。受験を申請する際に、卒業証書の写しや事業者の証明書が必要となります。

① 大学（短期大学を含む）または高等専門学校の卒業者：1年以上の実務経験
② 高等学校または中等教育学校の卒業者：3年以上の実務経験
③ または、10年以上の実務経験

◉ 労働衛生の実務内容

① 健康診断実施に必要な事項・結果の処理の業務
② 作業環境の衛生上の調査業務
③ 作業条件、施設等の衛生上の改善の業務
④ 労働衛生保護具、救急用具等の点検、整備の業務
⑤ 衛生教育の企画、実施等に関する業務
⑥ 労働衛生統計の作成に関する業務
⑦ 看護師、または准看護師の業務
⑧ 労働衛生関係の作業主任者としての業務
⑨ 労働衛生関係の試験研究機関における労働衛生関係の試験研究の業務
⑩ 自衛隊の衛生担当者、衛生隊員の業務
⑪ 保健所職員のうち、試験研究の従事者の業務
⑫ 建築物環境衛生管理技術者の業務

+ 試験科目と試験時間

　試験科目と配分は次の表のとおりです。

　また、第2種を取得済みの人が、第1種を受験する場合は、「特例第1種衛生管理者」という種別で受験できます。その場合は表の★マークの科目のみ、計20問の出題となります（第1種と共通問題）。特例での受験でなく、普通に第1種を受験することも可能です。さらに、船員法による衛生管理者適任証書の交付を受け、その後1年以上労働衛生の実務に従事した経験がある場合は、第1種・第2種ともに「労働生理」が科目免除となります。

試験科目		第1種		第2種	
		出題数	配点	出題数	配点
関係法令	有害業務★	10問	80点	—	—
	有害業務以外	7問	70点	10問	100点
労働衛生	有害業務★	10問	80点	—	—
	有害業務以外	7問	70点	10問	100点
労働生理		10問	100点	10問	100点
計		44問	400点	30問	300点

※なお、「有害業務」以外の科目は、第1種と第2種で共通問題です。
　ただし、関係法令と労働衛生については、第2種が3問多く出題されます。

　試験時間は、第1種と第2種は同じですが、科目が免除される場合は短くなります。

種別	試験時間
第1種・第2種	13:30～16:30（3時間）
特例第1種	13:30～15:30（2時間）
科目免除者	13:30～15:45（2時間15分）

＋　合格基準

　科目ごとの得点が40％以上（第1種の科目で、範囲が分かれているものについては範囲ごと）で、かつ、合計点が60％以上である必要があります。つまり、第1種では最低240点、第2種では、180点以上が必要となります。

＋　試験日程・試験手数料

　全国7ブロックある安全衛生技術センターにて、毎月1～3回、実施されます。実施日は地域により異なります。試験手数料は**6,800円**です。また年に一度、安全衛生技術センターのない都道府県で出張試験も行われています。

＋　試験の申請・合格後の免許申請

　受験申請書は、安全衛生技術試験協会本部や、各地のセンターなどで無料配布されています。

　合格すると、「免許試験合格通知書」が届きます。合格後には、免許の申請を行う必要があります。詳細については、協会のホームページ（https://www.exam.or.jp/）で確認をお願いいたします。

> ※試験情報については、2021年1月現在のものです。変更される場合もありますので、安全衛生技術試験協会のホームページ等で最新情報をご自身でご確認をお願いいたします。

本書の使い方

● いかにして「省エネ」で合格するか！

　試験対策において最も効率的な学習法とは、「出るところだけを学習する」ことです。試験範囲が広く、また出題の可能性がある法令や指針等が多い衛生管理者試験に短期間で合格するには、100点満点をめざすような学習方法は向きません。

● テキスト解説のボリュームが少ないワケ

　本書は「最小限の努力で、最大限の結果（合格）を得る」ことを目的としています。このため、出題確率の低い項目はあえて解説していません。合格するために必要でないものは極力除外しています。普通の参考書であればあたりまえに書かれているようなことも割愛していますし、情報量も驚くほど少ないはずです。ですが、これだけで十分、合格レベルに達する知識を得ることができます。

ココが出る！
試験に出るキーワードや項目です。

頻出度
重要性を🎵マークの3段階で表示。多くなるほど重要です。

赤字
暗記すべきキーワードは赤字で示しています。これは赤シートで消えます。赤シートを使いながら覚えてください。

---

11 換気

ココが出る！
- 必要換気量の基準値（二酸化炭素濃度）
- 必要換気量基本算出式を使った計算問題

換気は、室内の空気環境を人が作業するのに快適な状態に保つために行われます。最近の出題傾向として、必要換気量を計算で求める問題が目立ちます。

＋ 必要換気量　　　　　　　　　　　　　　頻出度 🎵🎵🎵

　必要換気量とは、成人1人に対して1時間に室内で入れ換えなければならない空気の量のことです。二酸化炭素量を基準としており、基準値は室内で0.1%、外気で0.03～0.04%です。また、人の呼気（吐き出す息のこと）に含まれる二酸化炭素の濃度は約4%です。

　必要換気量は、労働者の労働の強度（エネルギー代謝率）によって増減します。肉体労働のような重労働であれば換気量は増し、事務作業のような軽作業であれば換気量は減ります。必要換気回数は必要換気量と作業場の気積から求められます。

● 必要換気量基本算出式

$$必要換気量 = \frac{（在室者全員の）呼出二酸化炭素量（m^3/h）}{\underset{(0.1\%)}{室内の二酸化炭素基準濃度} - \underset{(0.03\sim0.04\%)}{外気の二酸化炭素濃度}}$$

在室者が12人の事務室において、二酸化炭素濃度を1,000ppm以下に保つために必要な換気量（m^3/h）として最小の値は次のうちどれか。ただし、在室者が呼出する二酸化炭素量を1人あたり0.018m^3/h、外気の二酸化炭素濃度を300ppmとする。

① 600　　② 310　　③ 260　　④ 220　　⑤ 130

重要 試験会場には電卓の持ち込みは許されていますので、必ず持参するようにしましょう。

＋ 学習のステップ

ステップ1 第1種受験の方は「第1章～第5章」、第2種受験の方は「第1章～第3章」までの本文をしっかり理解！

まずはざっと目を通してください。次に「ココが出る！」を確認した後、赤字や下線、「出題のポイント」を意識しながら、再度読んでください。最後に、「過去問題」を解いてみましょう。

ステップ2 「章末問題」で理解度をチェック！

過去10年間の公表問題（一部予想問題）から、特に頻出度の高い問題を掲載しています。理解できているかどうかを確認してみましょう。正答のポイントとなる文章には下線を引いています。

ステップ3 「試験問題」にチャレンジ！

近年の公表問題を中心によく出る問題を厳選して、試験2回分の問題として掲載しています。実際の試験時間（3時間）以内で解いて、本試験の感覚をつかみましょう。

ステップ4 「重要キーワード集」を暗記に使う

本文の重要なところをまとめています。ハサミなどで切り取り、携帯して、覚えましょう。また、直前対策としても使えます。

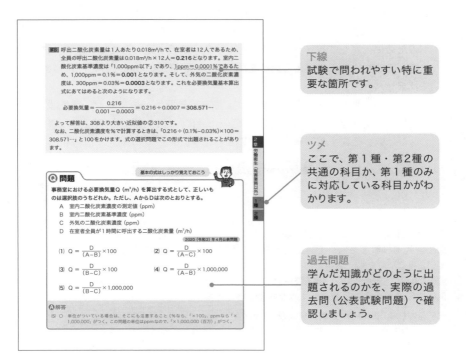

下線
試験で問われやすい特に重要な箇所です。

ツメ
ここで、第1種・第2種の共通の科目か、第1種のみに対応している科目かがわかります。

過去問題
学んだ知識がどのように出題されるのかを、実際の過去問（公表試験問題）で確認しましょう。

＋ 衛生管理者試験の出題傾向は？

出題される箇所は、ほぼ同じ！

　　試験科目は、第1種で5科目、第2種では3科目（第1種の科目から有害業務に関する2科目を除いたもの）です。半年に一度の割合で試験主催団体から公表されている過去問題を分析すると、出題される箇所はほぼ一定であることがわかります。

　　例えば、第1種・第2種の共通科目である「関係法令」の項目では、必ず「衛生管理者の選任」についての問題が出ています。また、第1種の範囲である「労働衛生（有害業務）」では、職業性疾病の項目から必ず1〜2問出題されています。さらに選択肢をよく見ると、<u>同じ文章が繰り返し出てくることもあります。本書では、この「よく出題される問題」や「繰り返し出てくる文章」を中心に解説をしています。</u>

ひっかけ問題は出ない！

　　例えば、「事業者」と「使用者」という用語は法律によって使い分けられます。労働安全衛生法では、「事業者」を「事業を行う者で、労働者を使用するものをいう」と定義して用い、また、労働基準法では、「使用者」として「事業主または事業の経営担当者その他その事業の労働者に関する事項について、事業主のために行為をするすべての者」とより広い定義で用いられています。試験では、この部分を取り変えて誤りを問うような、細かいひっかけの問題は出題されません。

　　ただし、<u>数字には注意が必要です</u>。数字は暗記が必要ですが、例えば「500人以上の労働者数」が問題を解く鍵のときに、「労働者数が700人の事業所」などと数字を変えた問題はよく出題されます。

> ひっかけ問題の心配はいらないが、数字には要注意！

● 「公表試験問題」（以下、公表問題）とは

衛生管理者試験を主催している安全衛生技術試験協会は、年に2回、試験問題を公表しています。

公表問題は、安全衛生技術試験協会のサイトでPDFファイル形式で公開されています。最新の問題が公表されたらチェックするようにしましょう。

安全衛生技術試験協会「公表試験問題」
http://www.exam.or.jp/exmn/H_kohyomenkyo.htm

目次

衛生管理者試験の概要 4

本書の使い方 6

第1章 関係法令（有害業務以外）

01 健康診断① 14
定期健康診断／雇入れ時健康診断

02 健康診断② 16
健康診断実施後の措置／ストレスチェック

03 衛生管理体制① 18
事業場の規模と衛生管理者等の必要人数

04 衛生管理体制② 20
総括安全衛生管理者／衛生管理者の第1種と第2種の違い

05 産業医・衛生委員会 22
産業医／衛生委員会

06 安全衛生教育 24
雇入れ時安全衛生教育

07 一般作業環境、衛生基準 26
設備環境および規定

08 労働基準法① 28
法定労働時間と休憩・休日

09 労働基準法② 30
産前産後休業と育児時間および育児休業期間／女性の就業制限／

年少者の就業制限／解雇制限

10 労働基準法③ 32
有給休暇／就業規則／派遣労働者

第1章の章末問題 34

第2章 労働衛生（有害業務以外）

11 換気 56
必要換気量

12 温度感覚、温熱条件 58
温度

13 食中毒 ………………………………………………………… 60
食中毒の型や症状

14 労働衛生管理統計 ……………………………………………… 62
疾病休業統計／統計データの読み方

15 心肺蘇生（一次救命措置） …………………………………… 64
心肺蘇生の手順とAED

16 火傷・骨折 ……………………………………………………… 66
火傷／骨折

17 止血法 …………………………………………………………… 68
止血法の種類

18 THP（トータルヘルスプロモーション） ……………… 70
THPの進め方／健康測定／健康指導

19 厚生労働省の指針やガイドラインによる職場の健康管理 … 72
受動喫煙対策／メンタルヘルスケア

20 虚血性心疾患・脳血管障害・腰痛予防対策 ……………… 74
虚血性心疾患／脳血管障害(脳卒中)／腰痛予防対策

21 その他の項目 …………………………………………………… 76
VDT作業／死の四重奏

第2章の章末問題 ………………………………………………… 78

第3章 労働生理

22 神経 …………………………………………………………… 98
神経系の種類

23 血液 …………………………………………………………… 100
血液の成分と免疫、凝集反応

24 心臓の働きと血液循環 ……………………………………… 102
血液循環／心臓

25 呼吸器 ………………………………………………………… 104
呼吸／肺

26 内分泌系 ……………………………………………………… 106
ホルモンと内分泌器官

27 消化器官 ……………………………………………………… 108
胃／腸／肝臓

28 腎臓 …………………………………………………………… 110
腎臓と腎小体／尿

29 代謝・体温・BMI・睡眠 ································ 112
代謝／体温／肥満／睡眠

30 感覚 ·· 114
5つの感覚

31 筋肉 ·· 116
筋肉の分類と仕事の効率

32 ストレス ·· 117
ストレスの反応と発生原因

第3章の章末問題 ·· 118

第**4**章 **関係法令（有害業務）**

33 安全衛生管理体制（有害業務） ······················ 136
専任の衛生管理者および衛生工学衛生管理者の選任／専属の産業医の選任

34 酸素欠乏症等防止規則 ································ 138
酸素欠乏危険作業／酸素欠乏危険作業を行うときの措置

35 有機溶剤 ·· 140
有機溶剤の区分／有機溶剤業務を行うときの措置

36 特定化学物質 ·· 142
製造に関する規制／事業の廃止時に所轄労働基準監督署長に提出する記録等／
特定化学物質の用後処理

37 作業環境測定 ·· 144
対象作業場と測定項目および頻度／作業場の具体例

38 特殊健康診断 ·· 146
特殊健康診断が必要な業務／歯科健康診断

39 健康管理手帳 ·· 148
健康管理手帳が交付される業務

40 作業主任者 ·· 150
作業主任者を選任しなければならない業務／選任に必要な免許または講習

41 労働基準法・労働基準規則 ·························· 152
女性就業制限／年少者就業制限／労働時間延長制限

42 定期自主検査 ·· 154
設備と対象有害物質／設備と検査頻度／定期自主検査に係るその他の定め

43 特別教育 ·· 156
特別教育の実施義務のある業務

44 **譲渡制限機械** ··· 157
譲渡が制限される機械や設備

45 **立入禁止** ··· 158
立入禁止場所

46 **労働安全衛生法の目的と定義** ··············· 159
目的と定義

第4章の章末問題 ··· 160

第**5**章 労働衛生（有害業務）

47 **職業性疾病①（有害化学物質）** ············· 188
有害化学物質とその症状／じん肺／有害物質と職業がん

48 **職業性疾病②（有害エネルギー）** ··········· 192
気圧／高温と低温／騒音

49 **職業性疾病③（有害光線）** ······················ 194
電離放射線／非電離放射線

50 **保護具** ··· 196
呼吸用保護具（マスク）／防音保護具／保護めがね、遮光保護具

51 **作業環境管理** ··· 198
作業環境の測定／作業環境の管理

52 **物質の性状** ··· 200
汚染物質の分類と性状

53 **排気装置、換気装置** ······································ 202
プッシュプル型換気装置／全体換気装置／局所排気装置

第5章の章末問題 ··· 206

模擬試験

模擬試験問題① ··· 230
解答と解説 ··· 250
模擬試験問題② ··· 258
解答と解説 ··· 278

重要キーワード集

286

第 1 章

関係法令
（有害業務以外）

この章は、第1種と第2種両方に対応しています。

01 健康診断①
02 健康診断②
03 衛生管理体制①
04 衛生管理体制②
05 産業医・衛生委員会
06 安全衛生教育
07 一般作業環境、衛生基準
08 労働基準法①
09 労働基準法②
10 労働基準法③

第1章の章末問題

● 定期健康診断と雇入れ時健康診断の違い
● 健康診断で行われる検査項目と、省略できる検査項目

　健康診断の種類には、事業者が労働者に毎年行う「定期健康診断」と、常時使用する労働者を雇用する際に行う「雇入れ時健康診断」があります。それぞれ診断項目や実施要件に違いがあります。

＋ 定期健康診断 　　　　　　　　　　　　　頻出度 ♪♪♪

　事業者は、常時使用する労働者（正社員、契約社員等の雇用形態にかかわらず、ほぼフルタイムで勤務する社員）に対し、定期健康診断を年に1回以上受けさせなければなりません。健康診断の検査項目には、次の11種類があります。

健康診断の検査項目

① 既往歴、業務歴の調査　　　　　　② 自覚症状、その他自覚症状の有無
③ 身長、体重、視力、聴力※、腹囲の検査　④ 胸部エックス線検査、喀痰検査
⑤ 血圧測定
⑥ 貧血検査（赤血球数、血色素量、ヘマトクリット値、白血球数、血小板数）
⑦ 肝機能検査（AST、ALT、γ-GTP）
⑧ 血中脂質検査（LDLコレステロール、HDLコレステロール、中性脂肪）
⑨ 血糖値　　　　　　　　　　　　　⑩ 心電図検査（安静時心電図検査）
⑪ 尿検査（尿中の糖、蛋白の検査）

省略できるもの（医師の判断により省略できる）

- 身長（20歳以上の者に限る）　　● 腹囲（40歳未満の者、妊婦等）
- 胸部エックス線検査（40歳未満のうち、20・25・30・35歳の者等、特定の条件にあてはまる者は除く）
- 喀痰検査（胸部エックス線検査を省略された者、または病変が確認できない者）
- ⑥～⑩の項目については、40歳未満（35歳は除く）の者は省略が可能

※聴力検査では、1,000Hz（低音域）と4,000Hz（高音域）の周波数の音がどの程度の大きさ（dB：デシベル）で聞こえたかを調査する。

　次の4つは医師の判断によって省略できず、必ず実施するものです。選択肢を絞る際にも役立ちますので覚えておきましょう。

①既往歴、業務歴の調査、②自覚症状、その他自覚症状の有無、
⑤血圧測定、⑪尿検査

 雇入れ時健康診断　　　　　　　　　　　　　頻出度 🦷🦷🦷

　事業者（会社、団体等）は、<u>常時使用</u>する労働者を雇い入れるときには、その人に必ず健康診断を受けさせなければなりません。これが雇入れ時健康診断です。

● 例外規定

　ただし、雇入れ時健康診断を受けさせなくてもよいケースがあります。例えば、転職者等を雇い入れる場合です。その人が前の会社で医師による健康診断を受けてから<u>3 か月</u>を経過しない者、かつその健康診断の結果を証明する書面を提出した場合には、実施された検査項目については雇入れ時健康診断を実施しなくてもよいことになっています。

● 雇入れ時健康診断の実施項目

　項目は「定期健康診断」とほぼ同じですが、<u>炊事場</u>や<u>給食業務</u>に就く人の場合は、「定期健康診断」では実施されない<u>検便</u>が必須です。また、年齢等による<u>健康診断項目を省略</u>することは認められません。雇入れ時健康診断項目に、<u>腹部画像検査、喫煙歴の調査</u>は含まれていません。

少しでもみんなの記憶に残るよう、つぶやいていくよ！

Q 問題

労働安全衛生規則に基づく次のAからEの定期健康診断項目のうち、厚生労働大臣が定める基準に基づき、医師が必要でないと認めるときは、省略することができる項目に該当しないものの組合せは次のうちどれか。

A 尿検査、B 血圧の測定、C 肝機能検査、D 心電図検査、E 血中脂質検査

2018（平成30）年10月公表問題

(1) A, B
(2) A, C
(3) B, D
(4) C, E
(5) D, E

A 解答

(1)　×　尿検査と血圧の測定は省略できない。

- 健康診断実施後の受診者（従業員）に対する義務
- 健康診断結果の報告や書類保存の期間
- 長期間海外に滞在する労働者の健康診断の実施要件

＋ 健康診断実施後の措置　　　　　頻出度 ♪♪♪

　健康診断の実施は事業者の義務ですが、実施後にも事業者には2つの義務があります。1つめは受診者に対する措置等に関するもの、2つめは官庁に対する報告や書類の保存等に関するものです。

●受診者に関する措置

① 結果の通知：事業者は、受診者全員に対し、健康診断結果を遅滞なく通知すること

② 医師からの意見聴取：異常所見のあった受診者については、受診者の健康を保持することを目的として、検診日から3か月以内に産業医等の意見を聴き、その内容を「健康診断個人票」に記載すること

③ 保健指導：休憩時間を除き、1週間あたり40時間を超えて労働させた場合（時間外労働や休日労働をさせた場合）、その超えた時間が1か月あたり80時間を超え、かつ疲労の蓄積が認められる労働者から申し出があった場合は遅滞なく医師による面接指導を行わなければならない。労働者からの申し出がない場合には産業医が労働者に対して受診を勧奨できる

●結果の報告・保存期間等

① 結果の報告：常時使用労働者数が50人以上の事業者は、定期健康診断実施後に「定期健康診断結果報告書」を遅滞なく、所轄労働基準監督署長に提出すること

② 記録の保存：健康診断結果を記載した「健康診断個人票」を作成し、これを5年間保存すること

注意 健康診断結果報告書の提出義務があるのは「定期健康診断」であり、「雇入れ時健康診断」には、その義務がありません（健康診断個人票は、雇入れ時も定期も記載し、保存しなければなりません）。

定期健康診断と雇入れ時健康診断の比較

	定期健康診断	雇入れ時健康診断
医師の判断による検診項目の省略	一部可能	省略できない
健康診断報告書の提出義務	対象労働者50名以上で所轄労働基準監督署へ提出	提出義務はない
健康診断個人票の保存期間	5年	5年

＋ ストレスチェック

頻出度

ストレスチェックとは、従業員の心理的な負担の程度を把握するための検査です。従業員が50人以上のすべての事業所に対し、年1回の実施が義務づけられています。

ストレスチェックの概要

通知	直接本人に通知され、本人の同意なく他者（上司や人事等）に結果を知らせることは禁止
実施者	a. 医師　　b. 保健師　　c. 歯科医師　　d. 看護師　　e. 精神保健福祉士　　f. 公認心理師 （c〜fは厚生労働大臣が定める研修を修了した者）
調査事項 （3点）	a. 当該労働者の心理的な負担の原因 b. 当該労働者の心理的な負担による心身の自覚症状 c. 他の労働者による当該労働者への支援
面接	一定のストレスがあると認められた労働者の希望により、産業医らによる面接が行われる

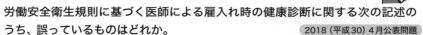

定期健康診断と雇入れ時健康診断の違いに注目しよう

Q 問題

労働安全衛生規則に基づく医師による雇入れ時の健康診断に関する次の記述のうち、誤っているものはどれか。 　2018（平成30）4月公表問題

(1) 医師による健康診断を受けた後3か月を経過しない者を雇い入れる場合、その健康診断の結果を証明する書面の提出があったときは、その健康診断の項目に相当する雇入れ時の健康診断の項目は省略することができる。

(2) 雇入れ時の健康診断における聴力の検査は、1,000ヘルツ及び4,000ヘルツの音に係る聴力について行わなければならない。

(3) 雇入れ時の健康診断の項目には、血糖検査が含まれているが、血液中の尿酸の量の検査は含まれていない。

(4) 雇入れ時の健康診断の結果に基づいて作成した健康診断個人票は、5年間保存しなければならない。

(5) 雇入れ時の健康診断の結果については、その対象労働者数が50人以上となるときには、事業場の規模にかかわらず、所轄労働基準監督署長に報告しなければならない。

A 解答

(5) 雇入れ時健康診断は、所轄労働基準監督署長への報告義務はない。

03 衛生管理体制①

- 事業場の規模（常時使用労働者数）ごとの、必要な衛生管理者の人数
- 必要選任者数と専任者数

選任：他の業務を行っている者の中から選んで、その他の業務も任せること。
専任：その業務のみに就かせること。

✛ 事業場の規模と衛生管理者等の必要人数　　頻出度 ♪♪♪

　衛生管理者の必要選任数や管理体制等は、事業場の規模（労働者数）や業種によって異なります。

● 衛生管理者の選任義務

　常時使用労働者数（期間の定めなく雇用されている者、または1か月を超える期間を定めて雇用されている者、日々雇用されている者で月に18日以上の勤務実績がある者等）が50人以上になると、衛生管理者等を選任する義務が発生します。事業場の規模が大きくなれば、選任すべき人数も増加します。

　また、常時使用労働者数が50人以上になると、産業医の選任義務も発生します。健康診断の項目でもあったように（健康診断報告書の報告義務等）、50人以上というのは衛生管理者試験において重要なキーワードとなっています。

● 衛生管理者の選任時期

　事業者は衛生管理者を選任する事由が発生してから14日以内に選任し、選任後は遅滞なく所定の様式による報告書を所轄労働基準監督署長に届出なければなりません。

事業所の規模と衛生管理者選任数・専任数

常時使用労働者数 （人）	衛生管理者選任数 （人）	専任数 （人）	その他
50〜200	1	—	産業医も選任義務あり
201〜500	2	—	非専属の労働衛生コンサルタント1人可
501〜1,000	3	—	
1,001〜2,000	4	1	（産業医は1,000人以上で専属）
2,001〜3,000	5	1	
3,001以上	6	1	（産業医は2人選任義務あり）

※産業医の専属制は、有害業務（例：深夜業を含む業務等）の場合は500人以上の規模から適用される

● 衛生管理者の専属制と労働衛生コンサルタント

　衛生管理者はその事業場に専属の者（その事業場に実際に勤務している者）でなけ

ればなりません。ただし衛生管理者を2人以上選任しなければならない（常時使用労働者数が201人以上の）場合に、1人だけならば専属ではない労働衛生コンサルタント（衛生管理者よりも上位の資格）を衛生管理者として選任できます。

● 衛生管理者の職務

職務としては、少なくとも週1回は作業場等を巡視し、設備、作業方法、衛生状態に問題があるときは労働者の健康を維持するために必要な措置を講じなければなりません。ほかには、健康に異常のある者の発見および措置、作業環境の衛生上の調査、作業条件や施設等の衛生上の改善、労働衛生保護具、救急用具等の点検および整備等も行います。

● 衛生推進者の選任

衛生管理者の選任義務がない常時10人以上50人未満の労働者を使用する事業場では、衛生管理者の代わりに衛生推進者を選任しなければなりません。衛生推進者は、衛生管理者の有資格者はもちろん、都道府県労働局長が指定する講習会の修了者も有資格者となります。

注意 衛生管理者は50人以上、衛生推進者は50人未満の事業場で選任されるので、同じ事業場で同時に選任されることはありません。

数字のところはカン違いしないように

Q 問題

事業場の衛生管理体制に関する次の記述のうち、法令上、正しいものはどれか。ただし、衛生管理者及び産業医の選任の特例はないものとする。

2020（令和2）年4月公表問題改題

(1) 衛生管理者を選任したときは、遅滞なく、所定の様式による報告書を、所轄労働基準監督署長に提出しなければならない。

(2) 常時50人以上の労働者を使用する警備業の事業場では、第二種衛生管理者免許を有する者のうちから衛生管理者を選任することができない。

(3) 常時800人以上の労働者を使用する事業場では、その事業場に専属の産業医を選任しなければならない。

A 解答

(1) ○ 設問文の通りである。

(2) × 警備業は第二種免許でも選任可能。

(3) × 産業医が専属になるのは、常時1,000人以上の労働者を使用する事業場、または有害業務（深夜業を含む業務など）に従事する労働者が500人以上の事業場。

04 衛生管理体制②

● 総括安全衛生管理者の職務内容と、選任しなければならない事業場（職種、規模）
● 第1種と第2種の選任できる事業場の違い

　事業場によっては衛生管理者を選任するほか、総括安全衛生管理者も選任しなければなりません。選任義務はその事業場の業種や規模によって異なります。

　また、衛生管理者の区分である第1種と第2種の違いも事業場の業種によります。

＋ 総括安全衛生管理者　　　　　　　　　　　頻出度 🐸🐸🐸

● 総括安全衛生管理者の職務内容

　総括安全衛生管理者とは、事業場において衛生管理者を含む安全衛生にかかわるメンバーを指揮し、労働災害の発生や労働者の健康障害を防止するための以下の業務を総括管理する人です。各事業場では総括安全衛生管理者を選任しなければなりませんが、必ずしも衛生管理者免許を有する者でなくても選任できます。

> **総括安全衛生管理者の職務**
>
> ① 労働者の危険または健康障害を防止するための措置に関すること
> ② 労働者の安全または衛生のための教育の実施に関すること
> ③ 健康診断の実施その他健康の保持増進のための措置に関すること
> ④ 労働災害の原因の調査および再発防止に関すること
> ⑤ 安全衛生に関する計画の作成、実施、評価および改善に関すること
> ⑥ 上記のほか、労働災害を防止するため必要な業務で、厚生労働省令で定めるもの（安全衛生に関する方針の表明に関すること、など）

● 選任すべき事業場

　総括安全衛生管理者を選任しなければならない事業場については、業種と常時使用労働者数によって定められています。

統括安全衛生管理者を選任しなければいけない常時使用労働者数	
業種	常時使用労働者数
林業、鉱業、建設業、運送業、清掃業	100人以上
製造・加工業、通信業、電気業、ガス業、水道業、熱供給業、各種商品卸売・小売業（例：百貨店）、旅館業、ゴルフ場業、自動車整備業、機械修理業	300人以上
その他の業種	1,000人以上

＋ 衛生管理者の第１種と第２種の違い　　　頻出度 🎵🎵🎵

　下記の業種の事業場では、第１種衛生管理者免許を有する者の中から衛生管理者を選任しなければなりません（第１種はすべての業種で選任が可能）。また、衛生工学衛生管理者免許を有する者、労働衛生コンサルタント、医師、歯科医師等も衛生管理者として選任できます。それ以外の業種の事業場は、第２種衛生管理者免許を有する者からの選任が可能です。

● 第１種衛生管理者の選任が必要な業種（第２種は不可）

　農林水産業、鉱業、建設業、製造・加工業、電気業、ガス業、水道業、熱供給業、運送業、自動車整備業、機械修理業、医療業、清掃業

事業場ごとの総括安全衛生管理者等の選任条件

	総括安全衛生管理者を選任する常時使用労働者数	第２種衛生管理者選任の可否
小売業	300人以上	○
旅館業	300人以上	○
ゴルフ場業	300人以上	○
医療業	1,000人以上	×
金融業	1,000人以上	○
警備業	1,000人以上	○

各管理者と業務の組み合わせは紛らわしいぞ！

Ｑ 問題

常時使用する労働者数が300人で、次の業種に属する事業場のうち、法令上、総括安全衛生管理者の選任が義務付けられていない業種はどれか。

2020（令和2）年4月公表問題

(1) 通信業
(2) 各種商品小売業
(3) 旅館業
(4) ゴルフ場業
(5) 医療業

Ａ 解答

(5) ○　医療業は1,000人以上で総括安全衛生管理者の選任が必要となる。

05 産業医・衛生委員会

ココが出る！
● 産業医の職務と事業場に専属となる場合
● 衛生委員会のメンバー

＋ 産業医　　　　　　　　　　　　　　　　　　　　　　　　頻出度 💪💪💪

　衛生管理者を設置しなければならない常時使用労働者数が**50人以上**の事業場では、産業医の選任義務があります。

●産業医の職務内容

　産業医は健康診断の実施、労働者の健康保持するための措置を行います。少なくとも**毎月1回**作業場等を巡視（見回ること。衛生管理者は週1回）するなど作業環境の維持管理、労働者に対する面接指導等を行います。

> **産業医の職務**
>
> ① 健診や面接指導とその結果に基づく労働者の健康を保持するための措置
> ② 心理的な負担の程度を把握するための検査（ストレスチェック）の実施
> ③ 作業環境の維持管理　　④ 作業の管理　　⑤ 労働者の健康管理
> ⑥ 健康教育、相談その他労働者の健康保持増進を図るための措置
> ⑦ 衛生教育　　　　　　　　⑧ 労働者の健康障害の調査と再発防止

●医師による面接指導

　週40時間を超えて労働した労働者で、その超えた時間が1か月あたり80時間を超え、かつ疲労の蓄積が認められる者は事業者が行う医師による面接指導を実施しなければなりません。産業医は、労働者の健康確保のため必要があると判断したときには、労働者に面接指導の申し出をするよう勧奨（勧めること）できるとともに、事業者に対しても必要な勧告を行うことができます。

　また事業者は、面接指導の結果を記録し、**5年間**保存しなければなりません。

●産業医の専属制と必要人数

　労働者数50人以上で選任しなければならない産業医ですが、<u>1,000人以上</u>の事業場では専属でなければなりません。また3,000人を超える（3,001人以上）事業場では2人の産業医が必要です。

　また、**500人以上**が有害業務を含む業務を行う事業場でも専属となります。有害業務の例としては、深夜業を含む業務、炭鉱等坑内における業務等があります。

＋ 衛生委員会

頻出度 ♪♪♪

　事業者は、衛生委員会を設置して事業場の衛生管理に関する事項を協議しなければなりません。衛生委員会とは、事業場での衛生管理に関する事項を、事業運営者と労働者が協力して推進させるために設けられるものです。

● 設置と開催

　常時使用労働者数が**50人以上**の事業場では、衛生委員会の設置と、**毎月1回以上**の開催が義務づけられています。同一の事業所が衛生委員会と安全委員会を設置しなければならない場合、この2つを兼ねる**安全衛生委員会**を設けることができます。議事で重要なものについては記録を作成し、**3年間保存**しなければなりません。

> **議事で重要なもの（付議事項）の例**
>
> ・労働者の健康保持増進を図るための対策の樹立
> ・長時間労働に従事する労働者の健康障害の防止を図るための対策の樹立
> ・労働者の精神的健康の保持増進を図るための対策の樹立

● 議長とメンバー

　衛生委員会の**議長**は、**総括安全衛生管理者**、またはそれ以外の者で当該事業場においてその事業の実施を統括管理する者、もしくはそれに準ずる者のうちから事業者が指名したものが務めます。メンバーの半数は、労働者の過半数を代表する労働組合があるときはその組合、組合がないときは労働者の過半数を代表する者の推薦に基づき指名されます。また、**産業医**のうちから事業者が指名した者を委員としなければなりませんが、必ずしも専属である必要はありません。

衛生委員会の付議事項は？

Ⓠ 問題

衛生委員会に関する次の記述のうち、法令上、定められているものはどれか。

2019（令和元）年10月公表問題改題

(1) 衛生委員会の付議事項には、労働者の精神的健康の保持増進を図るための対策の樹立に関することが含まれる。
(2) 衛生委員会は、毎月1回以上開催するようにし、重要な議事に係る記録を作成して、これを5年間保存しなければならない。

Ⓐ解答

(1) 〇　設問文の通りである。
(2) ✕　記録の保存は3年間である。

06 安全衛生教育

ココが出る！

- 教育しなければならない項目
- 教育項目のうち省略できる科目と省略の条件

　事業者に義務づけられている、社員に対する安全衛生に関する教育には、3種類あります。「雇入れ時安全衛生教育」と「作業内容変更時の教育」および「特別教育」です。このうち「特別教育」については、第1種衛生管理者の試験範囲のため、第4章で解説しています。また「作業内容変更時の教育」は、「雇入れ時安全衛生教育」に準じて行われるため（つまり、内容が同等ということ）、ここでは解説を省略します。

＋ 雇入れ時安全衛生教育　　　　　　頻出度 🐶🐶🐶

● 教育の対象

　雇入れ時安全衛生教育は、事業規模や業種、労働者の職務内容や雇用形態（正社員、契約社員、派遣社員、アルバイト等）にかかわらず、すべての社員を対象として実施しなければなりません。

　教育そのもの（講師役、OJT担当者等）を衛生管理者が行う必要はありません。

安全衛生教育の項目	
業種によって省略できる項目	① 機械等、原材料等の危険性または有害性およびこれらの取扱い方法に関すること ② 安全装置、有害物抑制装置または保護具の性能およびこれらの取扱い方法に関すること ③ 作業手順に関すること ④ 作業開始時の点検に関すること
全ての業種で省略できない項目	⑤ その業務に関して発生するおそれのある疾病の原因および予防に関すること ⑥ 整理、整頓および清潔の保持に関すること ⑦ 事故時等における応急措置および退避に関すること ⑧ その他その業務に関する安全衛生のために必要な事項

（吹き出し）主に労働災害の発生危険度が低い業種では省略できる

　総括安全衛生管理者を選任すべき業種の分類で「その他の業種」に分類される（常時使用労働者数が1,000人以上で総括安全衛生管理者を選任しなければならない）業種では、①〜④の項目は省略することができます。

　例えば、金融業や警備業では省略することができますが、旅館業や商品卸・小売業（試験では「百貨店」と書かれることが多い）では教育項目を省略することはできません。

教育項目の省略ができない業種

- 労働者100人で総括安全衛生管理者を選任しなければならない業種
  林業、鉱業、建設業、運送業、清掃業
- 労働者300人で総括安全衛生管理者を選任しなければならない業種
  製造業（物の加工業を含む）、電気業、ガス業、熱供給業、水道業、通信業、各種商品卸売業、家具・建具・じゅう器等卸売業、各種商品小売業、家具・建具・じゅう器小売業、燃料小売業、旅館業、ゴルフ場業、自動車整備業および機械修理業

上記以外の「その他の業種」は、主に事務労働が主体の業種に分類されます。

●教育項目の一部を省略することができる場合

事務労働が主体の業種では、左ページの項目①〜④を省略できます。

法令で掲げる教育項目（同①〜⑧）について十分な知識および技能がある者は、該当する項目を省略することができます（主に「作業内容変更時」に適用されています）。

教育項目を省略できない業種を思い出そう

ⓠ 問題

雇入れ時の安全衛生教育に関する次の記述のうち、法令上、誤っているものはどれか。
2019（平成31）年4月公表問題

(1) 1か月以内の期間を定めて雇用するパートタイム労働者についても、教育を行わなければならない。
(2) 教育事項の全部又は一部に関し十分な知識及び技能を有していると認められる労働者については、当該事項についての教育を省略することができる。
(3) 金融業の事業場においては、教育事項のうち、「整理、整頓及び清潔の保持に関すること」については省略することができない。
(4) 各種商品小売業の事業場においては、教育事項のうち、「作業手順に関すること」については省略することができる。
(5) 警備業の事業場においては、教育事項のうち、「作業開始時の点検に関すること」については省略することができる。

Ⓐ 解答

(4) ✕ 各種商品小売業の事業場では、教育項目で省略できるものはない。

07 一般作業環境、衛生基準

- 設備ごとの設置基準や点検頻度
- 基準の数値

➕ 設備環境および規定

頻出度 🐶🐶🐶

事業場の環境を良好な状態に維持し、労働者が安全で快適に業務を行うことができるよう次の表のように労働安全衛生規則で定められています。

労働安全衛生規則で定められた設備環境

項目	説明
休養室 (休養所)	常時使用労働者数が50人以上、または女性だけで30人以上の事業場は、男女別に臥床できる休養室（休養所）を設置すること
食堂 炊事従業員	事業場に附属する食堂の床面積は、食事の際の1人について1m²以上としなければならない。炊事従業員がいる場合には、専用の休憩室と便所を設けなければならない
清掃	日常行う清掃のほか、大掃除を6か月以内ごとに1回、定期に、統一的に行わなければならない
窓（開口部）	壁等によって外部と仕切られた部屋においては、直接外気に向かって開放できる窓等の面積が、床面積の20分の1以上になるようにすること（このとき有害物質を扱わない事業場であれば換気設備を設けなくてもかまわない）
照明設備の点検頻度と照度	精密な作業を行う場合の照度は300ルクス以上にすること。普通の作業の場合は150ルクス以上、粗い作業の場合は70ルクス以上。照明設備の点検は6か月以内ごとに1回以上、定期に実施すること
換気設備の点検頻度	屋内で使用する機械による換気設備は2か月以内ごとに1回、定期に点検すること。空気調和設備の冷却水の水管及び加湿装置の清掃は1年以内ごとに1回定期に実施し、加湿装置や排水受けの点検は使用開始時及び1か月以内ごとに1回実施する
気積	労働者が常時就業する屋内作業場の気積（床面積×高さのこと）は、労働者1人について10m³以上にすること（ただし、設備の容積および床面から4mを超える高さの空間を除く）

屋内作業場内の空気環境

項目	調整基準値
ホルムアルデヒド量	0.1mg以下／m³
空気中浮遊粉じん量	0.15mg以下／m³
一酸化炭素含有量 ★	100万分の10（10ppm）以下
二酸化炭素（炭酸ガス）含有量 ★	100万分の1,000（1,000ppm）以下
室内温度（努力目標）★	17℃以上28℃以下
相対湿度（努力目標）★	40%以上70%以下
気流	毎秒0.5m以下

- ★マークのあるものは、中央管理方式の空気調和設備を設けている建築物の事務室に対し、2か月以内ごとに1回測定しなければならない
- その測定結果は3年間保存すること

　ホルムアルデヒド濃度の測定は、屋内作業場の中央付近の床上50cm以上かつ150cm以下の位置で行うのがよいとされています。また、室温と湿度の測定は、0.5℃目盛の温度計、乾湿球計で行います。さらに燃料器具（ストーブ等）を使用するときは、毎日異常の有無を点検します。

照明の点検は6か月に1回、換気は2か月に1回だよ

Q 問題

事務所衛生基準規則に基づく設備の点検、清掃等に関する次の記述のうち、誤っているものはどれか。 2020（令和2）年4月公表問題

(1) 燃焼器具を使用するときは、発熱量が著しく少ないものを除き、毎日、異常の有無を点検しなければならない。
(2) 事務室において使用する機械による換気のための設備については、2か月以内ごとに1回、定期に、異常の有無を点検しなければならない。
(3) 空気調和設備を設けている場合は、その設備内に設けられた排水受けについて、原則として、1か月以内ごとに1回、定期に、その汚れ及び閉塞の状況を点検し、必要に応じ、その清掃等を行わなければならない。
(4) 中央管理方式の空気調和設備を設けている建築物の事務室については、6か月以内ごとに1回、定期に、空気中の一酸化炭素及び二酸化炭素の含有率を測定しなければならない。
(5) 事務室の建築、大規模の修繕又は大規模の模様替を行ったときは、その事務室における空気中のホルムアルデヒドの濃度を、その事務室の使用開始後所定の期間に1回、測定しなければならない。

A 解答

(4) ✕　一酸化炭素、および、二酸化炭素含有率の測定は2か月以内ごとに1回行わなければいけない。

08 労働基準法①

ココが出る!
- 労働時間、時間外労働の規定を受ける労働者
- 労働時間等の規定の対象となる業務

✛ 法定労働時間と休憩・休日

頻出度 🎵🎵🎵

● 法定労働時間と36協定

労働基準法では、特定の業種を除き、事業者が労働者に労働させることができる時間を1日8時間、1週40時間と定めています（法定労働時間）。異なる事業場で労働した場合でも、労働時間は通算することになっています。

法定労働時間を超えて労働させる場合には、労働者の過半数で組織する労働組合か、あるいは組合がない場合には労働者の過半数を代表する者と、書面における協定（36協定）を結び、行政官庁（労働基準監督署長）に届け出なければなりません。

ただし、36協定を結んでも、1日につき2時間を超えて労働時間の延長をしてはならないとされる、健康上特に有害な業務が坑内労働のほかに下記のとおり定められています。

> **有害業務（1日につき2時間を超えて労働時間の延長ができない）**
>
> ① 多量の高熱物体を取り扱う業務および著しく暑熱な場所における業務
> ② 多量の低温物体を取り扱う業務および著しく寒冷な場所における業務
> ③ ラジウム放射線、エックス線、その他の有害放射線にさらされる業務
> ④ 土石、獣毛等のじんあい、または粉末を著しく飛散する場所における業務
> ⑤ 異常気圧下における業務
> ⑥ さく岩機、鋲打機等の使用によって身体に著しい振動を与える業務
> ⑦ 重量物の取扱い等重激なる業務
> ⑧ ボイラー製造等強烈な騒音を発する場所における業務
> ⑨ 有害物※の粉じん、蒸気またはガスを発散する場所における業務
> ※鉛、水銀、クロム、砒素、黄りん、弗素、塩素、塩酸、硝酸、亜硫酸、硫酸、一酸化炭素、二硫化炭素、青酸、ベンゼン、アニリン、その他これに準ずるもの
> ⑩ 上記①～⑨のほか、厚生労働大臣の指定する業務

● 休日

労働基準法では、使用者が労働者に対し最低限与えなければいけない休日の日数は、毎週少なくとも1日または4週間を通じて4日以上と定めています。

● 休憩

使用者は労働時間が6時間を超える場合には少なくとも45分、8時間を超える場

合には少なくとも**1時間**の休憩時間を労働時間の途中に与えなければなりません。

労働時間の規定が適用されないもの

① 農水産業従事者
② 管理監督者および機密の事務を取り扱う者：管理・監督の地位にある者とは、実態として経営者と一体的な立場にある者であり、一般的には工場長、部長、局長等の役職者を指す。機密の事務を取り扱う者とは、例えば役員秘書等のことで、管理監督者と一体となって業務を行っているとみなされている者
※管理監督者であっても妊産婦が請求した場合は、深夜業をさせてはならない。
③ 監視・断続的労働従事者：労働密度が高くなく、身体または精神的緊張が少ない者で所轄労働基準監督署長の許可を受けた者。監視労働従事者は例えば守衛や警備員、断続的労働従事者は例えば役員運転手やビル管理人等を指す

● フレックスタイム制

最長で**3か月以内**の一定期間（清算期間）における総労働時間をあらかじめ決め、労働者がその枠内で各日の始業および終業の時刻を自ら決めて労働する制度のこと。

労使協定を締結する必要がありますが、精算期間が**1か月以下**の場合は協定の労働基準監督署への提出義務はありません（1か月を超える場合は提出義務があります）。

● 変形労働時間制

平均して1週間あたりの労働時間が40時間以内の範囲内において、特定の日または週に1日あたり8時間を超えて労働させることができる制度です。労使協定の労基署への提出義務があります。

※妊産婦が請求した場合は、法定労働時間を超えて労働させることができない。

フレックスタイム制の基本をおさえてね

Ｑ 問題

労働基準法に基づくフレックスタイム制に関する次の記述のうち、誤っているものはどれか。ただし、常時使用する労働者数が**10人以上**の規模の事業場におけるフレックスタイム制とする。　2018（平成30）年4月公表問題改題

(1) フレックスタイム制の清算期間は、3か月以内の期間に限るものとする。
(2) 妊娠中又は産後1年を経過しない女性については、フレックスタイム制による労働をさせることはできない。

Ａ 解答

(2) ×　妊娠中または産後1年を経過しない女性は、フレックスタイム制も変形労働制もできるが、本人が希望した場合は法定労働時間を超えて労働させることはできない。

09 労働基準法②

ココが出る!

- 産前産後休業の内容と、育児時間
- 女性や年少者（満18歳未満）を労働させてはいけない場合
- 使用者が労働者を解雇することができない期間

➕ 産前産後休業と育児時間および育児休業期間 　頻出度 🐾🐾🐾

● 産前産後休業

使用者は、出産予定日からさかのぼって**6週間**（多胎妊娠の場合は**14週間**）以内の女性が休業を請求した場合には、その者を就業させることはできません。また、**産後8週間**を経過しない女性も就業させることはできません。ただし、**産後6週間**を経過した女性が就業を請求した場合に、医師が支障がないと認めた業務に就かせることは差し支えありません。実際の出産日が予定日より遅れてしまった場合でも、予定日から実際の出産日の期間については産前6週間と同様の扱いとなります。

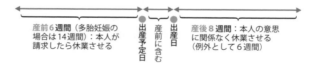

産前6週間（多胎妊娠の場合は14週間）：本人が請求したら休業させる ｜出産予定日｜産前に含む｜出産日｜産後8週間：本人の意思に関係なく休業させる（例外として6週間）

● 育児時間

使用者は、**生後満1年**に達していない幼児を育てる**女性**が育児時間を**請求した場合、1日2回各30分**ずつの育児時間を与えなければなりません。ただし、1日の労働時間が4時間以内の場合は、1日1回のみ30分を与えればよいこととされています。育児時間は無給でも構いません。

● 育児休業期間

女性は産後休業終了日の翌日から、男性は子どもが誕生した日から取得可能で、期間は基本的には幼児が1歳になる前日まで（**1年間**）ですが、条件によっては（保育所に入所できない場合など）さらに**1年間**の延長が可能です。

➕ 女性の就業制限 　頻出度 🐾🐾🐾

● 重量物および有害ガス

使用者は、妊娠中および申し出のあった産後1年以内の女性を坑内で行われるすべての業務に就かせることはできません。また女性を重量物の取扱いと有害ガ

重量物取扱い業務の年齢・性別による制限			
年齢・性別		制限される最大重量(kg)	
		断続作業	継続作業
満16歳未満	女性	12	8
満16歳以上 満18歳未満	女性	25	15
満18歳以上	女性	30	20

スを発散する場所における業務に就かせることもできません。

●生理休暇

生理日の就業が著しく困難な女性が休暇を請求した場合、その者を生理日に就業させてはなりません。生理休暇は無給でもかまいません。

＋ 年少者の就業制限　　頻出度

年少者とは満18歳に満たない者のことで、使用者は36協定を締結していても、非常災害時等の例外を除いて、年少者に時間外労働や休日労働、深夜業（午後10時から翌午前5時）をさせることができません。重量物取扱い業務にも制限があります。

＋ 解雇制限　　頻出度

解雇とは使用者による労働契約の解除のことですが、使用者は自由に労働者を解雇できません。労働者を保護するために、制限や予告期間が定められています。

●解雇制限

使用者は労働者が下記の期間にある場合は解雇することができません。

① 労働者が業務上負傷するか疾病にかかり、療養のために休業する期間およびその後の30日間
② 産前産後休業中の期間およびその後30日間

●解雇予告

使用者が労働者を解雇する場合は、解雇日を特定し、その30日前に予告するか、即日解雇する場合には30日分以上の平均賃金を支払わなければなりません。また、予告日数と平均賃金の支払い日数を併用して相殺することもできます（15日前に予告したうえで、15日分の平均賃金を支払うことは適法です）。

育児時間を請求できる女性の要件は？

Ⓠ 問題

労働基準法に定める育児時間に関する次の記述のうち、誤っているものはどれか。
2020（令和2）年4月公表問題改題

(1) 生後満1年を超え、満2年に達しない生児を育てる女性労働者は、育児時間を請求することができる。
(2) 育児時間は、必ずしも有給としなくてもよい。
(3) 育児時間を請求しない女性労働者に対しては、育児時間を与えなくてもよい。

Ⓐ解答

(1) ×　育児時間は生後満1年に達していない幼児を育てる女性が請求した場合に与えられる。

10 労働基準法③

ココが出る!
- 有給休暇の与えられる条件と、与えられる日数
- 就業規則の作成義務と記載内容

＋ 有給休暇

頻出度 🎵🎵🎵

● 付与要件と日数

雇入れの日から **6か月間継続勤務**（在籍）し、出勤しなければならない日（所定労働日）の **8割以上を出勤**した労働者には、使用者は **10日**（フルタイム勤務者※の場合）の有給休暇（消滅時効は **2年**）を与えなければなりません。その後、継続勤務1年ごとに、年数に応じて加算された有給休暇を与えなければなりません。

※フルタイム勤務者とは週の所定労働時間が **30時間以上**の者を指します。

継続勤務年数と加算有給休暇日数

	6か月	1年6か月	2年6か月	3年6か月	4年6か月	5年6か月	6年6か月
フルタイム勤務者	10日	11日	12日	14日	16日	18日	20日（最高値）
週30時間未満週4日勤務者	7日	8日	9日	10日	12日	13日	15日（最高値）

● フルタイム未満の労働者の有給休暇日数計算式

$$（フルタイムの有休日数）× \frac{週の労働日数}{5.2}$$

例）週4日勤務の労働者の6か月めの有休日数は（10日）× $\frac{4}{5.2}$ ≒ 7.7 … 7日

有給休暇の付与日数の算出において出勤とみなされる日

① 業務上の負傷または疾病による療養のために休業した期間
② 女性が産前産後休業をした期間
③ 育児・介護休業法による育児休業または介護休業をした期間
④ 年次有給休暇を取得した日

● 計画的付与

労使協定を締結すれば年次有給休暇のうち、**5日を超える部分**については計画的付与の対象とすることができます。例えば、事業所全体で一斉に休業するために、労働者全員を同一の日に有給休暇を使用して休ませることができます。

● 時季指定

年10日以上の有給休暇が付与される労働者に対し、年5日については使用者が時季を指定して取得させなければなりません（本人が5日以上を取得しなかった場合）。

➕ 就業規則　　　　　　　　　　　　　　　頻出度 🎵🎵🎵

常時10人以上の労働者を使用する使用者は、必ず就業規則を作成し、行政官庁（所轄労働基準監督署長）に届け出なければなりません。変更した場合も同様です。

● 作成の手続き

使用者は、就業規則を作成・変更する際に、労働者の過半数で組織する労働組合または労働者の過半数を代表する者の意見を聞かなければなりません（意見を聞くだけで足り、同意は必須要件ではありません）。就業規則を行政官庁に届け出る場合には、労働組合等の意見書を就業規則に添付しなければなりません。

➕ 派遣労働者　　　　　　　　　　　　　　頻出度 🎵🎵🎵

派遣労働者が派遣中に労働災害に被災して休業した場合は、派遣元および派遣先の双方が労働者死傷病報告書を作成し、労働基準監督署長に提出する必要があります。

有給休暇の付与日数はよく出題されるよ

ⓠ 問題

年次有給休暇（以下「休暇」という。）に関する次の記述のうち、労働基準法上、正しいものはどれか。　　　　　2018（平成30）年10月公表問題改題

(1) 法令に基づく育児休業又は介護休業で休業した期間は、出勤率の算定に当たっては、全労働日から除外して算出することができる。

(2) 休暇の請求権は、これを1年間行使しなければ時効によって消滅する。

(3) 一週間の所定労働時間が25時間で、一週間の所定労働日数が4日である労働者であって、雇入れの日から起算して3年6か月間継続勤務し、直近の1年間に、全労働日の8割以上出勤したものには、継続し、又は分割した10労働日の休暇を新たに与えなければならない。

Ⓐ 解答

(1)　×　育児休業、または、介護休業で休業した期間も出勤したものとみなして算出する。
(2)　×　有給休暇の時効は2年である。
(3)　○　設問文の通りである。

健康診断

問1 労働安全衛生規則に基づく定期健康診断項目のうち、厚生労働大臣が定める基準に基づき、医師が必要でないと認めるときは、省略することができる項目に該当しないものはどれか。

(1) 血糖検査
(2) 心電図検査
(3) 肝機能検査
(4) 血中脂質検査
(5) 尿検査

問2 労働安全衛生規則に基づく医師による雇入れ時の健康診断に関する次の記述のうち、誤っているものはどれか。

(1) 雇入れ時の健康診断項目の中には、既往歴及び業務歴の調査が含まれる。
(2) 雇入れ時の健康診断において、医師が必要でないと認めるときは、身長、体重、心電図等の一定の検査項目については省略することができる。
(3) 医師による健康診断を受けた後3か月を経過しない者を雇い入れる場合、当該健康診断の結果を証明する書面の提出があったときは、当該健康診断の項目に相当する項目については省略することができる。
(4) 雇入れ時の健康診断結果に基づいて作成した健康診断個人票は、5年間保存しなければならない。
(5) 常時50人以上の労働者を使用する事業場であっても、雇入れ時の健康診断の結果については、所轄労働基準監督署長に報告する必要はない。

問3 労働安全衛生規則に基づく医師による雇入れ時の健康診断に関する次の記述のうち、誤っているものはどれか。

(1) 医師による健康診断受診後、3か月を経過しない者を雇い入れる場合、その結果を証明する書面の提出があったときは、その健康診断の項目に相当する雇入れ時の健康診断の項目を省略できる。
(2) 健康診断における聴力の検査は、1,000ヘルツ及び3,000ヘルツの音にかかわる聴力について行わなければならない。
(3) 雇入れ時の健康診断の項目には、血糖検査が含まれているが、血液中の尿酸量の検査は含まれていない。
(4) 雇入れ時の健康診断の結果に基づく健康診断個人票は、これを5年間保存しなければならない。
(5) 雇入れ時の健康診断の結果については、事業場の規模にかかわらず、所轄労働基準監督署長に報告する必要はない。

問1 定期健康診断の問題です。正解は(5)

(1) ○ 血糖検査は省略することができる項目です。

(2) ○ 心電図検査は省略することができる項目です。

(3) ○ 肝機能検査は省略することができる項目です。

(4) ○ 血中脂質検査は省略することができる項目です。

(5) × 尿検査（尿中の糖及び蛋白の有無）の省略はできません。

問2 雇入れ時健康診断の問題です。正解は(2)

(1) ○ 雇入れ時健康診断の項目に既往歴、業務歴は含まれます。定期健康診断では喫煙歴は含まれません。ただし、厚生労働省の通知では「喫煙歴を問診で聴取するよう徹底すること」が記載されています。

(2) × 雇入れ時健康診断では、診断項目の省略はできません。

(3) ○ 雇入れ時健康診断の例外規定は「医師による健康診断を受けた後3か月を経過しない者を雇い入れる場合、当該健康診断の結果を証明する書面の提出があったときは、当該健康診断の項目に相当する項目については省略することができる」です。本文では転職者を例に挙げて解説しています。

(4) ○ 健康診断結果の保存期間は、5年間です。

(5) ○ 雇入れ時健康診断では、事業者が所轄労働基準監督署長に結果報告をする義務はありません。

問3 正解は(2)

(1) ○ 雇入れ時健康診断は、3か月以内に医師による健康診断を受けた当該健康診断の結果を証明する書面の提出があれば、当該健康診断の項目に相当する項目については省略できます。

(2) × 聴力検査は1,000ヘルツ、および、4,000ヘルツの音にかかわる聴力について実施されます。

(3) ○ 尿酸量の検査は健康診断では行われません（健康測定では実施されます）。

(4) ○ 健康診断結果の保存期間は5年間です。

(5) ○ 雇入れ時健康診断は、所轄労働基準監督署長への結果報告義務はありません。

労働安全衛生規則に基づく健康診断に関する次の文中の［　　］内に入れる
A及びBの語句の組合せとして、正しいものは(1)～(5)のうちどれか。

「事業者は［　A　］労働者を雇い入れるときは、当該労働者に対し、一定の項目
について医師による健康診断を行わなければならない。ただし、医師による健康
診断を受けた後、［　B　］を経過しない者を雇い入れる場合において、その者が、
当該健康診断の結果を証明する書面を提出したときは、当該健康診断の項目に相
当する項目については、この限りではない。」

	A	B
(1)	常時使用する	6か月
(2)	常時使用する	3か月
(3)	6か月を超えて使用する	1年
(4)	6か月を超えて使用する	3か月
(5)	3か月を超えて使用する	6か月

衛生管理体制

問5 衛生管理者の選任について、法令上、正しいものは次のうちどれか。ただし、
選任の特例はないものとする。

(1) 常時使用する労働者数が1,000人を超え2,000人以下の事業場では、4人以上の
衛生管理者を選任しなければならない。

(2) 常時使用する労働者数が60人の清掃業の事業場では、第2種衛生管理者免許を
有する者のうちから衛生管理者を選任することができる。

(3) 常時使用する労働者数が2,000人を超える事業場では、5人の衛生管理者のうち
2人まで、この事業場に専属ではない労働衛生コンサルタントのうちから選任す
ることができる。

(4) 衛生管理者を選任したときは、14日以内に、所轄労働基準監督署長に報告しなけ
ればならない。

(5) 常時500人を超え1,000人以下の労働者を使用し、そのうち、深夜業を含む業務
に常時30人以上の労働者を従事させる職場では、衛生管理者のうち少なくとも
2人を専任の衛生管理者としなければならない。

問4 雇入れ時健康診断の例外規定に関する問題です。正解は⑵

［労働安全衛生規則］
第43条 事業者は、常時使用する労働者を雇い入れるときは、当該労働者に対し、一定の項目について医師による健康診断を行わなければならない。ただし、医師による健康診断を受けた後、3か月を経過しない者を雇い入れる場合において、その者が当該健康診断の結果を証明する書面を提出したときは、当該健康診断の項目に相当する項目については、この限りではない。

問5 衛生管理者の選任に関する問題です。正解は⑴

⑴ ○ 1,000人を超え2,000人以下の事業場では4人以上です。
⑵ × 清掃業で選任できるのは第1種衛生管理者です。
⑶ × その専属ではない労働衛生コンサルタントは1人しか選任できません。
⑷ × 選任は、選任すべき事由が発生した日から14日以内であり、選任した場合は遅滞なく所轄労働基準監督署長に届け出ます。
⑸ × 専任の衛生管理者を置く要件は、1. 業種にかかわらず常時1,000人を超える労働者を使用する事業場、2. 常時500人を超える労働者を使用する事業場で、坑内労働または一定の有害な業務（28ページ参照）に常時30人以上の労働者を従事させるものです。「深夜業を含む業務」は、この専任を置く要件の有害な業務に含まれません。

 加点のポイント

衛生管理者資格の種別（第1種か第2種か）と、総括衛生管理者を選任すべき業種と労働者数に相関関係はありません。例えば労働者が300人以上で総括衛生管理者を選任しなければならない商品卸小売業や旅館業は第2種衛生管理者免許で可。労働者1,000人以上で総括衛生管理者を選任しなければならない医療業では第1種衛生管理者免許が必要です。

問6 事業場における衛生管理体制について、法令に違反しているものは次のうちどれか。

(1) 常時40人の労働者を使用する金融業の事業場において、衛生管理者は選任していないが、衛生推進者を1人選任している。

(2) 常時150人の労働者を使用する医療業の事業場において、衛生工学衛生管理者免許を有する者のうちから、衛生管理者を1人選任している。

(3) 常時350人の労働者を使用する旅館業の事業場において、総括安全衛生管理者を選任していない。

(4) 常時450人の労働者を使用する製造業の事業場において、第1種衛生管理者免許を有する者のうちから衛生管理者を2人選任している。

(5) 常時1100人の労働者を使用する各種商品小売業の事業場において、4人の衛生管理者を選任し、そのうち1人のみを専任の衛生管理者としている。

 問7 法令に定める衛生管理者の選任等について次の文中の [ ] 内に入れるAからCの語句の組合せとして、正しいものは(1)〜(5)のうちどれか。

「事業者は、衛生管理者を選任し、その者に [A] が統括管理すべき業務のうち、衛生に係る技術的事項を管理させなければならない。衛生管理者は、少なくとも [B] 作業場等を巡視し、設備、[C] 又は衛生状態に有害のおそれがあるときは、直ちに、労働者の健康障害を防止するため必要な措置を講じなければならない。」

	A	B	C
(1)	総括安全衛生管理者	毎週1回	作業方法
(2)	産業医	毎週1回	原材料
(3)	統括安全衛生管理者	毎日1回	休養施設
(4)	総括安全衛生管理者	毎月1回	原材料
(5)	産業医	毎月1回	作業方法

問6 衛生管理者および総括安全衛生管理者の選任の問題です。正解は(3)

(1) ○ 50人未満の事業場では、衛生管理者ではなく、衛生推進者を選任することができます（衛生管理者を選任できるのであれば、そちらでもかまいません）。

(2) ○ 下記の業種では、第2種衛生管理者の有資格者では選任することができません（第1種または、より上位資格である衛生工学衛生管理者、労働衛生コンサルタントなどの有資格者でなければなりません）。

> 農林水産業、鉱業、建設業、製造・加工業、電気業、ガス業、水道業、熱供給業、運送業、自動車整備業、機械修理業、医療業、清掃業

(3) × 総括安全衛生管理者の選任要件は、旅館業では**300人以上**です。

(4) ○ 製造業では、第2種衛生管理者の選任はできません。また常時使用労働者数が201人以上500人未満ですので、**2人以上**の選任が必要です。

(5) ○ 常時使用労働者数が1001〜2000人の事業場では、衛生管理者**4人**のうち**1人**を専任としなければなりません。

問7 衛生管理者の業務に関する問題です。正解は(1)

労働安全衛生法では、事業者は、衛生管理者を選任し、その者に総括安全衛生管理者が統括管理すべき業務のうち、衛生に係る技術的事項を管理させなければならないとされています。

また労働安全衛生規則には、「衛生管理者は、少なくとも毎週1回作業場等を巡視し、設備、作業方法又は衛生状態に有害のおそれがあるときは、直ちに、労働者の健康障害を防止するため必要な措置を講じなければならない。」とあります。

産業医・衛生委員会

問8 産業医に関する次の記述のうち、法令上、誤っているものはどれか。

(1) 産業医を選任しなければならない事業場は、常時50人以上の労働者を使用する全業種の事業場である。

(2) 常時500人以上の労働者を使用する事業場又は深夜業を含む業務に常時100人以上の労働者を従事させる事業場では、その事業場に専属の産業医を選任しなければならない。

(3) 常時3,000人を超える労働者を使用する事業場では、2人以上の産業医を選任しなければならない。

(4) 産業医は、少なくとも毎月1回、作業場等を巡視しなければならない。

(5) 産業医のうちから事業者が指名した者を衛生委員会の委員とする。

問9 労働時間の状況等が一定の要件に該当する労働者に対する医師による面接指導に関する次の文中の [ ] 内に入れるAからCの数字又は語句の組合せとして、法令上、正しいものは(1)～(5)のうちどれか。

「事業者は、休憩時間を除き1週間当たり [A] 時間を超えて労働させた場合におけるその超えた時間が1月当たり [B] 時間を超え、かつ、[C] が認められる労働者から申出があったときは、遅滞なく、医師による面接指導を行わなければならない。」

	A	B	C
(1)	40	80	疲労の蓄積
(2)	40	100	継続的な深夜業務
(3)	40	100	メンタルヘルス不調
(4)	44	80	疲労の蓄積
(5)	44	80	継続的な深夜業務

問8 産業医の選任と業務の問題です。正解は(2)

(1) ○ 産業医の選任義務は、常時使用労働者数50人以上の規模の事業場からです。

(2) × 産業医の専属義務は、常時使用労働者数が1,000人以上の事業場です。また、有害業務（深夜業務、坑内業務等）を含む業務を行っている事業場においては、常時使用労働者数が500人以上の事業場です。

(3) ○ 常時使用労働者数が3,001人以上の事業場では、産業医を2人選任しなければなりません。

(4) ○ 産業医の職務の1つに「少なくとも毎月1回、作業場等を巡視する」があります。

(5) ○ 衛生委員会においては、産業医のうちから事業者が指名した者を委員としなければなりません。

問9 産業医の面接指導の問題です。正解は(1)

「事業者は、休憩時間を除き1週間当たり40時間を超えて労働させた場合におけるその超えた時間が1月当たり80時間を超え、かつ、疲労の蓄積が認められる労働者から申出があったときは、遅滞なく、医師による面接指導を行わなければならない。」となります。

加点のポイント

産業医が専属となる要件は、よく出題されています。労働者が1,000人以上、または有害業務（深夜業務を含む）に500人以上の事業場です。

問10 産業医の職務として、法令に定められていない事項は次のうちどれか。ただし次のそれぞれの事項のうち医学に関する専門的知識を必要とするものに限るものとする。

(1) 衛生教育に関すること。
(2) 作業の管理に関すること。
(3) 労働者の健康障害の原因の調査及び再発防止のための措置に関すること。
(4) 安全衛生に関する方針の表明に関すること。
(5) 健康教育、健康相談その他労働者の健康の保持増進を図るための措置に関すること。

問11 衛生委員会に関する次の記述のうち、法令上、正しいものはどれか。

(1) 衛生委員会は、業種に関わらず、常時30人以上の労働者を使用する事業場において設置しなければならない。
(2) 衛生委員会及び安全委員会の設置に代えて、安全衛生委員会として設置することはできない。
(3) 事業場に労働者の過半数で組織する労働組合がないとき、衛生委員会の議長以外の委員の半数については、労働者の過半数を代表する者の推薦に基づき指名しなければならない。
(4) 事業場に専属ではないが、衛生管理者として選任している労働衛生コンサルタントを、衛生委員会の委員として指名することはできない。
(5) 衛生委員会の議長は、衛生管理者である委員のうちから、事業者が指名しなければならない。

問10 産業医の職務の問題です。正解は(4)

(1) ○ 「衛生教育に関すること」は、規則にあります。

(2) ○ 「作業の管理に関すること」は、規則にあります。

(3) ○ 「労働者の健康障害の原因の調査及び再発防止のための措置に関すること」は、規則にあります。

(4) × 「安全衛生に関する方針の表明に関すること」は、総括安全衛生管理者が統括管理する業務です。

(5) ○ 「健康教育、健康相談その他労働者の健康の保持増進を図るための措置に関すること」は、規則にあります。

問11 衛生委員会についての問題です。正解は(3)

(1) × 衛生委員会は、業種に関わらず、常時50人以上の労働者を使用する事業場において設置しなければなりません。

(2) × 衛生委員会及び安全委員会の設置に代えて、安全衛生委員会として設置することができます。

(3) ○ 事業場に労働者の過半数で組織する労働組合がないとき、衛生委員会の議長以外の委員の半数については、労働者の過半数を代表する者の推薦に基づき指名しなければなりません。

(4) × 衛生管理者として選任している労働衛生コンサルタントは、衛生委員会の委員として指名することができます。

(5) × 衛生委員会の議長は、総括安全衛生管理者またはそれ以外の者で当該事業場においてその事業の実施を統括管理する者、もしくはそれに準ずる者のうちから事業者が指名した者が務めます。

問12 衛生委員会に関する次の記述のうち、法令上、誤っているものはどれか。

(1) 衛生委員会は、業種を問わず、常時50人以上の労働者を使用する事業場において設置しなければならない。

(2) 衛生委員会は、1か月に1回以上開催するようにしなければならない。

(3) 事業場に労働者の過半数で組織する労働組合がないとき、衛生委員会の議長以外の半数については、労働者の過半数を代表する者の推薦に基づき指名しなければならない。

(4) 事業場の規模にかかわらず、衛生委員会の委員として指名する産業医は、その事業場に専属の者でなければならない。

(5) 衛生委員会の議事で重要なものについては、記録を作成し、3年間保存しなければならない。

安全衛生教育

問13 雇入れ時の安全衛生教育に関する次の記述のうち、法令上、誤っているものはどれか。

(1) 常時使用する労働者数が10人未満の事業場であっても、教育を行わなければならない。

(2) 3か月以内の期間を定めて雇用するパートタイム労働者についても、教育を行わなければならない。

(3) 教育事項の全部又は一部に関し十分な知識及び技能を有していると認められる労働者については、当該事項についての教育を省略することができる。

(4) 旅館業の事業場においては、教育事項のうち、「作業手順に関すること」については省略することができる。

(5) 警備業の事業場においては、教育事項のうち、「作業開始時の点検に関すること」については、省略することができる。

問12 衛生委員会についての問題です。正解は(4)

(1) ○ 衛生委員会は、業種を問わず、常時50人以上の労働者を使用する事業場において設置しなければなりません。

(2) ○ 衛生委員会は、1か月に1回以上開催するようにしなければなりません。

(3) ○ 事業場に労働者の過半数で組織する労働組合がないとき、衛生委員会の議長以外の半数については、労働者の過半数を代表する者の推薦に基づき指名しなければなりません。

(4) × 産業医のうちから事業者が指名した者を委員としなければなりませんが、必ずしも専属である必要はありません。

(5) ○ 衛生委員会の議事で重要なものについては記録を作成し、3年間保存しなければなりません。

問13 雇入れ時の安全衛生教育に関する問題です。正解は(4)

(1) ○ 雇入れ時の安全衛生教育は、事業の規模にかかわらず、必ず行わなくてはなりません。

(2) ○ 雇入れ時の安全衛生教育は、すべての労働者に行わなくてはなりません。

(3) ○ その労働者が従事する業務に関して十分な知識がある場合には、雇入れ時の安全衛生教育を省略することができます。

(4) × 旅館業で省略することができる教育事項はありません。

(5) ○ 警備業は、「作業開始時の点検に関すること」を省略することができます。

加点のポイント

安全衛生教育事項の省略ができない業種としてよく出題されるのは商品卸小売業（問題では「百貨店」で出ることが多い）、旅館業、ゴルフ場業です。

45

問14 雇入れ時の安全衛生教育に関する次の記述のうち、法令上、誤っているものはどれか。

(1) 常時使用する労働者数が10人未満の事業場であっても、雇入れ時の教育を省略することはできない。

(2) 3か月以内の期間を定めて雇用するパートタイム労働者についても、教育を行わなければならない。

(3) 教育事項の全部又は一部に関し十分な知識及び技能を有していると認められる労働者については、当該事項についての教育を省略することができる。

(4) 旅館業の事業場においては、教育事項のうち、「作業手順に関すること」については省略することができる。

(5) 金融業の事業場においては、教育事項のうち、「整理、整頓及び清潔の保持に関すること」について省略することはできない。

一般作業環境、衛生基準

 問15 事業場の建築物、施設等に関する措置について、労働安全衛生規則の衛生基準に違反しているものは次のうちどれか。

(1) 60人の労働者を常時就業させている屋内作業場の気積が、設備の占める容積及び床面から3mを超える高さにある空間を除き600m³となっている。

(2) 男性5人と女性25人の労働者を常時使用している事業場で、女性用には臥床できる休養室を設けているが、男性用には休養室や休養所を設けていない。

(3) 事業場に付属する食堂の床面積を、食事の際の1人について、0.8m²となるようにしている。

(4) 労働者を常時就業させる場所の作業面の照度を、精密な作業については350ルクス、粗な作業については150ルクスとしている。

(5) ねずみ、昆虫等の発生場所、生息場所及び侵入経路並びにねずみ、昆虫等による被害の状況について、6か月以内ごとに1回、定期に、統一的に調査を実施し、その調査結果に基づき必要な措置を講じている。

問14 雇入れ時の安全衛生教育に関する問題です。正解は(4)

(1) ○ 雇入れ時の安全衛生教育は、事業場の規模によって省略されることはありません。

(2) ○ 雇入れ時の安全衛生教育は、雇用形態による省略はありません。正社員、契約社員、パート、アルバイト等、すべての労働者に適用されます。

(3) ○ その労働者が従事する業務に関して十分な知識がある場合には、雇入れ時の安全衛生教育を省略することができます。

(4) × 雇入れ時の安全衛生教育で「作業手順に関すること」の省略ができるのは、統括安全衛生管理者を、労働者が1,000人以上で選任しなければならない業種（金融業、警備業等）です。

(5) ○ 雇入れ時の安全衛生教育で「整理整頓、清掃に関すること」は、全業種で対応しなければなりません。省略することはできません。

問15 一般作業環境の問題です。正解は(3)

(1) ○ 屋内作業場の基準気積は、労働者1人について10m³以上にしなければなりません。60人の労働者であれば、600m³以上あればよいので、違反していません。

(2) ○ 男女別に臥床できる休養室の設置基準は全体で50人以上または女性のみで30人以上です。基準値未満なので違反していません。

(3) × 食堂の床面積は食事の際の1人について1.0m²以上が必要です。

(4) ○ 精密な作業での照度は300ルクス以上、粗な作業での照度は70ルクス以上なので、違反していません。

(5) ○ 6か月に1回が基準なので、違反していません。

問16 事業場の建物、施設等に関する措置について、労働安全衛生規則の衛生基準に違反しているものは次のうちどれか。

(1) 労働者を常時就業させる場所の照明設備について、3か月ごとに1回、定期に、点検している。

(2) 普通の作業を常時行う場所の作業面の照度を300ルクスとしている。

(3) 常時60人の労働者を就業させている天井の高さ3mの屋内作業場の気積が、設備の占める容積を除いて800m³となっている。

(4) 事業場に附属する食堂の炊事従業員について、専用の便所を設けているが、休憩室は一般従業員と共用にしている。

(5) 労働衛生上有害な業務を行っておらず、換気設備を設けていない屋内作業場で、直接外気に向かって開放することのできる窓の面積が、常時床面積の1/15となっている。

問17 事務室内の空気環境の調整に関する次の文中の[　　]内に入れるAからDの数字の組み合わせとして、法令上、正しいものは(1)〜(5)のうちどれか。

[　A　]℃以上[　B　]℃以下及び相対湿度が[　C　]％以上[　D　]％以下になるように努めなければならない。

	A	B	C	D
(1)	16	28	40	60
(2)	17	28	40	70
(3)	17	28	30	60
(4)	18	27	40	70
(5)	18	27	30	60

問16 一般作業環境の問題です。正解は(4)

(1) ○ 労働者を常時就業させる場所の照明設備の点検頻度は、**6カ月**ごとに1回以上が規定なので、3か月に1回であるなら規定を上回っているので問題ありません。

(2) ○ 作業面の照度は、精密な作業で**300ルクス以上**、普通の作業なら**150ルクス以上**と規定されています。「普通の作業を常時行う場所の作業面の照度を**300ルクス**」は規定を上回っているので問題ありません。

(3) ○ 屋内作業場の基準気積は、労働者1人について**10m³以上**にしなければなりません。「常時60人の労働者を就業させている天井の高さ3mの屋内作業場の気積が、設備の占める容積を除いて800m³」は、この基準を上回っていますので問題ありません。

(4) × 事業場に附属する食堂の炊事従業員には、専用の休憩室と便所を設けなければなりません。

(5) ○ 壁等によって外部と仕切られた部屋においては、直接外気に向かって開放できる窓等の面積が、床面積の**1/20以上**になるようにしなければなりません。この問いでは直接外気に向かって開放することのできる窓の面積が常時床面積の**1/15**ですから、基準を上回っています。

問17 一般作業環境における、空気容量に関する問題です。正解は(2)
気温の調整基準値は**17℃以上28℃以下**、湿度の調整基準値は**40%以上70%以下**です。

49

問18 事務室の空気環境の測定及び機械設備の点検に関する次の記述のうち、法令上、誤っているものはどれか。

(1) 中央管理方式の空気調和設備を設けた建築物内の事務室における空気中の一酸化炭素及び二酸化炭素の含有率については、2か月以内ごとに1回、定期に、測定しなければならない。

(2) 事務室の建築、大規模の修繕又は大規模の模様替えを行ったときは、事務室の使用開始後所定の時期に1回、その室における空気中のホルムアルデヒドの濃度について、測定しなければならない。

(3) 事務室において使用する機械による換気のための設備については、6か月以内ごとに1回、定期に、異常の有無を点検しなければならない。

(4) 空気調和設備内に設けられた排水受けについては、原則として、1か月以内ごとに1回、定期に、その汚れ及び閉塞の状況を点検し、必要に応じ、その清掃等を行わなければならない。

(5) 燃焼器具を使用するときは、発熱量が著しく少ないものを除き、毎日、異常の有無を点検しなければならない。

労働基準法

問19 労働基準法に基づく産前産後の休業に関する次の文中の [   ] 内に入れるAからDの数字の組み合わせとして正しいものは(1)〜(5)のうちどれか。

「使用者は、[A] 週間（多胎妊娠の場合にあっては [B] 週間）以内に出産する予定の女性が休業を請求した場合においては、その者を就業させてはならない。

使用者は、産後 [C] 週間を経過しない女性を就業させてはならない。ただし、産後 [D] 週間を経過した女性が請求した場合において、その者について医師が支障がないと認めた業務に就かせることは、差し支えない。」

	A	B	C	D
(1)	6	10	6	5
(2)	6	14	8	6
(3)	8	10	6	5
(4)	8	10	8	6
(5)	8	14	8	6

問18 一般作業環境における機械設備の点検についての問題です。正解は(3)

(1) ○ 中央管理方式の空気調和設備を設けた建築物内の事務室における空気中の一酸化炭素および二酸化炭素の含有率については、**2か月以内**ごとに1回、定期に、測定しなければなりません。

(2) ○ 事務室の建築、大規模の修繕または大規模の模様替えを行ったときは、事務室の**使用開始後**所定の時期に1回、その室における空気中のホルムアルデヒドの濃度について、測定しなければなりません。

(3) × 屋内で使用する機械による換気設備の点検は、**2か月以内**ごとに1回、定期に実施しなければなりません。

(4) ○ 空気調和設備内に設けられた排水受けについては、原則として、**1か月以内**ごとに1回、定期に、その汚れおよび閉塞の状況を点検し、必要に応じ、その清掃等を行わなければなりません。

(5) ○ 燃焼器具を使用するときは、発熱量が著しく少ないものを除き、**毎日**、異常の有無を点検しなければなりません。

問19 産前産後の休業日数についての問題です。正解は(2)

労働基準法では、「使用者は、**6週間**（多胎妊娠の場合にあっては**14週間**）以内に出産する予定の女性が休業を請求した場合においては、その者を就業させてはならない。また、使用者は、原則として、産後**8週間**を経過しない女性を就業させてはならない。ただし、産後**6週間**を経過した女性が請求した場合で、医師が支障ないと認めた業務に就かせることは差し支えない」と定めています。

加点のポイント

女性に関する法、規則はよく出題されています。労働基準法・規則は必ず2問が出題されますがどちらも女性に関する出題のことがあります。産前産後休業のほか、育児休業、育児時間、生理休暇、妊産婦に関する例外（管理監督者であっても本人の申し出により深夜業は不可、など）はしっかりおさえておきましょう。

週所定労働時間が30時間以上の労働者の労働基準法に基づく年次有給休暇に関する次の記述のうち、正しいものはどれか。

(1) 年次有給休暇の請求権は、これを1年間行使しなければ時効によって消滅する。

(2) 週の労働時間が30時間以上で、6年6か月以上継続勤務し、直近の1年間に全労働日の8割以上出勤した労働者には、年次有給休暇を18日与えなければならない。

(3) 育児休業又は介護休業で休業した期間は、年次有給休暇付与の可否を決めるに当たっては、継続勤務した期間から除いて算定することができる。

(4) 労働者の過半数で組織する労働組合又は労働者の過半数を代表する者との書面による協定により、年次有給休暇のうち5日を超える部分については、時季を定めて計画的に与えることができる。

(5) 年次有給休暇の期間中は、平均賃金の60%以上の手当を支払う必要がある。

 労働基準法に基づく解雇制限等に関する次の記述のうち、誤っているものはどれか。

(1) 産後6週間休業していた女性労働者については、その後30日間は解雇してはならないが、産後8週間休業していた者については、その後14日が経過すれば解雇することができる。

(2) 労働者が業務上の疾病にかかり療養のために休業する期間及びその後30日間は、原則として解雇してはならない。

(3) 試みの使用期間中の者を、雇い入れてから14日以内に解雇するときは、解雇の予告を行わなくてもよい。

(4) 労働者を解雇する場合、原則として、少なくとも30日前にその予告をしなければならないが、15日分の平均賃金を支払えば15日前に予告を行っても差し支えない。

(5) 事業場の労働基準法違反の事実を労働基準監督署長に申告した労働者を、そのことを理由に解雇してはならない。

問20 有給休暇の問題です。正解は(4)

(1) × 年次有給休暇の消滅時効は、**2年**です。

(2) × 6年6か月以上継続勤務し、全労働日の8割以上出勤した労働者には、年次有給休暇を**20日**与えなければなりません。6か月経過後に**10日**が最低付与日数で、6年以上経過した後には**10日**が加算されますので、合計で**20日**となります。

(3) × 育児・介護休業法による育児休業または介護休業をした期間は、継続勤務した期間として算定しなければなりません。

(4) ○ 有給休暇は事業者が計画的に与えることができます。その日数は労使協定を結ぶことを原則として、保有有給休暇の**5日**を超える日数分です。

(5) × 年次有給休暇の期間中は、平均賃金と同等以上の手当を支払う必要があります。

問21 解雇制限に関する問題です。正解は(1)

(1) × 事業主は、労働者が産前産後休業中の期間およびその後**30日間**は解雇することができません。

(2) ○ 労働者が業務上の疾病にかかり療養のために休業する期間およびその後**30日間**は、原則として解雇してはなりません。

(3) ○ 試みの使用期間中の者を、雇い入れてから**14日以内**に解雇するときは、解雇の予告を行わなくてもかまいません。

(4) ○ 使用者が労働者を解雇する場合には、解雇日を特定してその**30日前**に予告するか、即日解雇する場合には**30日分以上**の平均賃金を支払わなければなりません。また、予告日数と平均賃金の支払いを併用することもできます（15日前に予告したうえで、15日分の平均賃金を支払うことは適法です）。

(5) ○ 事業場の労働基準法違反の事実を労働基準監督署長に申告した労働者を、そのことを理由に解雇してはなりません。

MEMO

第 **2** 章

労働衛生
（有害業務以外）

この章は、第1種と第2種両方に対応しています。

11 換気

12 温度感覚、温熱条件

13 食中毒

14 労働衛生管理統計

15 心肺蘇生（一次救命措置）

16 火傷・骨折

17 止血法

18 THP（トータルヘルスプロモーション）

19 厚生労働省の指針やガイドラインによる職場の健康管理

20 虚血性心疾患・脳血管障害・腰痛予防対策

21 その他の項目

第2章の章末問題

11 換気

- 必要換気量の基準値（二酸化炭素濃度）
- 必要換気量基本算出式を使った計算問題

換気は、室内の空気環境を人が作業するのに快適な状態に保つために行われます。最近の出題傾向として、必要換気量を計算で求める問題が目立ちます。

＋ 必要換気量 　　　　　　　　　　　　　　　頻出度 ♪♪♪

必要換気量とは、成人1人に対して1時間に室内で入れ換えなければならない空気の量のことです。二酸化炭素量を基準としており、基準値は室内で**0.1%**、外気で**0.03～0.04%**です。また、人の呼気（吐き出す息のこと）に含まれる二酸化炭素の濃度は約**4%**です。

必要換気量は、労働者の労働の強度（エネルギー代謝率）によって増減します。肉体労働のような重労働であれば換気量は増し、事務作業のような軽作業であれば換気量は減ります。必要換気回数は必要換気量と作業場の気積から求められます。

● 必要換気量基本算出式

$$必要換気量 = \frac{（在室者全員の）呼出二酸化炭素量（m^3/h）}{室内の二酸化炭素基準濃度 - 外気の二酸化炭素濃度}$$
$$\underset{(0.1\%)}{} \quad \underset{(0.03 \sim 0.04\%)}{}$$

例題 在室者が12人の事務室において、二酸化炭素濃度を1,000ppm以下に保つために必要な換気量（m³/h）として最小の値は次のうちどれか。ただし、在室者が呼出する二酸化炭素量を1人あたり0.018m³/h、外気の二酸化炭素濃度を300ppmとする。

① 600　　　② 310　　　③ 260　　　④ 220　　　⑤ 130

試験会場には電卓の持ち込みは許されていますので、必ず持参するようにしましょう。

解説 呼出二酸化炭素量は1人あたり0.018m³/hで、在室者は12人であるため、全員の呼出二酸化炭素量は0.018m³/h×12人＝**0.216**となります。室内二酸化炭素基準濃度は「1,000ppm以下」であり、1ppm＝**0.0001%**であるため、1,000ppm＝0.1％＝**0.001**となります。そして、外気の二酸化炭素濃度は、300ppm＝0.03％＝**0.0003**となります。これを必要換気量基本算出式にあてはめると次のようになります。

$$必要換気量＝\frac{0.216}{0.001-0.0003}＝0.216÷0.0007＝308.571\cdots$$

よって解答は、308より大きい近似値の②310です。

なお、二酸化炭素濃度を％で計算するときは、「0.216÷（0.1％−0.03％）×100＝308.571…」と100をかけます。式の選択問題でこの形式で出題されることがあります。

基本の式はしっかり覚えておこう

Q 問題

事務室における必要換気量Q（m³/h）を算出する式として、正しいものは選択肢のうちどれか。ただし、AからDは次のとおりとする。

A 室内二酸化炭素濃度の測定値（ppm）

B 室内二酸化炭素基準濃度（ppm）

C 外気の二酸化炭素濃度（ppm）

D 在室者全員が1時間に呼出する二酸化炭素量（m³/h）

2020（令和2）年4月公表問題

(1) $Q＝\dfrac{D}{(A-B)}×100$

(2) $Q＝\dfrac{D}{(A-C)}×100$

(3) $Q＝\dfrac{D}{(B-C)}×100$

(4) $Q＝\dfrac{D}{(A-B)}×1,000,000$

(5) $Q＝\dfrac{D}{(B-C)}×1,000,000$

Ⓐ 解答

(5) ○ 単位がついている場合は、そこにも注意すること。％なら「×100」、ppmなら「×1,000,000」がつく。この問題の単位はppmなので、「×1,000,000（百万）」がつく。

ココが出る！
- 不快指数や湿度は、どの温度指標から求められるか
- WBGT（湿球黒球温度）の計算式

＋ 温度

頻出度 ♪♪♪

　温度と一口に言ってもさまざまな種類があります。それぞれの温度の内容を理解するとともに、その温度から求められるものを知っておくことが必要です。

温度の種類

① 乾球温度：一般に「気温」のことで、温度感覚を左右する基本要素
② 湿球温度：気温と気湿との総合効果を示す温度のこと
③ 至適温度：作業を行うのに最も適した温度のことで、性別や身体的特徴など個人によって異なる。作業強度によっても異なり、激しい肉体労働においては至適温度は低く、事務作業では高くなる
④ 実効温度：感覚温度とも呼ばれ、気温・湿度・気流の3要素を1つの温度指標で表したもの
⑤ 黒球温度：ふく射熱（放射熱）と気温と気流の総合効果を表したもの
- 乾球温度と湿球温度から求められるのは、不快指数と湿度
- 気温と湿度から求められるのは、不快指数

　また、温度の側面から環境を捉えたものに、温熱環境という言葉があります。温熱環境は、気温、湿度、気流、ふく射熱（放射熱）の4要素を1つの温度指標で表したものです。

●WBGT（湿球黒球温度）

　WBGT（Wet Bulb Globe Temperature）とは暑熱環境のリスクを評価する指標で、人体の熱収支に影響の大きい気温、湿度、ふく射熱の3つの値を使って計算します。熱中症の予防対策を進めるために活用されています。

　WBGTの値の測定を行うためには状況に応じて、湿球温度計や黒球温度計、屋外で太陽照射のある場合は乾球温度計を使用し、それぞれの測定値をもとに次の式に従って計算します。

① 屋内および屋外で太陽照射のない場合

WBGT＝0.7×湿球温度＋0.3×黒球温度

② 屋外で太陽照射のある場合

WBGT＝0.7×湿球温度＋0.2×黒球温度＋0.1×乾球温度

●**WBGTの値の測定を行う場合に注意すべき事項**

① 屋内では、熱源ごとに熱源に最も近い位置で測定すること。また、測定位置は、床上 0.5〜1.5m とすること

② 屋外では、乾球に直接日光が当たらないように温度計を日陰に置き測定すること

③ 自然湿球温度計は強制通風することなく、自然気流中での温度を測定すること

④ 黒球温度は安定するまでに時間がかかるので、15分以上放置してから温度を測定すること

⑤ 少なくとも事前にWBGTの値がWBGT基準値を超えることが予想されるときは、WBGTの値を作業中に測定すること

WBGTに使われるのは気温、湿度とふく射熱の3つ！

Q 問題

ＷＢＧＴ（湿球黒球温度）は、作業者が受ける暑熱環境による熱ストレスの評価を行うための指標として有用であるが、次のＡからＤの温熱要素の測定値のうち、屋内の場合又は屋外で太陽照射がない場合のＷＢＧＴを算出するために必要なものの組合せは次のうちどれか。 2020（令和2）年4月公表問題

　　A　乾球温度
　　B　自然湿球温度
　　C　黒球温度
　　D　気流
（組合せ）
(1) A , B
(2) A , C
(3) B , C
(4) B , D
(5) C , D

A 解答

3. ○　太陽照射のある場合は、3の組合せに加えて乾球温度を使用します。

13 食中毒

- 感染型（細菌そのものが中毒症状を引き起こす）と毒素型（細菌が出した毒素によって中毒となるもの）
- 菌の特徴と人体に引き起こす症状
- 熱に強い／弱い特徴を持つ菌

➕ 食中毒の型や症状 　　　頻出度 🎵🎵🎵

　食中毒の種類には、細菌性（感染型・毒素型）のものや自然毒によるものなどがあります。試験では食中毒を引き起こす菌や毒素の名称、その特徴が問われます。

●型

① 感染型：細菌そのものが中毒症状を引き起こすもの
② 毒素型：細菌が出す毒素によって中毒症状が引き起こされるもの

●原因菌

① 腸炎ビブリオ：感染型の菌で、別名「病原性好塩菌」とも呼ばれる。魚介類の汚染が原因であることが多い。潜伏期は10～20時間程度で、症状としては腹痛、下痢などがある

② サルモネラ菌：感染型の菌で、ねずみやゴキブリなどの糞便で汚染された食肉や卵が原因となることが多い。潜伏期は6～48時間程度（たいていは12時間前後）で、急性胃腸炎のような症状が現れる

③ 黄色ブドウ球菌（エンテロトキシン）：毒素型の菌で、熱に強いという特徴がある。おにぎりや弁当などが原因となることが多い。潜伏期は0.5～3時間と比較的短時間。嘔吐、腹痛、下痢などの症状を起こすが回復は早く、罹患しても死に至ることはほとんどない

④ ボツリヌス菌（ボツリヌストキシン）：毒素型の菌で、缶詰などが媒介となることが多い。芽胞状態では熱に強いが、低酸素状態になると発芽・増殖し、毒素が産生される。この毒素は熱に弱い。神経毒で致死率が高いのが特徴。潜伏期は2時間～8日程度（たいていは18時間前後）

④ O-157、O-111：毒素型の菌で赤痢菌の毒素と類似のベロ毒素を産生する。腸管出血性大腸菌と呼ばれ、致死率が高い。熱に弱い

- ノロウイルス

　感染性胃腸炎の一種。主な症状は激しい下痢や嘔吐で、食中毒の発生ピークは日本では冬（12～1月頃）である。ウイルスの失活化にエタノールや逆性石鹸はあまり効果がなく、加熱や塩素系漂白剤が有効である

- **ヒスタミン中毒**

チーズや魚などに蓄積され、調理程度の加熱では分解されにくい。ヒスチジン脱炭酸酵素（HDC）により、必須アミノ酸であるヒスチジンから合成される

食中毒の種類

	菌の名称	感染の主な原因	その他（潜伏期、症状など）
感染型	腸炎ビブリオ	汚染された海産魚介類	病原性好塩菌。潜伏期は10〜20時間。症状は腹痛や下痢
	サルモネラ菌	糞尿により汚染された卵や食肉など	潜伏期は6〜48時間。急性胃腸炎のような症状
毒素型	黄色ブドウ球菌（エンテロトキシン）	おにぎりや弁当など	熱に強い。潜伏期は0.5〜3時間。嘔吐、腹痛、下痢など。回復は早く、死に至ることはまれ
	ボツリヌス菌（ボツリヌストキシン）	缶詰など	芽胞状態では熱に強く、毒素は熱に弱い。潜伏期は2時間〜8日。神経毒で致死率が高い
	O-157、O-111	サラダや生肉など	熱に弱い。激しい腹痛や下痢があり、血便がみられることもある。致死率が高い
自然毒	フグ毒（テトロドトキシン）	フグ	致死率が高い
	きのこ毒	きのこ	毒性には幅がある
ウイルス性	ノロウイルス	生カキ、魚介類	冬に流行。おう吐、下痢

他に、感染型にはカンピロバクター、毒素型にはウェルシュ菌やセレウス菌があります。

腸炎ビブリオとコレラ菌は親戚なんだぞ！

Q 問題

食中毒に関する次の記述のうち、誤っているものはどれか。

2018（平成30）年10月公表問題改題

(1) 毒素型食中毒は、食物に付着した細菌により産生された毒素によって起こる食中毒で、ボツリヌス菌によるものなどがある。

(2) 感染型食中毒は、食物に付着している細菌そのものの感染によって起こる食中毒で、サルモネラ菌によるものなどがある。

(3) O-157やO-111は、ベロ毒素を産生する大腸菌で、腹痛や出血を伴う水様性の下痢などを起こす。

(4) 魚、チーズなどに含まれるヒスチジンが細菌により分解されて生成するヒスタミンは、加熱により分解される。

A 解答

(4) ×　ヒスタミンは調理程度の加熱では分解しにくい。

14 労働衛生管理統計

ココが出る!

- 統計作成のための4種類の式（分母、分子、乗数が問われる）
- データの分析や読み方。特に正規分布の場合のばらつきの程度は重要

➕ 疾病休業統計　　　　　　頻出度 🔍🔍🔍

　疾病休業統計は、労働者の疾病・負傷による休業状況を調べ、さまざまな指標を算出します。これは事業場の労働衛生の問題点を明らかにし、対策を立てるために作成されます。近年では、統計を作成するときに使用される式だけでなく、統計データの見方に関する問題も出題されます。

● 統計式

① 疾病休業日数率

$$疾病休業日数率 = \frac{疾病休業延日数}{在籍労働者の延所定労働日数} \times 100$$

② 病休件数年千人率

$$病休件数年千人率 = \frac{疾病休業件数}{在籍労働者数} \times 1,000（人）$$

③ 病休強度率

$$病休強度率 = \frac{疾病休業延日数}{在籍労働者の延実労働時間数} \times 1,000（時間）$$

④ 病休度数率

$$病休度数率 = \frac{疾病休業件数}{在籍労働者の延実労働時間数} \times 100万（時間）$$

※②④の疾病休業件数には、負傷が原因となって発生した疾病を含める。また、疾病が原因であることが明らかな場合には、年次有給休暇として休んだ場合も含める。

※③④の延実労働時間数は、休日労働時間数や残業時間数も含めて計算する。

✚ 統計データの読み方　　　　　　　　　　　頻出度 🎵🎵🎵

●指標

　データ集計をして得た指標は、一定の数値を示すのではなく、通常ばらつきをもって分布します。この分布を表す指標として、次のものがあります。

① 代表値を表す指標：平均値・中央値・最頻値

② ばらつきを表す指標：分散（ばらつき具合）・標準偏差（分散の平方根）・範囲（最大値と最小値）

●正規分布

　指標の分布は、一般に右図のような型（正規分布）になります。この場合、そのばらつきの程度は、分散や標準偏差によって表されます。

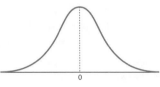

●スクリーニング検査

　検査において有所見者と無所見者を確認することです。

- 偽陽性とは、疾病がないのにある（有所見、陽性）と判定されること
- 偽陰性とは疾病があるのに、ないと判定されること

統計式は穴埋め問題が出るぞ！

Q 問題

1,000人を対象としたある疾病のスクリーニング検査の結果と精密検査結果によるその疾病の有無は下表のとおりであった。このスクリーニング検査の偽陽性率及び偽陰性率の近似値の組合せとして、適切なものは次のうちどれか。ただし、偽陽性率とは、疾病無しの者を陽性と判定する率をいい、偽陰性率とは、疾病有りの者を陰性と判定する率をいう。

2018（平成30）年10月公表問題

精密検査結果による	スクリーニング検査結果（人）	
疾病の有無	陽性	陰性
疾病有り	30	10
疾病無し	170	790

	偽陽性率（％）	偽陰性率（％）		偽陽性率（％）	偽陰性率（％）
(1)	15.0	98.8	(2)	17.0	1.0
(3)	17.7	25.0	(4)	82.3	75.0
(5)	85.0	1.3			

A 解答

(3) ○　計算式は、次の通りである。偽陽性率 $= \dfrac{170}{170 + 790}$　　偽陰性率 $= \dfrac{10}{30 + 10}$

15 心肺蘇生（一次救命処置）

ココが出る！
- 心肺蘇生（胸骨圧迫や人工呼吸）の方法
- AEDの使用方法

➕ 心肺蘇生の手順とAED

頻出度 🐝🐝🐝

怪我や病気が発生した際に、医師や救急隊が到着する前に手当を実施することにより、生命の危機を軽減したり、症状を和らげたりできる場合があります。そのためには、怪我や病気のことを知り、対処法等を理解しておくことが大切です。

心肺蘇生の手順は次のようになります。

① 循環サイン

傷病者らしき倒れている者がいたら、まず反応があるかを確かめます。大きな声で呼びかけても返答や身体の動きがない場合、大声をあげて周囲の助けを求め、119番通報と、AEDの手配を依頼します。その後、循環サインを確認します。循環サインとは、呼吸があるか、咳をするか、身体に動きがあるか、などです。

② 気道確保

循環サインを確認する場合には、まず頭部後屈顎先挙上法を用いて傷病者の気道を確保します。この方法は、仰向けに寝かせた傷病者の額を片手で押さえ、もう片方の手を顎の先端にあてて持ち上げ、喉と口や鼻を直線的に伸ばすことにより気道を広げる方法です。傷病者が直立していたら上を向くような格好になります。

気道確保後に循環サインを確認しても正常な呼吸がなかったり、約10秒ほど観察しても判断がつかない場合は心肺停止状態である可能性が高いので、すぐに心肺蘇生を開始します。

③ 人工呼吸

口対口人工呼吸は気道確保をしたまま2回吹き込みます。息が漏れないように傷病者の鼻をつまんで、約1秒間の吹き込みを2回行います。一度に吹き込む空気の量は、普通呼吸の2倍程度（胸が盛り上がるのが見える程度）がよいとされています。

④ 胸骨圧迫

一般には心臓マッサージと呼ばれています。両手を重ねて胸の中央に置き、胸が4～5cm沈む程度の強さで1分間に約100～120回のテンポで圧迫します。人工呼吸と心臓マッサージを併用する場合は人工呼吸2回に、胸骨圧迫30回を繰り返します。

⑤ AED（Automated External Defibrillator ： 自動体外式除細動器）

心停止の治療法である電気的除細動を行う機器です。使用者に音声メッセージが流れ、電気ショックを与えるように指示を出したり、自動的に心電図を解析したりします。機種によって使用方法が異なる場合があるので、使用者は音声メッセージに従って操作します。

処置にあたっては AED による電気ショックと心肺蘇生（胸骨圧迫や人工呼吸）を併用します。電気ショック後にメッセージが流れたら胸骨圧迫と人工呼吸を始めますが、この間に AED は心電図を解析し、再び電気ショックが必要であれば音声メッセージがその指示を出します。

10秒ぐらい観察しておかしいと思ったら心肺蘇生だ！

Ｑ 問題

一次救命処置に関する次の記述のうち、誤っているものはどれか。

2018（平成30）年4月公表問題

⑴ 傷病者に反応がある場合は、回復体位をとらせて安静にして、経過を観察する。

⑵ 一次救命処置は、できる限り単独で行うことは避ける。

⑶ 口対口人工呼吸は、傷病者の鼻をつまみ、1回の吹き込みに3秒かけて傷病者の胸の盛り上がりが見える程度まで吹き込む。

⑷ 胸骨圧迫は、胸が約5cm沈む強さで、1分間に100 〜 120回のテンポで行う。

⑸ AED（自動体外式除細動器）を用いた場合、電気ショックを行った後や電気ショックは不要と判断されたときには、音声メッセージに従い、胸骨圧迫を再開し心肺蘇生を続ける。

Ⓐ 解答

⑶ × 口対口人工呼吸は、1回の吹き込みに1秒かけて2回行う。

16 火傷・骨折

ココが出る!
- 火傷（熱傷）の程度とその症状
- 骨折の状態と対処法

✚ 火傷
頻出度 🎧🎧🎧

　熱によって皮膚や組織が損傷したものが火傷です。損傷の深さの程度によって3つに分類されます。体表面の**20%以上**を火傷すると、命に関わる非常に危険な状態とされています。

火傷の程度による分類

分類	程度（深さ）	症状
第Ⅰ度（紅斑性）	皮膚表面	赤くなり、ヒリヒリとする
第Ⅱ度（水疱性）	第Ⅰ度よりやや深い 真皮の損傷	水疱ができる 強い痛みを伴う
第Ⅲ度（壊死性）	皮膚深度 皮下組織	皮膚が白っぽくなり、ただれている 組織が壊死している

●処置
　火事による火傷の場合はすぐに、化学薬品による火傷の場合は皮膚に残っている薬品を布でふき取ってから、患部に水をかけて冷やします。水疱ができたときは破ってはいけません。
　火傷の症状が広範囲の場合には、火傷面に軟膏や油などを塗らずに消毒液にひたしたガーゼをあて、速やかに医師に委ねるのがよいとされています。また、衣類などが火傷面に付着している場合は、はがさずに周囲だけを切り取ります。

✚ 骨折
頻出度 🎧🎧🎧

　一口に骨折といっても、その状態によっていくつかに分類されます。骨折の名称とその状態を覚えておきましょう。

●単純骨折と複雑骨折
　単純骨折とは、皮膚の下で骨が折れている状態（皮膚に損傷はない）のことです。複雑骨折とは「開放骨折」とも呼ばれ、骨折部位の皮膚や皮下組織が損傷し、折れた骨の先が外に出てしまっている状態です。

注意 複雑骨折は「骨が砕けている状態」ではないことに注意してください。

●完全骨折と不完全骨折

　完全骨折は骨が完全に折れている状態の骨折のことです。また不完全骨折は、骨にひびが入った状態や、剥離骨折のことです。完全骨折の場合は、骨折部に異常な動きが見られたり、骨折部位がこすれて摩擦音が聞こえることがあります。

●処置

　骨折部を動かさないように副子（添え木）をあてて固定します。副子は骨折部分の上下の関節にまたがる長さがあるものを使い、手や足などにあてる場合は、副子の先端が手や足の先から少し出る程度にします。

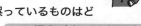

火傷でできた水疱は破っちゃダメだよ！

Ｑ 問題

① **熱傷の救急処置などに関する次の記述のうち、誤っているものはどれか。**

2017（平成29）年4月公表問題改題

(1) 水疱ができたときは、周囲に広がらないように水疱を破って清潔なガーゼや布で軽く覆う。

(2) 熱傷面は、すぐに水をかけて十分冷やすことが応急手当のポイントであるが、熱傷の範囲が広い場合、全体を冷却し続けることは低体温となるおそれがあるので注意が必要である。

(3) 45℃程度の熱源への長時間接触による低温熱傷は、一見、軽症にみえても熱傷深度は深く難治性の場合が多い。

Ⓐ解答

(1)　×　水泡は破ってはいけない。

② **骨折及びその救急処置に関する次の記述のうち、誤っているものはどれか。**

2017（平成29）年10月公表問題改題

(1) 骨にひびの入った状態を不完全骨折といい、骨が完全に折れている状態を完全骨折という。

(2) 骨が1か所で折れている状態を単純骨折といい、骨が2か所以上で折れたり、砕けている部分のある状態を複雑骨折という。

(3) 骨折部を副子で固定するときには、骨折した部分が変形していても、そのままの状態を保持して、直近の関節部を含めた広い範囲を固定する。

Ⓐ解答

(2)　×　骨折の分類で、単純、複雑の違いは、皮膚の損傷がある（複雑）か、ない（単純）か。

17 止血法

● 出血した場合の止血法3種類

✚ 止血法の種類　　　　　　　　　　　頻出度 🎵🎵🎵

　血液の体外への流出が続くと生命に関わるので、応急処置としての止血は早急に始めなければなりません。

●処置

　止血処理においては血液感染を予防するために、血液に直接触れたりしないように、処置者がゴム手袋を着用したりして保護する必要があります。出血している本人が処置をできれば最も安全です。処置後には感染予防のために手洗いや消毒などを行います。

●出血によるショック

　体内の血液量は体重の13分の1程度です。血液は**3分の1**が急速に失われると出血によるショックを起こしやすくなり、2分の1が失われると多くは死に至ります。

●止血法

　止血法には3種類あり、それぞれの処置方法を理解しておく必要があります。

① 直接圧迫法

　出血部を直接圧迫して血を止めるという、最も簡単で、最も効果的な方法です。傷口を心臓より高い位置に持ち上げて、止血するまで清潔なガーゼやハンカチなどで圧迫します。なかなか止血しない場合は、ガーゼやハンカチの上から包帯などを巻いて締めつけます。一般市民が応急処置として行う止血法として推奨されています。

② 間接圧迫法

　出血部より心臓に近い場所の動脈を指で押さえ圧迫し、血を止める方法です。指や手のひらで動脈を骨にむけて強く押します。

③ 止血帯法

　包帯やネクタイなどで出血部の心臓に近い部分をきつく縛る止血法です。四肢などが切断されて太い動脈が切れたときや、心臓の拍動に従って血液が噴き出すような場合などに実施する方法です。

　止血帯法で重要なのは、どの場面で使用するかを知っておくことです。ただ単に動脈が切断されたときなどでは行わないようにします。というのも、緊縛した部分より先の筋肉等が、血液の遮断のために壊死する可能性があるからです。そのため、この止血法は一般市民が行うものとしては推奨されていません。緊縛するもの（止血帯）

は、**幅の広い布**（三角巾やネクタイなど）を使用することが望ましく、細いひもは十分に圧迫できないので避けます。

　止血帯法で止血する場合は止血時間を記録し、30分以上続ける場合は**30分に1回**止血帯をゆるめて血流の再開を図ります（出血が続いていたら再度、緊縛を実施します）。

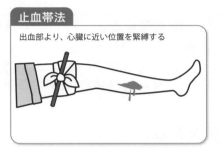

間接圧迫止血法

（直接圧迫止血法と併用）
傷の位置

止血点
（上腕の中央内側）

止血帯法

出血部より、心臓に近い位置を緊縛する

止血帯法では長時間の圧迫による血流遮断に注意

Ｑ 問題

出血及び止血法並びにその救急処置に関する次の記述のうち、誤っているものはどれか。

2019（令和元）年10月公表問題

(1) 体内の全血液量は、体重の約8％で、その約3分の1を短時間に失うと生命が危険な状態となる。

(2) 止血法には、直接圧迫法、間接圧迫法などがあるが、一般人が行う応急手当としては直接圧迫法が推奨されている。

(3) 静脈性出血は、傷口からゆっくり持続的に湧き出るような出血で、通常、直接圧迫法で止血する。

(4) 止血帯を施した後、受傷者を医師に引き継ぐまでに1時間以上かかる場合には、止血帯を施してから1時間ごとに1～2分間、出血部から血液がにじんでくる程度まで結び目をゆるめる。

(5) 傷口が泥で汚れているときは、手際良く水道水で洗い流す。

Ａ 解答

(4)　×　止血帯で止血する場合は、30分に1回ゆるめる。

18 THP（トータルヘルスプロモーション）

ココが出る!
- 健康測定の目的
- 定期健康診断との検査内容の違い
- THPの内容

THPの進め方
頻出度 ♪♪♪

　個人の生活習慣を見直し、継続的で計画的な健康づくりを進め、より健康になることを目標とします。産業医が健康測定（医学検査、運動機能検査、生活状況調査）を実施し、その結果に基づいて4つの健康指導を行います。

健康測定
頻出度 ♪♪♪

　事業所では定期健康診断のほかに、健康測定が行われています。健康測定は、法令によって事業者に実施の努力義務が課せられている（必ずしも実施しなくともよい）もので、主たる目的は健康の保持増進です。

検査・調査内容

検査内容		健康測定	定期健康診断
問診		既往歴、業務歴、家族歴、自覚症状、趣味・嗜好	既往歴、業務歴
生活状況調査		仕事内容、運動習慣、生活リズム、食生活、メンタルヘルス、他	自覚症状、他覚症状
医学的検査	形態	身長、体重、皮下脂肪厚（上腕伸展部、肩甲骨下端部）	身長、体重、視力、聴力
	循環機能	血圧、心拍数、安静時心電図、運動負荷試験	血圧、心電図
	血液	ヘモグロビン、血色素量、赤血球数、LDLコレステロール※、HDLコレステロール、血糖（空腹時）、尿酸量、BUN/クレアチニン比、GOT、GPT、γ-GTP	血色素量、赤血球数、総コレステロール、血糖トリグリセライド、GOT、GPT、γ-GTP
	呼吸機能	%肺活量、1秒率	
	尿	尿潜血、尿糖、尿蛋白	糖や蛋白の有無
	その他	胸部レントゲン	胸部エックス線、喀痰
運動機能検査		筋力、柔軟性、平衡性、全身持久力など	

※LDLコレステロールは別名悪玉コレステロールと呼ばれ動脈硬化の危険因子となります（HDLコレステロールは善玉コレステロール）。

　なお、メタボリックシンドロームの診断基準の1つに腹部肥満（内臓脂肪の蓄積）があり、腹囲：男性85cm以上、女性90cm以上です。

運動機能検査の種類（6種）と測定種目

① 筋力（握力）	② 筋持久力（上体おこし）	③ 柔軟性（座位体前屈）
④ 平衡性（閉眼片足立ち）	⑤ 敏捷性（全身反応時間）	⑥ 全身持久力（最大酸素摂取量）

＋ 健康指導

運動指導、メンタルヘルスケア、栄養指導、口腔保健指導、保健指導等があり、事業場において心身両面の総合的な健康の保持増進を図ります。

5つの健康指導

運動指導	生活状況や希望を考慮した、運動プログラムの作成や指導
メンタルヘルスケア	ストレスの気付き、リラクセーション指導
栄養指導	食習慣や食行動の改善
口腔保健指導	歯と口の健康づくり
保健指導	勤務状況、生活指導（睡眠、喫煙、飲酒等）

腹部肥満とされる腹囲の値は、女性の方が大きいよ

Ｑ 問題

メタボリックシンドローム診断基準に関する次の文中の [ ] 内に入れるＡからＣの語句又は数値の組合せとして、正しいものは次のうちどれか。

日本人のメタボリックシンドローム診断基準で、腹部肥満（[Ａ] 脂肪の蓄積）とされるのは、腹囲が男性では [Ｂ] cm以上、女性では [Ｃ] cm以上の場合である。

2018（平成30）年10月公表問題

（組合せ）

	Ａ	Ｂ	Ｃ
(1)	内臓	85	90
(2)	内臓	90	85
(3)	皮下	85	90
(4)	皮下	90	85
(5)	体	95	90

Ａ 解答

(1) ○ 腹部肥満とは、内臓脂肪の蓄積のことであり、腹囲は男性85cm以上、女性90cm以上である。

● 喫煙対策。特に設備面での対策
● メンタルヘルスのケアの体制

労働者の健康の維持のために出されている厚生労働省の指針やガイドラインに関して、過去に衛生管理者試験に出題されているものとしては、職場の「喫煙対策」や「メンタルヘルスケア」があります。

＋ 受動喫煙対策　　　　　　　　　頻出度 ♪♪♪

健康増進法が改訂され、2020年4月より望まない受動喫煙を防止する措置をとることが義務化されました。施設の区分に応じた講ずべき措置が定められています。

●第1種施設（学校、診療所、役所、等）

敷地内は禁煙です（屋内、屋外とも）。喫煙場所を屋外に設けることはできますが、必要な措置をとることが義務づけられています。

●第2種施設（オフィス・事務所、条件を満たした飲食店、等）

屋内は禁煙です。喫煙専用室（飲食不可）や加熱式タバコ専用喫煙室（飲食可）を設ければ、そこでは喫煙できます。これら喫煙室の出入口には標識を掲示しなければなりません。また、20歳未満の者は、原則として喫煙エリアへの立ち入りは禁止です。

●求人における受動喫煙対策の明示

労働者を募集する際には受動喫煙対策を明示することが義務づけられました（喫煙室の有無など）。

＋ メンタルヘルスケア　　　　　　　頻出度 ♪♪♪

近年は仕事に関して強い不安やストレスを感じている労働者が6割を超える状況にあります。そこで厚生労働省は「労働者の心の健康の保持増進のための指針」を2006（平成18）年に公示しました。この指針は、事業場における労働者の心の健康の保持増進を図り、労働者のメンタルヘルス対策を適切かつ有効に実施するよう、メンタルヘルスケアの原則的な実施方法について定められたものです。

●4つのメンタルヘルスケア

① セルフケア：労働者が自らストレスを予防・軽減・対処する
② ラインによるケア：労働者の上司等が、職場の労働環境の改善や整備、また労働者の相談にのるなどして予防する

③ **事業場内産業保健スタッフ等によるケア**：事業場の産業医など保健スタッフ等が労働者やその上司等を支援する。衛生管理者が産業医等の指導等を受け体制作りを行うことも大切な業務である

④ **事業場外資源によるケア**：事業場外の専門機関や専門家（カウンセラーなど）などによるケア

●メンタルヘルスの一次～三次予防

- **一次予防**：ストレスチェック制度の活用や職場環境の改善を通じて、メンタルヘルス不調を事前に防止する
- **二次予防**：メンタルヘルス不調を早期に発見し、適切な措置を行う
- **三次予防**：メンタルヘルス不調となった労働者の職場復帰支援等を行う

「セルフ、ライン、事業場内・外」の4つのヘルスケアがあるよ

Ⓠ 問題

厚生労働省の「労働者の心の健康の保持増進のための指針」において、心の健康づくり計画の実施に当たって推進すべきこととされている四つのメンタルヘルスケアに該当しないものは、次のうちどれか。

2019（令和元）年10月公表問題

(1) 労働者自身がストレスや心の健康について理解し、自らのストレスの予防や対処を行うセルフケア

(2) 職場の同僚がメンタルヘルス不調の労働者の早期発見、相談への対応を行うとともに管理監督者に情報提供を行う同僚によるケア

(3) 管理監督者が、職場環境等の改善や労働者からの相談への対応を行うラインによるケア

(4) 産業医、衛生管理者等が、心の健康づくり対策の提言や推進を行うとともに、労働者及び管理監督者に対する支援を行う事業場内産業保健スタッフ等によるケア

(5) メンタルヘルスケアに関する専門的な知識を有する事業場外の機関及び専門家を活用し支援を受ける事業場外資源によるケア

Ⓐ 解答

(2) ×　「同僚によるケア」は4つのメンタルヘルスケアに該当しない。

- 虚血性心疾患の原因（どこが詰まってしまうのか）
- 脳血栓と脳塞栓の違い

➕ 虚血性心疾患　　　　　　　　　　　頻出度 🔑🔑🔑

　虚血性心疾患とは、心臓の筋肉（心筋）に血液を送る3本の動脈（冠状動脈）が狭くなったり、ふさがったりすることで、心筋が酸素不足に陥って発生します。

虚血性心疾患の種類

心筋梗塞

冠状動脈が完全にふさがってしまうもの。不可逆的虚血症状になり、心筋壊死につながります。安静によって改善することはありません。

狭心症

冠状動脈が狭くなり、一時的に心筋が酸素不足に陥ってしまうことです。可逆的虚血症状で、安静によって改善することが多いです。

- **不可逆的**：元に戻らないこと（例：生卵を熱すると、ゆで卵になるが、ゆで卵を冷やしても生卵には戻らない）
- **可逆的**：元に戻ること（例：水を冷やすと氷になり、温めると水に戻る）

➕ 脳血管障害（脳卒中）　　　　　　　　頻出度 🔑🔑🔑

　脳血管障害には、出血性のものとして脳出血（脳溢血）と、くも膜下出血があります。虚血性（脳梗塞）には、脳血栓、脳塞栓、一過性脳虚血発作があります。

脳血管障害の種類

出血性	
① 脳出血（脳溢血）	脳実質内で動脈が破れるもの
② くも膜下出血	脳の周辺にある3枚の膜のうち、くも膜下と内側の軟膜との間の動脈が破れるもの
虚血性（脳梗塞）	
③ 脳血栓	脳血管自体の動脈硬化性病変により、血液の通り道が細くなり、その部分の血液が淀んで血栓ができ、血管を詰まらせるもの
④ 脳塞栓	脳以外の体内のほかの部分で作られた血栓が、脳の動脈を詰まらせて起きるもの
⑤ 一過性脳虚血発作	脳の一部で血液の流れが一過性に悪くなり、運動や感覚に障害が起こり、短時間（多くは数分以内）でその症状が消失するもの

✛ 腰痛予防対策

腰部に著しい負担のかかる作業に常時従事する労働者に対しては、定期的に医師による健康診断を実施しなければなりません。

● 健康診断の実施時期

当該作業に配置する際およびその後6か月以内ごとに1回実施します。

● 健康診断項目

① 既往歴（腰痛に関する病歴およびその経過）および業務歴の調査

② 自覚症状（腰痛、下肢痛、下肢筋力減退、知覚障害等）の有無の検査

③ 脊柱の検査（姿勢異常、脊柱の変形、脊柱の可動性及び疼痛、腰背筋の緊張及び圧痛、等）

④ 神経学的検査（神経伸展試験、深部腱反射、知覚検査、筋萎縮等の検査）

⑤ 脊柱機能検査（クラウス・ウェーバーテスト）

医師が必要と認める者には画像診断と運動機能テスト等を行う。

● 予防策

① 中腰ひねり、前後屈、ねん転など不自然な姿勢をしない

② 物を持ち上げる時は膝を軽く曲げる

③ 腰部保護ベルトの使用（一律に使用するのではなく効果を個人で確認する）

④ 作業台の高さは肘の曲げ角度がおよそ90度になる高さとし、椅子座面の高さは足裏全体が着く高さとする

脳血栓と脳塞栓の違いを覚えておこう

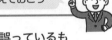

❓ 問題

脳血管障害及び虚血性心疾患に関する次の記述のうち、誤っているものはどれか。

2019（平成31）年4月公表問題改題

(1) 脳血管障害は、脳の血管の病変が原因で生じ、出血性病変、虚血性病変などに分類される。

(2) 出血性の脳血管障害は、脳表面のくも膜下腔に出血するくも膜下出血、脳実質内に出血する脳出血などに分類される。

(3) 虚血性の脳血管障害である脳梗塞は、脳血管自体の動脈硬化性病変による脳血栓症と、心臓や動脈壁の血栓などが剥がれて脳血管を閉塞する脳塞栓症に分類される。

(4) 虚血性心疾患は、門脈による心筋への血液の供給が不足したり途絶えることにより起こる心筋障害である。

Ⓐ 解答

(4) × 心臓に血液を供給しているのは門脈ではなく、冠状動脈である。

21 その他の項目

ココが出る!
- VDT作業における留意点
- 「死の四重奏」と言われる因子

「VDT作業」と「死の四重奏」は、それぞれ他の項目に属する内容ですが、過去の衛生管理者試験において単独で出題されたことのあるものです。

+ VDT作業

頻出度 ♪♪♪

VDT（Visual Display Terminal）とは、主にコンピュータのディスプレイなどのことです。VDTは使用法によって視覚系（目が疲れる等）や筋骨格系（肩や腕が凝ったり痛んだりする等）の影響を与えることが多くあるので、2019（令和元）年に厚生労働省より「情報機器作業における労働衛生管理のためのガイドライン」が出され、健康障害の予防や健康管理のための次のような指針が示されました。

- **自覚症状**：健康障害に関しては自覚症状が顕著（目の疲れ、肩こりなど）なので、健康診断では自覚症状の有無の検査が欠かせません。
- **照度**：採光および照明による照度は、ディスプレイ画面は500ルクス以下、書類やキーボード面においては300ルクス以上です。
- **連続作業時間**：一連続作業時間（単純入力型や拘束型の作業）は60分以下とし、10〜15分の作業休止時間を設け、かつ、一連続作業時間内において1〜2回程度の小休止を設けることになっています。あくまでもVDT作業の休止時間なので、VDT作業以外を行うことは差し支えありません。また休止であって休憩ではありません。
- **ディスプレイの高さ**：ディスプレイの上端の高さは、目の高さとほぼ同じかやや下になるようにします（高いと見上げる体勢になり、肩や首のこりを誘発する可能性がある）。

+ 死の四重奏

頻出度 ♪♪♪

健康診断に関して、2008（平成20）年に労働安全衛生法に追加された検査項目「腹囲」は、肥満のリスク予防として加えられました。また糖尿病の罹患者を把握するために、尿中の糖の量の検査も省略できないものとなったほか、LDLコレステロール（低比重リポ蛋白コレステロール）の検査が追加されるなどしています。

●メタボリックシンドローム検診（特定健診・保健指導）

2006（平成18）年の健康保険法改正により40〜74歳の全国民を対象に導入されたもので、肥満度を見るための健康診断の項目に「腹囲」測定が加わり、2008（平成20）年から実施されています。

●死の四重奏

次の4つの症状はそれぞれは軽度でも、合併すると深刻な生活習慣病に陥る危険性が高いとされています。そのため早期予防、発見が望まれています。

①肥満　②高血圧症　③高脂血症　④糖尿病（耐糖能異常）

Q 問題

ディスプレイ画面は暗めのほうがいいよ

次の文章が正しいか誤りかを答えなさい。4.は選択問題です。

オリジナル問題

(1) ディスプレイ画面上における照度は、500ルクス以上になるようにする。

(2) ディスプレイ画面の上端の高さは、目の高さよりやや上になるようにする。

(3) 単純入力型または拘束型に該当するVDT作業については、一連続作業時間が2時間を超えないようにし、次の連続作業までの間に5〜10分程度の作業休止時間を設けるようにする。

(4)「死の四重奏」などといわれる4つの因子で、合併したときは深刻な脳・心臓疾患に至るリスクが大きく高まるとされているものの組合せとして、正しいものは次のうちどれか。

① 頭痛、高血圧症、肝機能低下、狭心症

② 肥満、高血圧症、肝機能低下、高脂血症

③ 高血圧症、肝機能低下、狭心症、耐糖能異常

④ 頭痛、高血圧症、肝機能低下、高脂血症

⑤ 肥満、高血圧症、高脂血症、耐糖能異常

A 解答

(1) × 500ルクス以上ではなく、500ルクス以下である。

(2) × 画面の上端の高さは、目の高さと同じかやや下がよい。

(3) × 一連続作業時間は1時間以下、休止時間は10〜15分がよい。

(4) ⑤ 耐糖能異常とは、血糖値が正常より高い、糖尿病予備軍のこと。

第2章の章末問題

換気

 事務室の必要換気量は、次の式により算出することができる。

$$必要換気量（m^3/h）= \frac{在室者の1時間当たりの呼出CO_2量（m^3/h）}{（室内CO_2基準濃度）-（外気のCO_2濃度）}$$

この式における「室内CO₂基準濃度」、「外気のCO₂濃度」、及び「在室者の1時間当たりの呼出CO₂量」を計算するために必要な「呼気中のCO₂濃度」として用いられる数値の組合せとして、適切なものは次のうちどれか。

	室内CO₂基準濃度（%）	外気のCO₂濃度（%）	呼気中のCO₂濃度（%）
(1)	0.5	0.1～0.2	0.4
(2)	0.3	0.1～0.2	4
(3)	0.3	0.1～0.2	0.4
(4)	0.1	0.03～0.04	0.4
(5)	0.1	0.03～0.04	4

温度感覚、温熱条件

 WBGT（湿球黒球温度）に関する次の文中の［　］内に入れるAからCの語句の組合せとして、正しいものは(1)～(5)のうちどれか。
「WBGTは、労働環境において作業者が受ける暑熱環境による熱ストレスの評価を行う簡便な指標で、その値は次の式により算出される。
屋外で太陽照射のある場合：
　WBGT＝0.7×［　A　］＋0.2×［　B　］＋0.1×［　C　］
屋内および屋外で太陽照射のない場合：
　WBGT＝0.7×［　A　］＋0.3×［　B　］」

	A	B	C
(1)	自然湿球温度	黒球温度	乾球温度
(2)	自然湿球温度	乾球温度	黒球温度
(3)	乾球温度	黒球温度	自然湿球温度
(4)	乾球温度	自然湿球温度	黒球温度
(5)	黒球温度	自然湿球温度	乾球温度

左ページの問題の解答

 事務室の必要換気量の算出式の問題です。正解は(5)

$$必要換気量（m^3/h）= \frac{在室者の1時間当たりの呼出CO_2量（m^3/h）}{(0.1\%) - (0.03 \sim 0.04\%)}$$

また、呼気中のCO_2濃度は**4%**です。

 WBGTに関する問題です。正解は(1)

屋内および屋外で太陽照射のない場合：
　WBGT = 0.7× 湿球温度 +0.3× 黒球温度
屋外で太陽照射のある場合：
　WBGT = 0.7× 湿球温度 +0.2× 黒球温度 +0.1× 乾球温度

加点のポイント

この問題は「○○温度」を選択させるものですが、計算式の数字（0.7、0.3、0.2、0.1）を選択させるものも過去に出題されていますので、しっかり暗記しておきましょう。

問3 次のAからDまでの温熱指数等のうち、乾球温度と湿球温度のみで求められるものの組合せは、(1)〜(5)のうちどれか。

　　A：相対湿度　　　B：実効温度　　　C：不快指数　　　D：TGE指数

(1) A、B　　　　(2) A、C　　　　(3) B、C

(4) B、D　　　　(5) C、D

食中毒

問4 ノロウイルスによる食中毒に関する次の記述のうち、正しいものはどれか。

(1) 食品に付着したウイルスが食品中で増殖し、ウイルスが産生した毒素により発症する。

(2) ウイルスの失活化には、エタノールや逆性石鹸はあまり効果がない。

(3) 潜伏期間は、一般に、3〜5時間である。

(4) 発生時期は、夏季が多い。

(5) 症状は、筋肉の麻痺などの神経症状が特徴である。

問5 細菌性食中毒に関する次の記述のうち、誤っているものはどれか。

(1) サルモネラ菌による食中毒は、毒素型である。

(2) ボツリヌス菌による毒素は、神経毒である。

(3) ブドウ球菌による毒素は、熱に強い。

(4) 腸炎ビブリオによる食中毒は、感染型である。

(5) ウェルシュ菌、セレウス菌、カンピロバクターは、いずれも細菌性食中毒の原因菌である。

問6 食中毒に関する次の記述のうち、正しいものはどれか。

(1) 毒素型食中毒は、食物に付着した細菌により産生された毒素によって起こる食中毒で、代表的なものとして腸炎ビブリオによるものがある。

(2) 感染型食中毒は、食物に付着した細菌そのものの感染によって起こる食中毒で、代表的なものとしてボツリヌス菌によるものがある。

(3) O-157は腸管出血性大腸菌と呼ばれ、加熱不足の食肉などから摂取される。

(4) ボツリヌス菌は、缶詰や真空パックなど酸素のない密封食品中でも増殖するが、芽胞状態でも、80℃程度で殺菌することができる。

(5) 食肉などに含まれるヒスチジンが細菌により分解されて生成されるヒスタミンは、加熱調理によって分解する。

問3 温熱条件の問題です。正解は(2)

乾球温度と湿球温度のみで求められるのは、相対湿度（湿度のこと）と不快指数です。

問4 食中毒、ウイルスに関する問題です。正解は(2)

(1) ×　ノロウイルスは人の腸内で増殖します。食物中では増殖しません。
(2) ○　加熱や塩素消毒液が有効です。
(3) ×　潜伏期間は1〜2日間です。
(4) ×　発生時期は、日本では冬季が多いです。
(5) ×　症状は腹痛で、出血を伴う水様性の下痢などです。

問5 食中毒に関する問題です。正解は(1)

(1) ×　<u>サルモネラ菌による食中毒は、感染型です。</u>
(2) ○　ボツリヌス菌による毒素は、神経毒です。
(3) ○　ブドウ球菌による毒素は、熱に強いという特徴があります。
(4) ○　腸炎ビブリオによる食中毒は、感染型です。
(5) ○　ウェルシュ菌、セレウス菌、カンピロバクターは、いずれも細菌性食中毒の原因菌です。

問6 食中毒に関する問題です。正解は(3)

(1) ×　腸炎ビブリオは感染型です。
(2) ×　ボツリヌス菌は毒素型です。
(3) ○　O-157は腸管出血性大腸菌で、熱に弱いという特徴を持ちます。レバ刺しが提供されなくなった（加熱が必要になった）のは、この菌のせいです。
(4) ×　ボツリヌス菌は芽胞状態では熱に強いですが、低酸素状態で発芽、増殖して発生した毒素は熱に弱いという特徴があります。
(5) ×　魚やチーズなどに蓄積されるヒスチジンから合成されるヒスタミンは、調理程度の加熱では分解されません。

労働衛生管理統計

問7 在籍労働者数が60人の事業場において、在席労働者の年間の延べ所定労働日数が14,400日、延べ実労働時間数が101,300時間時間であり、同期間の疾病休業件数が23件、疾病休業延べ日数が240日である。このときの疾病休業日数率及び病休件数年千人率の概算値の組合せとして、適切なものは次のうちどれか。

	疾病休業日数率	病休件数年千人率
(1)	0.10	227
(2)	1.67	227
(3)	1.67	383
(4)	2.37	103
(5)	2.37	383

問8 疾病休業日数率を表す次式中の [　　] 内に入れるAからCの語句又は数字の組合せとして、正しいものは(1)～(5)のうちどれか。

$$疾病休業日数率 = \frac{[\ A\ ]}{在籍労働者の[\ B\ ]} \times [\ C\ ]$$

	A	B	C
(1)	疾病休業延日数	延所定労働日数	100
(2)	疾病休業延日数	延所定労働日数	1,000
(3)	疾病休業件数	延所定労働日数	1,000
(4)	疾病休業延日数	延所定労働時間数	100
(5)	疾病休業件数	延所定労働時間数	1,000

問9 疾病休業統計に関する次の記述のうち、誤っているものはどれか。

(1) 病休件数年千人率は、在籍労働者1,000人当たりの1年間の疾病休業件数で示される。

(2) 病休強度率は、在籍労働者の延実労働時間1,000時間当たりの疾病休業延日数で示される。

(3) 病休度数率は、在籍労働者の延実労働時間100万時間当たりの疾病休業件数で示される。

(4) 延実労働時間数には、残業時間数や休日労働時間数も含めて計算する。

(5) 疾病による休業件数には、疾病によることが明らかであっても、年次有給休暇として休んだ場合は含めない。

左ページの問題の解答

問**7** 疾病休業統計に関する問題です。正解は(3)

$$疾病休業日数率＝\frac{240}{14400}×100＝1.67$$

$$病休件数年千人率＝\frac{23}{60}×1,000＝383$$

問**8** 疾病休業日数率に関する問題です。正解は(1)

$$疾病休業日数率＝\frac{疾病休業延日数}{在籍労働者の延所定労働日数}×100$$

問**9** 疾病休業統計に関する問題です。正解は(5)

(1) ○ 病休件数年千人率は、在籍労働者**1,000人**当たりの1年間の疾病休業件数で示されます。

(2) ○ 病休強度率は、在籍労働者の延実労働時間**1,000時間**当たりの疾病休業延日数で示されます。

(3) ○ 病休度数率は、在籍労働者の延実労働時間**100万時間**当たりの疾病休業件数で示されます。

(4) ○ 延実労働時間数には、残業時間数や休日労働時間数も含めて計算します。

(5) × 疾病による休業件数には、疾病によることが明らかである場合、年次有給休暇として休んだ場合も含めます。

心肺蘇生（一次救命処置）

問10　一次救命処置に関する次の記述のうち、誤っているものはどれか。

(1) 気道を確保するためには、仰向けに寝かせた傷病者の顔を横から見る位置に座り、片手で傷病者の額を押さえながら、もう一方の手の指先を傷病者のあごの先端に当てて持ち上げる。

(2) 反応はないが普段どおりの呼吸をしている傷病者で、嘔吐、吐血などが見られる場合は、回復体位をとらせる。

(3) 心肺蘇生は、胸骨圧迫30回に人工呼吸2回を繰り返して行う。

(4) 胸骨圧迫は、胸が少なくとも5cm沈む強さで胸骨の下半分を圧迫し、1分間に少なくとも100回のテンポで行う。

(5) AED（自動体外式除細動器）による心電図の自動解析の結果、「ショックは不要です。」などのメッセージが流れた場合には、胸骨圧迫を行ってはならない。

問11　一次救命処置に関する次の記述のうち、正しいものはどれか。

(1) 気道を確保するためには、仰向けにした傷病者のそばにしゃがみ、後頭部を軽く上げ顎を下方に押さえる。

(2) 呼吸を確認して普段どおりの息（正常な呼吸）がない場合や約10秒観察しても判断できない場合は、心肺停止とみなし、心肺蘇生を開始する。

(3) 胸骨圧迫は、胸が4〜5cm程度沈む強さで胸骨の下半分を圧迫し、1分間に約60回のテンポで行う。

(4) 人工呼吸と胸骨圧迫を行う場合は、人工呼吸1回に胸骨圧迫10回を繰り返す。

(5) AED（自動体外式除細動器）を用いて救命処置を行う場合には、人工呼吸や胸骨圧迫は、一切行う必要がない。

問12　一次救命処置に関する次の記述のうち、誤っているものはどれか。

(1) 傷病者の反応の有無を確認し、反応がない場合には、大声で叫んで周囲の注意を喚起し、協力を求めるようにする。

(2) 協力者がいるときは、119番通報と、近くにあるAEDの手配を依頼し、協力者がいないときは自ら行った後、救命処置を開始する。

(3) 救命処置を開始するにあたり、頭部後屈あご先挙上法によって気道の確保を行う。

(4) 心肺蘇生は、人工呼吸2回に胸骨圧迫30回を交互に繰り返して行う。

(5) AEDの使用を開始した後は、人工呼吸や胸骨圧迫はいっさい行う必要がなく、専らAEDによって救命措置を行う。

問10 一次救命処置に関する問題です。正解は(5)

(1) ○ 頭部後屈・あご先挙上法は、気道を確保するために行われます。

(2) ○ 回復体位とは、横向けに寝かせ、頭をやや後ろに反らせ、気道を広げた状態のことです。

(3) ○ 心肺蘇生は、胸骨圧迫30回に人工呼吸2回を繰り返して行います。

(4) ○ 胸骨圧迫は、胸が少なくとも5cm沈む強さで胸骨の下半分を圧迫し、1分間に少なくとも100回のテンポで行います。

(5) × AEDによる電気ショックと心肺蘇生は併用されます。

問11 一次救命処置に関する問題です。正解は(2)

(1) × 気道を確保するためには、仰向けにした傷病者のそばにしゃがみ、後頭部を下げて顎を上方に押さえて支えます。

(2) ○ 約10秒観察しても循環サインがみられない場合は、心肺停止とみなし、直ちに心肺蘇生を開始します。

(3) × 胸骨圧迫は、胸が4～5cm程度沈む強さで胸骨の下半分（胸の中央）を圧迫し、1分間に約100回～120回のテンポで行うのが正しい方法です。

(4) × 人工呼吸と胸骨圧迫を行う場合は、人工呼吸2回に胸骨圧迫30回を繰り返すのが正しい方法です。

(5) × AED（自動体外式除細動器）を用いて救命処置を行う場合には、人工呼吸や胸骨圧迫と併用します。

問12 一次救命処置に関する問題です。正解は(5)

(1) ○ 傷病者の反応がない場合には、1人で措置をしようとせず、大声で叫んで周囲の協力を求めるようにします。

(2) ○ 協力者がいるときは、119番通報と近くにあるAEDの手配を依頼し、協力者がいないときは、自ら通報とAEDを手配し、救命処置を開始します。

(3) ○ 救命処置では、頭部後屈顎先挙上法によって気道の確保を行います。

(4) ○ 心肺蘇生は、人工呼吸2回に胸骨圧迫30回を交互に繰り返して行う。

(5) × AEDと人工呼吸や胸骨圧迫を併用して救命措置を行います。

2章 労働衛生（有害業務以外） 1種 2種

火傷・骨折

問13 熱傷の救急処置等に関する次の記述のうち、正しいものはどれか。

(1) 高温のアスファルトやタールが皮膚に付着した場合は、水をかけて冷やしたりせず、早急に皮膚から取り除く。

(2) 熱傷面は、すぐに水をかけて十分冷やすことが応急手当てのポイントであるが、熱傷の範囲が広い場合、全体を冷却し続けることは低体温症となるおそれがあるので注意が必要である。

(3) 化学薬品がかかった場合は、水で洗浄した後、直ちに中和剤により中和する。

(4) 水疱ができたときは、周囲に広がらないように破って清潔なガーゼや布で軽く覆う。

(5) 熱傷は、Ⅰ～Ⅲ度に分類され、Ⅲ度は水疱ができる程度のもので、強い痛みと灼熱感を伴う。

問14 火傷の救急措置等に関する次の記述のうち、正しいものはどれか。

(1) 火傷が体表面の面積の5％に達すると非常に危険な状態であるといわれている。

(2) 火傷部には、できるだけ早く軟膏や油類を塗り、空気を遮断する。

(3) 火傷の分類では、Ⅰ度が最も重症で、皮膚は白っぽくなったり、ただれてくる。

(4) 水疱ができる程度の火傷は、Ⅱ度に分類される。

(5) 生じた水疱は、破って十分消毒した後、ガーゼを当てる。

問15 骨折に関する次の記述のうち、正しいものはどれか。

(1) 開放骨折のことを複雑骨折という。

(2) 骨にひびが入った状態のことを単純骨折という。

(3) 骨折が疑われる部位は、よく動かしてその程度を知る必要がある。

(4) 副子を手や足に当てるときは、その先端が手先や足先から出ないようにする。

(5) 脊髄損傷が疑われる場合は、傷病者を硬い板の上に乗せて搬送してはならない。

問13 火傷に関する問題です。正解は(2)

(1) × 皮膚からは無理にはがさないようにします。

(2) ○ 皮膚下を流れる血液が冷やされて全身に回り、体温が35℃未満になる低体温症になると意識を失うことがあります。

(3) × 化学薬品がかかった場合には、皮膚に残っている薬品を布などでふき取った後、水で洗浄します。

(4) × 水疱は破ったりせずに消毒し、速やかに対処を医師に委ねます。

(5) × 水疱ができる程度の火傷は、Ⅱ度に分類されます。

問14 火傷に関する問題です。正解は(4)

(1) × 火傷が体表面の面積の20%以上に達すると非常に危険な状態であるといわれています。

(2) × 火傷部には軟膏や油類を塗らずに、消毒液をひたしたガーゼをあてます。

(3) × 火傷の分類では、Ⅲ度が最も重症で、皮膚は白っぽくなったり、ただれてきます。

(4) ○ 水疱ができる程度の火傷は、Ⅱ度に分類されます。

(5) × 生じた水疱は、破ったりせずに消毒し、速やかに対処を医師に委ねます。

問15 骨折に関する問題です。正解は(1)

(1) ○ 複雑骨折の別名は、開放骨折です。

(2) × 単純骨折とは、皮膚下で骨が折れるか、ひびが入っているが、皮膚自体は損傷していないものをいいます。

(3) × 骨折が疑われる部位は、副子などで固定して動かさないようにします。

(4) × 副子を手や足に当てるときは、骨折部分の上下の関節にまたがる長さのものを使い、その先端が手先や足先から少し出る程度の長さにします。

(5) × 脊髄損傷が疑われる場合は、傷病者が動かないように硬い板の上に乗せて搬送します。

問16　骨折に関する次の記述のうち、正しいものはどれか。

(1) 単純骨折とは、骨にひびが入った状態をいう。
(2) 複雑骨折とは、骨が多数の骨片に破砕された状態をいう。
(3) 完全骨折では、骨折端どうしが擦れ合う軋轢音（あつれき）、変型などが認められる。
(4) 骨折部の固定のため副子を手や足に当てるときは、その先端が手先や足先から出ないようにする。
(5) 脊髄損傷が疑われる場合は、負傷者を硬い板の上に乗せて搬送してはならない。

止血法

 問17　止血法に関する次の記述のうち、誤っているものはどれか。

(1) 直接圧迫法は、出血部を直接圧迫する方法であって、最も簡単であり、効果的な止血法である。
(2) 額、こめかみあたりの出血を間接圧迫法により止血するときは、耳のすぐ前の脈拍が触れる部位を圧迫する。
(3) 動脈からの出血は、止血帯を用いなければ、止血することができない。
(4) 止血帯としては、三角巾、手ぬぐい、ネクタイなどを利用する。
(5) 止血帯を施したときは、長時間の血流しゃ断による異常を防ぐため、巻いた時刻がわかるようにしておく。

THP（トータルヘルスプロモーション）

問18　健康保持増進のための健康測定における医学的検査の項目と法定の定期健康診断の項目とは共通しているものが多いが、法定の定期健康診断の項目にはなくて、健康測定における医学的検査において行われるものは次のうちどれか。

(1) 血糖検査
(2) 血圧の測定
(3) 血液中の尿酸の量の検査
(4) 血色素量及び赤血球数の検査
(5) 尿中の糖及び蛋白（たん）の有無の検査

左ページの問題の解答

問16 骨折に関する問題です。正解は(3)

(1) × 単純骨折とは、皮膚下で骨が折れ、皮膚の損傷がないものをいいます。
(2) × 複雑骨折とは、折れた骨の折端が外に出ているなど、皮膚の損傷が見られるものです。
(3) ○ 骨折部に異常な動きが見られたり、骨折端どうしが擦れ合う軋轢音が聞こえることがあります。
(4) × 副子は先端が手や足の先から少し出る程度の長さにします。
(5) × 身体が動かないよう安定した状態で搬送します。

問17 止血法に関する問題です。正解は(3)

(1) ○ 直接圧迫法は、最も簡単かつ効果的な止血法として推奨されています。
(2) ○ 額、こめかみあたりの出血を間接圧迫法により止血するときは、耳のすぐ前の脈拍が触れる部位を圧迫します。出血部の動脈で、傷より心臓に近い部分を圧迫します。
(3) × 止血帯法は、四肢が切断されるなどして、血液が噴き出るような状態のときに使用します。単なる動脈の出血は、間接圧迫法により止血します。
(4) ○ 止血帯には、幅の広い布などを利用します。
(5) ○ 長時間血流をしゃ断すると、血液が行き届かないことによる筋肉の壊死などが起こってしまうことがあります。

問18 健康測定における検査項目の問題です。正解は(3)

(1) × 血糖検査は、健康診断、健康測定どちらでも行います。
(2) × 血圧の測定は、健康診断、健康測定どちらでも行います。
(3) ○ 血液中の尿酸量の検査は、健康診断では行わず、健康測定で行います。
(4) × 血色素量および赤血球数の検査は、健康診断、健康測定どちらでも行います。
(5) × 尿中の糖および蛋白の有無の検査は、健康診断、健康測定どちらでも行います。

問19 労働者の健康保持増進のために行う健康測定に関する次の記述のうち、誤っているものはどれか。

(1) 健康測定における医学的検査は、個々の労働者の健康状態を身体面から調べ、健康障害や疾病を発見することを目的として行う。

(2) 健康測定における生活状況調査は、仕事の内容、職場の人間関係のほか、趣味・嗜好、運動習慣・運動歴、食生活などについても行う。

(3) 健康測定における運動機能検査では、筋力、柔軟性、平衡性、敏捷性、全身持久力などの検査を行う。

(4) 健康測定の結果に基づき、個々の労働者が健康状態に合った適切な運動を日常生活に取り入れる方法を習得することを目的とする運動指導を行う。

(5) 健康測定の結果、食生活上問題が認められた労働者に対して、栄養の摂取量のほか、食習慣や食行動の評価とその改善について栄養指導を行う。

問20 労働者の健康保持増進のために行う健康測定における運動機能検査の項目とその測定種目との組合せとして、誤っているものは次のうちどれか。

(1) 筋力……背筋力

(2) 柔軟性……座位体前屈

(3) 平衡性……閉眼（又は開眼）片足立ち

(4) 敏捷性……全身反応時間

(5) 全身持久性……最大酸素摂取量

厚生労働省の指針やガイドライン

問21 厚生労働省の「労働者の心の健康の保持増進のための指針」に基づくメンタルヘルスケアの実施に関する次の記述のうち、適切でないものはどれか。

(1) 心の健康については、客観的な測定方法が十分確立しておらず、また、心の健康問題の発生過程には個人差が大きく、そのプロセスの把握が難しいという特性がある。

(2) 心の健康づくり計画の実施に当たっては、メンタルヘルス不調を早期に発見する「一次予防」、適切な措置を行う「二次予防」及びメンタルヘルス不調となった労働者の職場復帰支援を行う「三次予防」が円滑に行われるようにする必要がある。

(3) 労働者の心の健康は、職場配置、人事異動、職場の組織などの要因によって影響を受けるため、メンタルヘルスケアは、人事労務管理と連携しなければ、適切に進まない場合が多いことに留意する。

(4)「セルフケア」、「ラインによるケア」、「事業場内産業保健スタッフ等によるケア」及び「事業場外資源によるケア」の四つのケアを継続的かつ計画的に行う。

(5) メンタルヘルスケアを推進するに当たって、労働者の個人情報を主治医等の医療職や家族から取得する際には、あらかじめこれらの情報を取得する目的を労働者に明らかにして承諾を得るとともに、これらの情報は労働者本人から提出を受けることが望ましい。

問**19** 健康測定に関する問題です。正解は(1)

(1) × 健康測定における医学的検査の目的は、健康の保持増進であり、健康障害や疾病を発見することではありません。

(2) ○ 健康測定における生活状況調査は、仕事の内容、職場の人間関係のほか、趣味・嗜好、運動習慣・運動歴、食生活などについても行います。

(3) ○ 健康測定における運動機能検査では、筋力、柔軟性、平衡性、敏捷性、全身持久力などの検査を行います。

(4) ○ 健康測定の結果に基づき、個々の労働者が健康状態に合った適切な運動を日常生活に取り入れる方法を習得することを目的とする運動指導を行います。

(5) ○ 健康測定の結果、食生活上問題が認められた労働者に対して、栄養の摂取量のほか、食習慣や食行動の評価とその改善について栄養指導を行います。

問**20** 健康測定に関する問題です。正解は(1)

(1) × 筋力の測定種目は、背筋力ではなく握力です。

(2)～(5)は正しい。

ほかの測定項目に筋持久力があり、その測定種目は上体おこしです。

問**21** メンタルヘルスに関する問題です。正解は(2)

(1) ○ メンタルヘルスについての客観的な測定方法は確立していません。また影響には個人差があります。

(2) × ストレスチェックはメンタルヘルスの一次予防を目的として行われます。労働者が自分のストレス状況に気づき、メンタルヘルス不調を未然に防止します。

(3) ○ 労働者の心の健康は職場と密接に関係する要因によって影響を受けるので、人事労務管理と連携しなければ適切に進まない場合が多くあります。

(4) ○ 4つのケアは「セルフ」、「ライン」、「事業場内」、「事業場外」です。

(5) ○ 健康情報を含む労働者の個人情報の保護および労働者の意思の尊重に留意します。

問22 厚生労働省の「労働者の心の健康の保持増進のための指針」において、心の健康づくり対策の進め方として示されている4つのメンタルヘルスケアに該当しないものは、次のうちどれか。

(1) 労働者自身がストレスや心の健康について理解し、自らのストレスの予防や対処を行うセルフケア

(2) メンタルヘルス不調の労働者を参加させ、その個別的問題を把握することにより、心の健康づくり対策の具体的な措置を検討する衛生委員会によるケア

(3) 管理監督者が、職場環境等の改善や労働者からの相談への対応を行うラインによるケア

(4) 産業医、衛生管理者等が、心の健康づくり対策の提言や労働者及び管理監督者に対する支援を行う事業場内産業保健スタッフ等によるケア

(5) メンタルヘルスケアに関する専門的な知識を有する事業場外の機関及び専門家を活用し支援を受ける事業場外資源によるケア

その他の項目（VDT作業）

問23 厚生労働省の「情報機器作業における労働衛生管理のためのガイドライン」に基づく措置に関する次の記述のうち、正しいものはどれか。

(1) 単純入力型又は拘束型に該当するVDT作業については、一連続作業時間が2時間を超えないようにし、次の連続作業までの間に5〜10分程度の作業休止時間を設けるようにする。

(2) 書類上及びキーボード上における照度は、300ルクス以上になるようにする。

(3) ディスプレイ画面上における照度は、500ルクス以上になるようにする。

(4) ディスプレイ画面の上端は、眼の高さよりやや高い位置になるようにする。

(5) VDT作業従事者に対する特殊健康診断の検査項目は、眼疲労を中心とする「自覚症状の有無の検査」及び視力、調節機能等の「眼科学的検査」の2項目である。

問22 4つのメンタルヘルスケアに関する問題です。正解は⑵

(1) ○ 労働者自身がストレスや心の健康について理解し、自らのストレスの予防や対処を行うのは、**セルフケア**です。

(2) × メンタルヘルス不調の労働者を個別に参加させるようなケアは、かえって本人の負担になったり、また個人情報保護の観点などからも勧められません。

(3) ○ 管理監督者が、職場環境等の改善や労働者からの相談への対応を行うのは、**ライン**によるケアです。

(4) ○ 産業医、衛生管理者等が、心の健康づくり対策の提言や労働者および管理監督者に対する支援を行うのは、**事業場内産業保健スタッフ等による**ケアです。

(5) ○ メンタルヘルスケアに関する専門的な知識を有する事業場外の機関及び専門家を活用し支援を受けるのは、**事業場外資源による**ケアです。

問23 VDT作業に関する問題です。正解は⑵

(1) × 単純入力型または拘束型に該当するVDT作業については、一連続作業時間が**1時間**を超えないようにします。また、次の作業の間に**10 ～ 15**分程度の作業休止時間を設けるようにします。

(2) ○ 書類上およびキーボード上における照度は、**300ルクス以上**です。

(3) × ディスプレイ画面上における照度は、**500ルクス以下**です。

(4) × ディスプレイ画面の上端は、眼の高さと同じかやや**低い**位置になるようにします。

(5) × 検査項目には、自覚症状の有無の検査や眼科学的検査のほかに、筋骨格系に関する検査（上肢の運動機能、圧痛点等の検査、など）があります。

問24 厚生労働省の「情報機器作業における労働衛生管理のためのガイドライン」に基づく措置に関する次の記述のうち、誤っているものはどれか。

(1) 書類上及びキーボード上における照度は、300ルクス以上になるようにする。

(2) ディスプレイ画面上における照度は、500ルクス以下になるようにする。

(3) ディスプレイ画面の上端の高さは、眼の高さよりやや上になるようにする。

(4) 単純入力型又は拘束型に該当するVDT作業については、一連続作業時間が1時間を超えないようにし、次の連続作業までの間に10〜15分程度の作業休止時間を設けるようにする。

(5) VDT作業健康診断は、定期の一般健康診断を実施する際に、併せて実施してもよい。

その他の項目（死の四重奏）

問25 「死の四重奏」などといわれる四つの因子で、合併したときは深刻な脳・心臓疾患に至るリスクが大きく高まるとされているものの組合せとして、正しいものは次のうちどれか。

(1) 肥満、高血圧症、高脂血症、肝機能低下

(2) 頭痛、高血圧症、狭心症、肝機能低下

(3) 肥満、高血圧症、高脂血症、耐糖能異常

(4) 高血圧症、高尿酸血症、耐糖能異常、肝機能低下

(5) 頭痛、高血圧症、肝機能低下、高脂血症

加点のポイント

300ルクス以上、500ルクス以下のように「数値＋範囲」を答えさせる問題の場合は、数値そのものではなく、上あるいは下という文字だけを変えて「誤っているものはどれか」と問うものも多くあります。

例えば、正しくは300ルクス以上なのに、300ルクス以下と書いてあるものです。この一文字を見落とさないように注意して臨んでください。

問24 VDT作業に関する問題です。正解は(3)

(1) ○ 書類上およびキーボード上における照度は、**300ルクス以上**です。

(2) ○ ディスプレイ画面上における照度は、**500ルクス以下**です。

(3) × ディスプレイ画面の上端の高さは、眼の高さと同じくらいか、**やや下に**なるようにします。

(4) ○ 単純入力型または拘束型に該当するVDT作業については、一連続作業時間が1時間を超えないようにし、次の連続作業までの間に**10 ～ 15分**程度の作業休止時間をとるようにします。

(5) ○ VDT作業健康診断は、定期の一般健康診断を実施する際に、併せて実施してもよいことになっています。

問25 「死の四重奏」と呼ばれる成人病に関する問題です。下線部分が違っています。正解は(3)

(1) × 肥満、高血圧症、高脂血症、肝機能低下

(2) × 頭痛、高血圧症、狭心症、肝機能低下

(3) ○ 肥満、高血圧症、高脂血症、耐糖能異常の4つを「死の四重奏」といいます。耐糖能とは上昇した血糖値を正常にする能力のことです。この能力に異常をきたすと血液中の糖濃度が高まり、やがては糖尿病となる危険性があります。

(4) × 高血圧症、高尿酸血症、耐糖能異常、肝機能低下

(5) × 頭痛、高血圧症、肝機能低下、高脂血症

MEMO

第 **3** 章

労働生理

この章は、第1種と第2種両方に対応しています。

22 神経

23 血液

24 心臓の働きと血液循環

25 呼吸器

26 内分泌系

27 消化器官

28 腎臓

29 代謝・体温・BMI・睡眠

30 感覚

31 筋肉

32 ストレス

第3章の章末問題

22 神経

ココが出る!
- 中枢からの命令（信号）
- 神経組織の構造と役割・機能

＋ 神経系の種類
頻出度 🐾🐾🐾

● 神経細胞

神経は中枢神経と末梢神経からなり、神経細胞は外からの刺激をほかの神経細胞や筋線維等に伝える役割を持ちます。神経細胞には突起（神経線維）があり、刺激は突起の一方向のみに伝わります（逆方向には伝わらない）。神経細胞と突起を合わせたものが神経構成の基本単位で、これをニューロン（神経単位）と呼びます。神経は筋肉に比べて疲労しにくいのですが、酸素の供給が乏しいと早く疲労します。

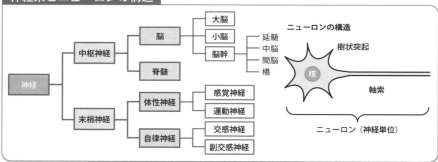

神経系とニューロンの構造

● 中枢神経

中枢神経は、脳（大脳、小脳、脳幹）と脊髄からなります。

① **大脳**：外側の大脳皮質（灰白質。神経細胞が多い部分は灰白色に見える）と内側の大脳髄質（白質。神経線維が集中する部分は白色に見える）からなる。なお、大脳皮質は、中枢機能をもち、運動、感覚、記憶、思考、意思、感情をコントロールする

② **小脳**：運動機能や平衡感覚の中枢がある

③ **脊髄**：運動や知覚の神経が集まっている器官で、脊髄の前柱（前角）にある運動神経が前根を通じて送り出され、末梢から入ってきた感覚神経は後根を通じて後柱に送り出される（感覚神経が後ろから入り、運動神経が前に出る）。脊髄は外側が白質、内側が灰白質（大脳と作りが逆）になっている

● 末梢神経

末梢神経は体性神経と自律神経からなります。

① **体性神経**：感覚器官からの刺激を中枢（脊髄など）に伝える感覚神経と、中枢からの命令（信号）を運動器官に伝える運動神経がある

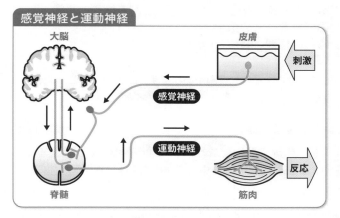

感覚神経と運動神経

大脳

皮膚

刺激

感覚神経

運動神経

反応

脊髄

筋肉

② **自律神経**：中枢は脊髄と脳幹にあり、不随意筋に分布し、生命維持に必要な呼吸や循環などを調節する。正反対の働きをする交感神経と副交感神経に分かれ、脳からの命令なしに反射的に動く。交感神経が亢進すると心臓の働きは促進されるが、消化管の働きは抑制される

運動や感覚の中枢は大脳の外側の皮質にあるよ

Q 問題

神経系に関する次の記述のうち、誤っているものはどれか。

2019（令和元）年10月公表問題

(1) 神経系は、中枢神経系と末梢神経系に大別され、中枢神経系は脳と脊髄から成る。
(2) 大脳の内側の髄質は神経細胞の細胞体が集合した灰白質で、感覚、運動、思考などの作用を支配する中枢として機能する。
(3) 神経系を構成する基本的な単位である神経細胞は、通常、1個の細胞体、1本の軸索及び複数の樹状突起から成り、ニューロンともいわれる。
(4) 神経系は、機能的には、体性神経と自律神経に分類され、自律神経は更に交感神経と副交感神経に分類される。
(5) 体性神経には、感覚器官からの情報を中枢神経に伝える感覚神経と、中枢神経からの命令を運動器官に伝える運動神経がある。

A 解答

(2) ×　感覚、運動、思考などの作用を支配する中枢は支配する中枢は大脳皮質（灰白質）である。

23 血液

ココが出る!

- 成分である赤血球、白血球、血小板、血漿の役割と特徴
- 免疫反応がある血液の成分
- 凝集反応とは何か。凝固との違い

　全身を循環している血液にはさまざまな役割があります。血液の成分と、成分ごとに果たしている役割を理解しておきましょう。

＋ 血液の成分と免疫、凝集反応　　　　　　頻出度 🎵🎵🎵

　血液は、身体の内部環境を保持する重要な役割を果たしています。酸素や栄養素などを全身に運んだり、体温を保ったり、血液中の白血球や免疫物質は病原体の感染を防いだりしています。

●血液の成分

　液体成分は血漿といい、血液全体の55%を占めています。有形成分は残りの45%ですが、これは赤血球、白血球、血小板という3種で構成されています。

① **血漿**：91%が水、蛋白質7%、糖質0.1%、脂質1%、無機イオン0.9%で構成されている。肝臓で作られる血漿蛋白（蛋白質）は、アルブミン、グロブリン、フィブリノーゲンで構成され、このうちγ-グロブリンは免疫物質の抗体（リンパ球によって産生される。リンパ球は骨髄で作られる）を含んでいる。
また血液を体外で放置しておくと凝固するが、これは血漿中のフィブリノーゲン（線維素原、水溶性）がフィブリン（線維素、不溶性）に変化するために起きる。凝固した血液をそのまま放置すると生じる淡黄色の液体を血清と呼ぶ

② **赤血球**：血液に含まれている量が性別によって異なり、血液1mm³中に男性で約500万個、女性で約450万個あり、その中に含まれているヘモグロビンが酸素を肺から身体組織に運んでいる。赤血球の寿命は120日程度。ヘマトクリットとは血液の容積に対する赤血球の相対的容積のこと

③ **白血球**：血液中の量に性別による差はなく、男女ともに1mm³中に約7,000個ある。複数の細胞からなり、このうちBリンパ球およびTリンパ球は免疫反応に関与している。白血球の内の好中球は、生体に細菌などが感染すると感染した炎症部位に遊走して集まり、細菌を貪食殺菌する。白血球の寿命は約3～4日

④ **血小板**：止血作用があり、血管の外に出ると血液の凝固作用を促す。その量に性別による差はない

● 免疫

① **体液性免疫**：抗体が抗原に特異的に結合し、抗原の働きを抑制することで防御する免疫反応

② **細胞性免疫**：リンパ球が直接に病原体などの異物を攻撃する免疫反応

● 凝集反応

凝集反応とは、異なる人間の血液を混ぜ合わせた場合に、赤血球が集まってしまう反応のことです（凝固ではありません）。赤血球の中の抗原が、他人の血清中の抗体との間で起こす反応です。血液型は血球の抗原A（および血清中の抗B）を持つ血液がA型、抗原B（および抗A）を持つのがB型、AとB双方の抗原を持つ（抗Aも抗Bも持たない）のがAB型、抗原A・Bどちらも持っていない（抗Aも抗Bどちらも持っている）のがO型です。

血液型と抗原、抗体

血液型	A	B	AB	O
血球の抗原	A	B	A、B	なし
血清中の抗体	抗B	抗A	なし	抗A、抗B

抗原とは病原性のウイルスや細菌、花粉などの生体に免疫応答を引き起こす物質（攻撃されるもの）で、抗体は体内に入った抗原を排除するために作られる免疫グロブリンという蛋白質など（攻撃するもの）のことです。

男女による差があるのは赤血球だよ

Q 問題

次のうち、正常値に男女による差がないとされているものはどれか。

2019（平成31）年4月公表問題

(1) 赤血球数
(2) ヘモグロビン量
(3) 血小板数
(4) 基礎代謝量
(5) ヘマトクリット値

A 解答

(3) ○　性別による差があるのは赤血球。ヘモグロビンは赤血球内にあるもので、ヘマトクリット値は赤血球の相対的容積のことなので、性差がある。基礎代謝量も体格や筋肉量と関連しており性差がある。

- 血液循環の流れ。体(大)循環と肺(小)循環
- 動脈・静脈の役割と、動脈血、静脈血の定義

心臓は血液を全身にいきわたらせ、酸素や栄養素を運搬・供給し、二酸化炭素や不純物等を除去・排出する役割を果たしています。血液はどのように体内を循環しているか、そこにはどのような物質が含まれているかを把握しておきましょう。

＋ 血液循環　　　　　　　　　　　　　　頻出度 ♦♦♦

●体(大)循環と肺(小)循環

血液循環は2種類に分かれています。体循環(または大循環)は、心臓から送り出された酸素を多く含む血液(動脈血)が、全身の毛細血管に酸素や栄養素を運んで心臓に戻ってくる流れです。

肺循環(または小循環)は、体循環で酸素を運び終えた血液(静脈血。酸素よりも二酸化炭素を多く含む)が心臓から肺(肺胞)を通り、そこで二酸化炭素と酸素を交換して再び酸素を含んで心臓に戻ってくる流れです。

２つの血液循環

大(体)循環	左心室 → 大動脈 → 細動脈 → 毛細血管 → 細動脈 → 大静脈 → 右心房
	動脈血　　　　　　　　　　　　　　　静脈血

小(肺)循環	右心室 → 肺動脈 → 肺 → 肺静脈 → 左心房
	静脈血　　　　動脈血

●動脈と静脈

簡単にいえば、動脈は心臓から血液を送り出す側の血管で、静脈は血液を心臓に戻す側の血管です。

体循環では動脈に動脈血が流れていますが、肺循環では動脈に静脈血(または静脈に動脈血)が流れていることに注意しましょう。

●血液が含む成分

血管❶〜❹を流れる血液のうち、血管❶を流れる血液が最も多くの酸素を含んでいます。

肝臓にはアミノ酸を分解して尿素とする作用があるので(P.109「肝臓」を参照)血管❷を流れる血液には、血管❹を流れる血液に比べて尿素が多く含まれます(尿は腎臓から排出されるので間違えないようにしましょう)。

食後、ブドウ糖が最も多く含まれる血液は、糖質をブドウ糖に変換する役割を持つ消化管を通ったばかりの血管❸を流れる血液です。

✚ 心臓　　　　頻出度 🎵🎵🎵

心臓は自律神経により制御され、交感神経が働きを促進し、副交感神経が抑制しています。心臓は、心臓の中の洞結節（洞房結節）で発生した刺激が刺激伝達系を介して不随意筋である心筋に伝わり、これによって規則的に収縮と拡張を繰り返しています。心臓への酸素や栄養物の供給は、大動脈から出ている冠状動脈が担っています。

なお、大きさは200～300g（握りこぶしくらい）、心拍数は60～80回/分、血液排出量は4～5L/分（60～80mL/回）です。

全身の血液の流れと特徴

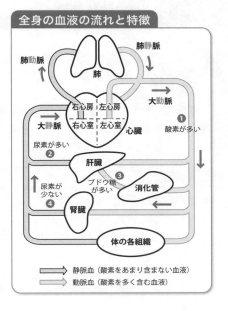

⬜ 静脈血（酸素をあまり含まない血液）
⬜ 動脈血（酸素を多く含む血液）

必ずしも動脈＝動脈血じゃないよ！

Ⓠ 問題

心臓の働きと血液の循環に関する次の記述のうち、誤っているものはどれか。

2019（平成31）年4月公表問題

(1) 心臓の中にある洞結節（洞房結節）で発生した刺激が、刺激伝達系を介して心筋に伝わることにより、心臓は規則正しく収縮と拡張を繰り返す。

(2) 体循環は、左心室から大動脈に入り、毛細血管を経て静脈血となり右心房に戻ってくる血液の循環である。

(3) 肺循環は、右心室から肺静脈を経て肺の毛細血管に入り、肺動脈を通って左心房に戻る血液の循環である。

(4) 心臓の拍動は、自律神経の支配を受けている。

(5) 大動脈及び肺静脈を流れる血液は、酸素に富む動脈血である。

Ⓐ解答

(3) ✕　肺循環は、右心室から肺動脈を経て肺に入り、肺静脈を通って左心房に戻る。

25 呼吸器

ココが出る!
- 呼吸運動をつかさどっているのは、どの神経か
- 肺を動かしているのはどの筋肉か

呼吸器は肺と気道（鼻腔、口腔、喉、気管および気管支）からなります。呼吸器の役割は吸引した大気中から人間が生存するために必要な酸素を取り込み、その代謝によって生まれた不要物である二酸化炭素（炭酸ガス）を排出することです。

➕ 呼吸 　　　　　　　　　　　　　　　　頻出度 🎵🎵🎵

● 外呼吸と内呼吸

外呼吸とは、いわゆる肺呼吸のことで、肺胞内で酸素と二酸化炭素を交換することです。肺胞内にある新鮮な空気から酸素を取り出し、これを毛細血管内の血液にある二酸化炭素と交換します。

これに対して、内呼吸は別名「組織呼吸」とも呼ばれ、肺以外の体内の毛細血管を通る血液が、組織細胞において酸素と二酸化炭素を交換することをいいます。

● 呼吸中枢

呼吸運動を行う筋肉は延髄からの信号によって調節されており、この信号は血液中の二酸化炭素量によってその働きを加減します。二酸化炭素が増加し、酸素が減少すると呼吸中枢が刺激されて呼吸が活発になります（血液の水素イオン濃度、いわゆるpHの変化に反応し、呼吸運動を調節します）。つまり、ある程度の二酸化炭素が血液中に存在しないと延髄からの信号がなく、呼吸運動が行われません。

● 呼吸数量

成人の呼吸数はだいたい1分間に16 〜 20回です（心拍数の約4分の1）。一般に呼吸数は食事や入浴、発熱などによって増加します。通常、呼吸量は1分間に6 〜 7Lですが、例えば激しい労働の場合などには酸素消費と二酸化炭素排出が増加するため、酸素と二酸化炭素の交換量も増やさなければなりません。

➕ 肺 　　　　　　　　　　　　　　　　　頻出度 🎵🎵🎵

肺には運動能力がないため、呼吸運動は呼吸筋（肋間筋）と横隔膜の協調運動により、胸郭内容積を周期的に増減させて行われます。横隔膜が下がって胸郭内容積が増加すると内圧が下がり、空気が鼻腔（または口腔）から気道を通って肺に入り込み

104

ます（吸気）。反対に胸郭内容積が減少して内圧が上がると肺が収縮して肺内の空気が排出されます（呼気）。

呼吸器系

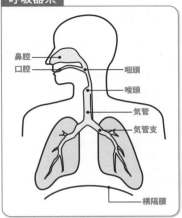

鼻腔
口腔
咽頭
喉頭
気管
気管支
横隔膜

呼吸中枢の延髄を刺激する物質はなに？

Q 問題

呼吸に関する次の記述のうち、誤っているものはどれか。

2020年10月公表問題

(1) 呼吸運動は、横隔膜、肋間筋などの呼吸筋が収縮と弛緩をすることにより行われる。
(2) 胸郭の容積が増し、内圧が低くなるにつれ、鼻腔、気管などの気道を経て肺内へ流れ込む空気が吸気である。
(3) 肺胞内の空気と肺胞を取り巻く毛細血管中の血液との間で行われるガス交換を、外呼吸という。
(4) 通常の場合の呼気には、酸素が約16％、二酸化炭素が約4％含まれる。
(5) 身体活動時には、血液中の窒素分圧の上昇により呼吸中枢が刺激され、1回換気量及び呼吸数が増加する。

A 解答

(5) ×　呼吸中枢は二酸化炭素量によって刺激されます。

26 内分泌系

● ホルモンとその役割をひとまとめに覚えよう

ココが出る!

＋ ホルモンと内分泌器官

頻出度 ♪♪♪

　ホルモンは、ごく微量で様々な生体機能を調節する化学物質です。ホルモンを分泌する器官を内分泌器官とよび、全身の様々な器官で作られています。また、ホルモンの多くは、内分泌器官で作られた後に、血液などの体液を通じて全身をめぐり、特定の器官で作用を発揮します。

主な内分泌器官

視床下部

松果体
・メラトニン

下垂体

副甲状腺
・パラソルモン

甲状腺

副腎
・アルドステロン
・コルチゾール

胃
・ガストリン

十二指腸
・セクレチン

膵臓
・インスリン
・グルカゴン

卵巣（女性）

精巣（男性）

ホルモンの内分泌器官と役割

ホルモン名	内分泌器官	役割
アルドステロン	副腎皮質	体液中の塩類バランスの調整
コルチゾール	副腎皮質	血糖量の増加、血圧を高める
グルカゴン	膵臓	血糖量の増加
インスリン	膵臓	血糖量の減少
パラソルモン	副甲状腺	血液中のカルシウム濃度を調節（上昇）させる
メラトニン	脳の松果体（松果腺）	体内リズムの調整
セクレチン	十二指腸	消化液の分泌の促進
ガストリン	胃	胃酸の分泌を刺激（増加）させる

血糖量を減少させるホルモンの名前は？

Q 問題

ホルモン、その内分泌器官及びそのはたらきの組合せとして、誤っているものは次のうちどれか。

2019（平成31）年4月公表問題

	ホルモン	内分泌器官	はたらき
(1)	セクレチン	十二指腸	消化液分泌促進
(2)	アルドステロン	副腎皮質	血中の塩類バランスの調節
(3)	パラソルモン	副甲状腺	血中のカルシウムバランスの調節
(4)	インスリン	膵臓	血糖量の増加
(5)	ガストリン	胃	胃酸分泌刺激

A 解答

(4) ×　インスリンは血糖量を減少させるホルモン。血糖量を増加させるホルモンには、グルカゴンとコルチゾールがある。

27 消化器官

ココが出る!

- 胃が分泌する消化液の名称と役割
- 大腸が吸収しているものは何か
- 肝臓が分泌する消化液の名称と役割

　食物を栄養素に分解し、人体が取り入れることができる物質に変換する一連の活動が消化です。口から肛門までの、食道、胃、肝臓、小腸、大腸などが消化器で、ここで消化された栄養素は血液やリンパ液に吸収されて全身に運ばれていきます。

　3大栄養素である糖質、蛋白質、脂質はそのままでは吸収されないので、消化液（消化酵素を含んだ液）によって糖質はブドウ糖と果糖、蛋白質はアミノ酸、脂質は脂肪酸とグリセリンに分解して吸収されます。水分、無機塩類（食塩、カルシウム、鉄などのミネラル）やビタミン類は消化されなくてもそのまま吸収されます。

＋ 胃

頻出度 ♪♪♪

　胃から分泌される消化酵素のペプシンは蛋白質を分解します。胃に入った食物は胃液と混ぜ合わせられて小腸へと送られます。

　胃でペプシンによって分解された蛋白質はペプトンに分解されて小腸に送られます。ペプトンは膵臓から分泌されるトリプシンでオリゴペプチドに分解された後、ペプチダーゼによってアミノ酸に分解され吸収されます。蛋白質（が分解されたアミノ酸）を吸収するのは小腸です（胃ではないので注意しましょう）。

＋ 腸

頻出度 ♪♪♪

●小腸

　直径3〜5cm、長さ6〜7mと細長く、内側の襞には絨毯の毛のような形をした突起（絨毛）があり、小腸全体の表面積を広くすることによって栄養素を効率的に吸収するのに役立っています。糖質（分解後はブドウ糖と果糖）、蛋白質（アミノ酸）は小腸の絨毛の毛細血管から、脂質（脂肪酸とグリセリン）は小腸の絨毛のリンパ管から吸収されています。

●大腸

　小腸の次に位置する消化器で肛門につながっています。ここで水分を吸収し、大便の形状が作られます。無機塩類もここで吸収されます。

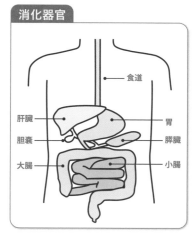

消化器官

食道
肝臓
胆嚢
大腸
胃
膵臓
小腸

人体最大の臓器で、多くの役割を持っています。

● **代謝**

① 糖質代謝（グリコーゲンの合成と分解）

ブドウ糖を**グリコーゲン**に変えて蓄え、血液中のブドウ糖が不足すると、グリコーゲンをブドウ糖に分解して血液中に送り出す

② 蛋白質代謝

アミノ酸から蛋白質が合成され、余分なアミノ酸は分解され、尿素になる

③ 脂質代謝

脂肪酸の合成と分解、コレステロールの合成を行う

● **胆汁**

肝細胞から分泌される**胆汁**は**アルカリ性**の消化液で、脂肪を乳化させる（分解を助ける）働きがあります。胆汁は消化酵素を含んでいませんが、胆汁酸というコレステロールの代謝物が脂肪の消化吸収を助ける役割を果たしています。

● **解毒**

血液中の有害物質を分解し、無害の物質に変えます。

● **その他の役割**

血液凝固物質であるフィブリノーゲン等や、血液凝固阻止物質であるヘパリン等を生成します。一般健康診断の検査対象であるGOT、GPT、γ-GTPは肝臓にある酵素で、肝臓に疾患がある場合に数値が**上がり**ます。特にγ-GTPはアルコール性肝障害の指標となっています。

蛋白質の分解過程を思い出そう

Q 問題

次のAからDの消化酵素について、蛋白質の消化に関与しているものの組合せは選択肢のうちどれか。

A トリプシン　　　B ペプシン　　　C アミラーゼ　　　D リパーゼ

2020（令和2）年4月公表問題

(1) A , B　　(2) A , C　　(3) B , C

(4) B , D　　(5) C , D

A 解答

(1) ○　蛋白質は胃でペプシンにより分解された後に、膵臓から分泌されるトリプシンによりさらに分解され、小腸で吸収される。

28 腎臓

● 腎小体の役割とは何か
● 尿の成分や特徴は何か
● 尿蛋白、尿糖、尿潜血は、どんな疾患と関係しているか

　腎臓には、体内で物質がエネルギーとして使われたあとに残った老廃物を尿として排泄したり、吸収されなかった栄養素等を再吸収する役割があります。血液の浸透圧やpHを調節し、正常に保つ機能もあります。また、尿を作り排出する器官を泌尿器といい、腎臓（左右一対）、尿管（左右一対）、膀胱、尿道で構成されています。

＋ 腎臓と腎小体　　　　　　　　　　　　　頻出度 ♪♪♪

　腎臓は脊柱の左右に一対あり、表面は皮質、内面は髄質に分かれています。皮質には腎小体（マルピギー小体）と尿管があり、尿細管が髄質につながっています。
　腎小体は1つの腎臓の中に約100万個あり、尿を生成しています。

●腎小体

　腎小体は糸球体とボウマン嚢で構成されています。糸球体は毛細血管の集まりで、ボウマン嚢はこれを包んでいる袋です。働きは、糸球体を流れる血液から血球と蛋白質以外の成分をろ過し、原尿としてボウマン嚢内に排出します。排出された原尿は尿細管、尿管を経て膀胱にたまり、尿道から体外に排出されますが、尿細管内において水分、電解質（ナトリウム、カリウム等）や糖、アミノ酸は再吸収されます。

腎臓の構造

髄質
腎盂
尿管
皮質

腎臓

腎小体

尿細管

近位尿細管
糸球体
ボウマン嚢

腎小体

＋ 尿

通常は弱酸性の淡黄色の液体で、尿検査によって腎臓などの内臓の異常を発見することができます。尿の成分の95%は水で、残りの5%が固形物です。尿の成分の割合を算出したのが尿の比重で、これは水分摂取量の影響を受けます。水分摂取量が多いと尿の比重は小さくなります。

尿に関連する検査項目

① 尿蛋白	慢性腎炎やネフローゼなど、腎障害の状態が重いほど数値が増加する。陽性の場合は腎臓や膀胱、尿道に病気があることが疑われる
② 尿糖	尿糖が陽性でも糖尿病とは限らない。血糖が正常でも体質的に腎臓から糖が漏れて尿糖が陽性となる場合を腎性糖尿と呼ぶ（糖尿病とは異なる）
③ 尿潜血	尿中に赤血球が混入している場合（陽性）、腎炎、膀胱炎、尿路結石のほか、腎臓や膀胱の腫瘍が疑われる
④ 血中尿素窒素（BUN）	腎臓の機能が低下すると、腎臓から排泄される老廃物の一種であるBUNの数値が上がる（本来なら尿へ排出されるものが腎臓の機能低下により血液中に排出されてしまう）

グルコースとはブドウ糖の別名だよ

Q 問題

腎臓又は尿に関する次の記述のうち、正しいものはどれか。

2020（令和2）年4月公表問題

(1) 血中の老廃物は、尿細管からボウマン嚢に濾し出される。

(2) 血中の蛋白質は、糸球体からボウマン嚢に濾し出される。

(3) 血中のグルコースは、糸球体からボウマン嚢に濾し出される。

(4) 原尿中に濾し出された電解質の多くは、ボウマン嚢から血中に再吸収される。

(5) 原尿中に濾し出された水分の大部分は、そのまま尿として排出される。

A 解答

(1) × 老廃物は糸球体からボウマン嚢に濾し出される。

(2) × 蛋白質はボウマン嚢に濾し出されない。

(3) ○ 正しい。

(4) × 電解質は尿細管で再吸収される。

(5) × 水分は大部分が尿細管で再吸収される。

29 代謝・体温・BMI・睡眠

ココが出る!

- エネルギー代謝率
- 体温の調節が行われる場所
- 肥満の評価法（BMI値）の数式

＋ 代謝

頻出度 🦿🦿🦿

新陳代謝とは、身体が栄養素を吸収すると同時に不要になった物質を排泄する、新旧物質の交替のことです（単純に「代謝」ともいいます）。

●基礎代謝量

絶対安静時の生命の維持（心臓拍動、呼吸運動、体温保持等）に使われるエネルギー消費量のことです。睡眠中の測定値ではなく、覚醒、横臥、安静時の測定値が基礎代謝量になります。

基礎代謝量は人種、体格、性別や年齢によって異なりますが、同性同年齢であれば体表面積にほぼ正比例します。

●エネルギー代謝率（RMR：Relative Metabolic Rate）

作業に要したエネルギー量が基礎代謝量の何倍にあたるかを示す数値です。動的筋作業の強度の指標として用いられます（静的作業や精神的作業には適しません）。

●身体活動強度（METs）

身体活動の強度を示す単位で、その活動が安静時の何倍に相当するかを表します。座って安静にしている状態が1メッツ、歩行は3メッツとなります。

＋ 体温

頻出度 🦿🦿🦿

身体が健康に生活するためには体温を一定に保つことが必要です。

●体温調節

体温調節は放熱（ふく射、汗などの蒸発など物理的な調節）と産熱（栄養素の分解や燃焼など化学的反応）のバランスを取ることによって行われます。体温調節中枢は間脳の視床下部にあり、身体が寒冷にさらされ体温が正常以下になると、皮膚の血管を収縮させて血流量を減らして皮膚温を低下させ体外に放熱する熱量を減らします。

恒常性（ホメオスタシス）とは、外部環境が変化しても身体内部の状態を一定に保つ仕組みで、体温調節もそれにあたります。

発汗以外の水分喪失を不感蒸泄といい、常温時には1日約850gの水が蒸発します。発汗量が著しく多いときには体内の水分と塩分が減少します。そのときに塩分のない水を飲むことによって、血液中の塩分濃度が低下して筋肉が痙攣を起こすことがあります。これを熱痙攣といいます。

●BMI（Body Mass Index）

$$BMI = \frac{W}{H^2}$$

　日本肥満学会が判定基準を定めている判定方法で、体重（W：単位はkg）を身長（H：単位はm）の2乗で除した値をいいます。例えば、身長160cm（1.6m）、体重55kgの人のBMI値は、55 ÷ (1.6)² = 21.48です。

　標準体重を表すBMI値は22（18.5以上25未満）で、18.5未満はやせ、25以上30未満は肥満1度、30以上35未満は肥満2度です。

●レム（Rapid Eye Movement）睡眠とノンレム睡眠

　睡眠中はほぼ90分周期でレム睡眠とノンレム睡眠を繰り返しています。レム睡眠は眠りの浅い状態で、眼球が素早く動いている状態のことです。睡眠中は副交感神経が活発化しています。

●サーカディアンリズム（概日リズム）

　睡眠と覚醒のように、約1日（25時間程度）の周期で繰り返される生物学的リズムのことです。

●睡眠・覚醒とホルモンの働き

　コルチゾールは朝方の起床前後が最も高く、夜にかけて低くなります。睡眠ホルモンと呼ばれるメラトニンは朝方に分泌が止まり、目覚めてから14 〜 16時間の経過で再び分泌されます。分泌には光の影響を受けます。

発汗以外の水分喪失をなんという？

Ⓠ 問題

体温調節に関する次の記述のうち、正しいものはどれか。

2017（平成29）年10月公表問題改題

(1) 寒冷にさらされ体温が正常より低くなると、皮膚の血管が拡張して血流量を増し、皮膚温を上昇させる。

(2) 計算上、体重70kgの人の体表面から10gの汗が蒸発すると、体温が約1℃下がる。

(3) 発汗のほかに皮膚及び呼気から水分が失われる現象を不感蒸泄という。

Ⓐ 解答

(1) ×　体温が正常より低くなると、血管は収縮する。
(2) ×　10gではなく、100gが正しい。
(3) ○　正しい。

30 感覚

ココが出る!

- 眼球の構造と機能。光や色を感じる組織はどこか
- 耳の構造と機能。音を聞く以外の耳の役割
- 皮膚は物理的刺激の何を感じるか。刺激によって感度の違いはあるか

＋ 5つの感覚

頻出度 👀👀👀

　五感（視覚、聴覚、嗅覚、味覚、皮膚感覚）は物理的または化学的な刺激を受けて感じるもので、これを神経に伝える器官を感覚器といいます。

●視覚

　眼球の構造はフィルム式のカメラに例えられます。虹彩は絞り、水晶体はレンズ、網膜はフィルムに相当します。眼球の色がついている部分が虹彩で、「黒目」と呼ばれている部分が瞳孔です。虹彩の中心にあるのが瞳孔で、虹彩が伸び縮みをして光量を調整しています。眼球に入ってくる平行光線が正しく網膜に像を結ぶ場合を

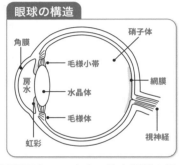

眼球の構造

正視眼といい、これに対し眼球の長軸が長すぎるために平行光線が網膜の前方で像を結ぶものを近視眼といいます。焦点距離の調節は水晶体の厚さを変えることにより行われます。網膜には色を感じる錐状体と明暗を感じる杆状体があります。

●聴覚

　耳は聴覚と平衡感覚を感じる器官で、外側から外耳→鼓膜→中耳→内耳の3つに分類されます。鼓膜は中耳に分類されます。

　内耳は前庭、三つの半器官（三半規管）、蝸牛の3部で構成されています。前庭と

三半規管は平衡感覚を感じる役割を持ち、前庭は体の傾きの方向や大きさ、三半規管は体の回転の方向や速度を感じます。蝸牛は音を感じる役割を担っています。

　騒音の激しい場所に長時間いると内耳に障害を起こし、高音域で聴力が低下することがあり

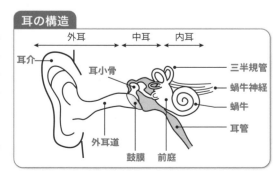

耳の構造

ます。これを職業性（または騒音性）難聴といい、特に4,000Hzあたりでの聴力低下の型を**C⁵dip**（ディップ）といいます。

音の伝わる経路は、外耳道→鼓膜→耳小骨→蝸牛→蝸牛神経の順です。

● 嗅覚

嗅覚は鋭敏な感覚ですが、同一の臭気に対して疲労しやすい（匂いにすぐに慣れてしまう）という特徴があります。

● 味覚

認識する味は甘味、塩味、酸味、苦味で、舌の場所によって感じる味覚が異なります。

● 皮膚感覚

一般に五感といえば触覚も指しますが、これは皮膚感覚の1つです。触覚、痛覚、温度感覚（温覚および冷覚）を総称して皮膚感覚といいます。皮膚の感覚器官のうち、痛覚点が最も多く皮膚に分布していて、他の感覚点よりも密度が高いのが特徴です（皮膚1cm²中に痛覚点は100 ～ 250個。冷覚点6 ～ 23個。温覚点0 ～ 3個）。また温度感覚は冷覚のほうが温覚よりも鋭敏で、冷たさはすぐに感じることができますが、温かさはゆっくり徐々に感じます。また、皮膚より深い筋肉などから得られる位置や運動の感覚を深部知覚といいます。

カメラの絞りは、レンズに入る光量を調節するものなんだ

Q 問題

視覚に関する次の記述のうち、誤っているものはどれか。

2018（平成30）年10月公表問題

(1) 眼は、周りの明るさによって瞳孔の大きさが変化して眼に入る光量が調節され、暗い場合には瞳孔が広がる。

(2) 眼は、硝子体の厚さを変えることにより焦点距離を調節して網膜の上に像を結ぶようにしている。

(3) 角膜が歪（ゆが）んでいたり、表面に凹凸があるために、眼軸などに異常がなくても、物体の像が網膜上に正しく結ばないものを乱視という。

(4) 網膜には、明るい所で働き色を感じる錐（すい）状体と、暗い所で働き弱い光を感じる杆（かん）状体の2種類の視細胞がある。

(5) ヒトの眼をカメラに例えると、虹彩は、しぼりの働きをする。

A 解答

(2) ×　眼は水晶体の厚さを変えることにより、焦点距離を調節する。

31 筋肉

ココが出る！
- 筋肉の仕事の効率
- 筋肉の疲労

✛ 筋肉の分類と仕事の効率

頻出度 🐟🐟🐟

身体は筋肉の収縮によって動き、筋肉は横紋筋と平滑筋に分類されます。

骨格筋は随意筋で、自分の意思で動かすことができます。内臓筋は意思で動かすことができない不随意筋です。心筋は内臓にある横紋筋ですが、不随意筋です。

筋肉の種類と分類

横紋筋	骨格筋（随意筋）
	心筋（不随意筋）
平滑筋	内臓筋（不随意筋）

●収縮と仕事の効率

人が姿勢保持の体勢にあるとき、筋肉は等尺性収縮を起こしています。反対に屈伸したり荷物を持ち上げたりするときは、等張性収縮を起こしています。

① 筋肉が引き上げることができる物の重さは、筋肉の太さに比例する
② 筋肉が引き上げることができる物の高さは、筋線維の長さに比例する
③ 最も大きな力は、収縮しようとする瞬間
④ 仕事量が最も大きいのは、負荷が適当なとき
⑤ 縮む速さが適当なときに、最も仕事の効率が大きくなる

●疲労

筋肉の疲労は、筋肉中の乳酸の増加および蓄積によって起こります。筋肉中のグリコーゲンは酸素が十分なときは水と二酸化炭素に分解されますが、酸素が不十分だと分解されずに乳酸となり、筋肉中に徐々に蓄積されていきます。

●筋肉の増強（筋肥大）

筋肉は筋線維が何千本もの束になっていて、この筋線維が太くなることを筋肥大といいます。

筋肉増強のしくみは？

❓ 問題

筋肉に関する次の記述のうち、誤っているものはどれか。

2019（平成31）年4月公表問題改題

(1) 強い力を必要とする運動を続けていても、筋肉を構成する個々の筋線維の太さは変わらないが、その数が増えることによって筋肉が太くなり筋力が増強する。

(2) 荷物を持ち上げたり屈伸運動をするとき、関節運動に関与する筋肉には、等張性収縮が生じている。

Ⓐ解答

(1) ✕　筋肥大は、筋線維が太くなることによる。

32 ストレス

- ● ストレスが引き起こすマイナスの影響は何か
- ● ストレスの発生原因は何か

➕ ストレスの反応と発生原因

頻出度 🎵🎵🎵

　精神的緊張を伴う仕事や劣悪な環境での業務は心身に対する刺激（ストレッサー）となりますが、これに対する反応をストレスといいます。人間の刺激に対する適応は主に自律神経系と内分泌系を介して行われ、生体の恒常性を維持するように働きます。ストレスが適度なときには人は心理的に高揚し、満足感や充実感が生まれる場合があるように、必ずしもマイナスの影響を及ぼすだけではありません。ただし過度のストレッサーが与えられ続けると、自律神経と内分泌のバランスがくずれ、心身が疲労したり疾患を招いたりすることがあります。

●ストレス反応

　生体の恒常性を維持するために、自律神経系ではカテコールアミン（ドーパミン、ノルアドレナリン、アドレナリン等）が、内分泌系では副腎皮質ホルモン（コルチコイド）の分泌の亢進、抑制があります。ストレスの影響を受けた間脳が脳下垂体に作用し、副腎皮質ホルモンの分泌を増加させます。ストレスに関連した疾患としては精神的なもの（抑うつ）のほか、内科的疾患として高血圧症、狭心症、十二指腸潰瘍、また自律神経障害としての発汗や手足の震え、めまいなどを発症することもあります。

●発生原因

　ストレスの発生原因には、労働条件や人間関係、昇進・昇格や異動などがあります。騒音や悪臭なども原因となります。

❓ 問題

ストレスを受けると、これを緩和しようとする物質が分泌されるぞ

ストレスに関する次の記述について、誤っているものはどれか。

2018（平成30）年10月公表問題改題

(1) 外部環境からの刺激すなわちストレッサーは、その形態や程度にかかわらず、自律神経系と内分泌系を介して、心身の活動を抑圧する。

(2) ストレス反応には、ノルアドレナリン、アドレナリンなどのカテコールアミンや副腎皮質ホルモンが深く関与している。

Ⓐ解答

(1)　×　ストレッサーは、程度によって心身の活動を活性化させる場合もある。

神経

問1 神経系に関する次の記述のうち、誤っているものはどれか。

(1) 神経系を構成する基本的な単位である神経細胞は、通常、1個の細胞体、1本の軸索及び複数の樹状突起から成り、シナプスともいわれる。

(2) 中枢神経系には脳と脊髄が、末梢神経系には体性神経と自律神経がある。

(3) 体性神経は、運動及び感覚に関与し、自律神経は、呼吸、循環などに関与する。

(4) 大脳の皮質は、神経細胞の細胞体が集まっている灰白質で、感覚、思考などの作用を支配する中枢として機能する。

(5) 交感神経及び副交感神経は、同一器官に分布していても、その作用はほぼ正反対である。

問2 神経系に関する次の記述のうち、誤っているものはどれか。

(1) 中枢神経系は脳と脊髄で構成され、末梢神経は、体性神経と自律神経から成る。

(2) 脳は、大脳、脳幹及び小脳から成る。

(3) 大脳の皮質は、神経細胞が集まっている灰白質で、感覚、思考等の作用を支配する中枢として機能する。

(4) 小脳には自律神経系の中枢があり、交感神経と副交感神経の働きを調整する。

(5) 自律神経系は、内臓、血管、腺などの不随意筋に分布している。

加点のポイント

「労働生理」は他の科目と比較し、複合問題（あるいは横断問題）が多く出題される傾向があります。特に血液は心臓の働きやホルモン、消化器官などと密接な関係がありますので出題頻度も高いです（103ページ上段「全身の血液の流れと特徴」は血液だけでなく消化器官・腎臓の役割との複合問題です）。

学習の際には、他の項目と関連づけるよう意識してください。

左ページの問題の解答

問1 神経系に関する問題です。正解は(1)

(1) ×　1個の細胞体（細胞膜がある）、1本の軸索および複数の樹状突起から
　　　　なる神経単位は、**ニューロン**といいます。

(2) ○　中枢神経系は脳と**脊髄**からなり、末梢神経は**体性神経**と**自律神経**の2種
　　　　に分けられます。

(3) ○　正しい。

(4) ○　大脳は外側の皮質（**灰白質**）と内側の髄質（**白質**）からなり、神経細胞
　　　　が多数集合した部分は**灰白色**（**灰白質**）、線維が集中する場所は**白色**（**白
　　　　質**）です。

(5) ○　交感神経が必ずしも積極的な働きをするとは限らないので注意しま
　　　　しょう。交感神経が亢進すると心臓の動きは促進されますが、消化管の
　　　　働きは抑制されます。

問2 神経系に関する問題です。正解は(4)

(1) ○　中枢神経系は脳と**脊髄**からなり、末梢神経は**体性神経**と**自律神経**の2種
　　　　に分けられます。

(2) ○　脳は、大脳、小脳、**脳幹**からなり、脳幹には延髄、中脳、間脳、橋があ
　　　　ります。

(3) ○　大脳の皮質は、神経細胞が集まっている**灰白質**で、感覚、思考等の作用
　　　　を支配する中枢として機能しています。

(4) ×　小脳は、主に身体の運動機能を調整する役割を果たします。中枢として
　　　　の役割は、主に脊髄と脳幹が果たしています。

(5) ○　自律神経系は、不随意筋に分布しています。

血液

問3 血液に関する次の記述のうち、正しいものはどれか。

(1) 赤血球の寿命は3～4日であり、白血球に比べ極めて短い。
(2) 血小板は、細菌その他の異物を取り入れ、消化できるものは消化してしまう働きがある。
(3) 血液の容積に対する白血球の相対的容積をヘマトクリットといい、その値には男女差がない。
(4) 血液の凝固は、血漿中の水溶性蛋白質であるフィブリンが不溶性のフィブリノーゲンに変化する現象である。
(5) 血漿中の蛋白質のうち、グロブリンは免疫物質の抗体を含む。

問4 血液に関する次の記述のうち、誤っているものはどれか。

(1) 赤血球は骨髄で産生され、血球の中で最も多い。
(2) ヘマトクリットとは血液中に占める赤血球の容積の割合のことで、貧血になるとその値は低くなる。
(3) 好中球は白血球の約60％を占め、アメーバ様運動を行って、体内に侵入してきた細菌などを貪食する。
(4) Ｔ細胞やＢ細胞などの種類があるリンパ球は白血球の約30％を占め、免疫反応に関与している。
(5) ＡＢＯ式血液型は赤血球による血液型分類の一つで、Ａ型血液の血清は抗Ａ抗体をもつ。

心臓の働きと血液循環

問5 心臓の働きと血液の循環に関する次の記述のうち、誤っているものはどれか。

(1) 心筋は、不随意筋に分類されるが、横紋筋である。
(2) 体循環では、血液は左心室から大動脈に入り全身に供給され、静脈血となって右心房に戻る。
(3) 大動脈及び肺動脈を流れる血液は、酸素に富む動脈血である。
(4) 肺を除く各組織の毛細血管を通過する血液の流れは、体循環の一部である。
(5) 交感神経は心臓の働きを促進し、副交感神経は抑制する。

左ページの問題の解答

問3 血液に関する問題です。正解は(5)

(1) × 赤血球の寿命は、**120日程度**で、**3～4日**といわれる白血球に比べて長いのが特徴です。

(2) × 血小板には、**止血作用**があり、血管の外に出ると血液の凝固作用を促します。

(3) × ヘマトクリットとは、血液の容積に対する**赤血球**の相対的容積のことです。

(4) × 血液の**凝固**とは、血漿中の水溶性の**フィブリノーゲン**が不溶性の**フィブリン**に変化する現象です。

(5) ○ **血漿には、蛋白質が含まれ、このうちグロブリンは免疫物質の抗体を含みます。**

問4 血液に関する問題です。正解は(5)

(1) ○ 赤血球は血球の中で最も多く、その数に性差があります。

(2) ○ ヘマトクリットとは血液の容積に対する赤血球の相対的割合のことです。貧血などで、赤血球数が減ると、値は低くなります。

(3) ○ 白血球の60%を占める好中球は、偽足を出してアメーバ様運動を行い細菌を貪食殺菌します。

(4) ○ 白血球の30%を占めるリンパ球にはT細胞（キラーTリンパ球、ヘルパーTリンパ球）、B細胞（Bリンパ球）などの種類があり、体液性免疫を行っています。

(5) × A型血液は抗B抗体をもっています。

問5 心臓の働きと血液の循環に関する問題です。正解は(3)

(1) ○ 心筋は、自分の意思で動かすことのできない**不随意筋**に分類されますが、自分の意思で動かすことのできる随意筋と同じ、**横紋筋**です。

(2) ○ 体循環では、血液は**左心室**から大動脈に入り全身に供給され、静脈血となって**右心房**に戻ってきます。

(3) × **大動脈および肺静脈を流れる血液は、酸素に富む動脈血です。**

(4) ○ 肺を除く各組織の毛細血管を通過する血液の流れは、**体循環**の一部です。

(5) ○ 交感神経は、心臓の働きを**促進**し、副交感神経は**抑制**します。

問6 心臓の働きと血液の循環に関する次の記述のうち、誤っているものはどれか。

(1) 心筋は、不随意筋である平滑筋から成り、自動的に収縮をくり返す。
(2) 体循環では、血液は左心室から大動脈に入り、静脈血となって右心房に戻ってくる。
(3) 肺を除く各組織の毛細血管を通過する血液の流れは、体循環の一部である。
(4) 大動脈を流れる血液は動脈血であるが、肺動脈を流れる血液は静脈血である。
(5) 心臓自体は、冠状動脈によって酸素や栄養分の供給を受けている。

呼吸器

問7 呼吸に関する次の記述のうち、正しいものはどれか。

(1) 呼吸運動は、横隔膜や肋間筋などの呼吸筋が収縮と弛緩をすることで胸腔内の圧力を変化させ、肺を受動的に伸縮させることにより行われる。
(2) 肺胞内の空気と肺胞を取り巻く毛細血管中の血液との間で行われるガス交換は、内呼吸である。
(3) 成人の呼吸数は、通常、1分間に16〜20回であるが、食事、入浴及び発熱によって減少する。
(4) 呼吸に関する筋肉は、間脳の視床下部にある呼吸中枢によって支配されている。
(5) 身体活動時には、血液中の窒素分圧の上昇により呼吸中枢が刺激され、1回換気量及び呼吸数が増加する。

問8 呼吸に関する次の記述のうち、正しいものはどれか。

(1) 呼気とは、胸郭内容積が増し内圧が低くなるにつれ、鼻腔や気道を経て肺内へ流れ込む空気のことである。
(2) 肺胞内の空気と肺胞を取り巻く毛細血管中の血液との間で行われる酸素と二酸化炭素のガス交換を内呼吸という。
(3) 呼吸により血液中に取り込まれた酸素は、血漿中に溶解して全身の組織に運ばれる。
(4) 呼吸中枢は延髄にあり、ここからの刺激によって呼吸に関与する筋肉は支配されている。
(5) 血液中に二酸化炭素が増加してくると、呼吸中枢が抑制されて呼吸数が減少するため、血液のpHは上昇する。

左ページの問題の解答

問6 心臓の働きと血液の循環に関する問題です。正解は(1)

(1) ×　心筋は、自分の意思では動かすことのできない<u>不随意筋</u>に分類されますが、自分の意思で動かすことのできる随意筋と同じ、<u>横紋筋</u>です。
(2) ○　体循環では、血液は<u>左心室</u>から大動脈に入り、静脈血となって<u>右心房</u>に戻ってきます。
(3) ○　肺を除く各組織の毛細血管を通過する血液の流れは、<u>体循環</u>の一部です。
(4) ○　大動脈を流れる血液は<u>動脈血</u>、肺動脈を流れる血液は<u>静脈血</u>です。
(5) ○　心臓自体は、<u>冠状動脈</u>によって酸素や栄養分の供給を受けています。

問7 呼吸に関する問題です。正解は(1)

(1) ○　肺自体に<u>運動能力</u>はありません。
(2) ×　肺胞内で行われるガス交換は<u>外呼吸</u>です。
(3) ×　食事や入浴および発熱によって呼吸数は<u>増加</u>します。
(4) ×　呼吸中枢は<u>延髄</u>にあります。
(5) ×　呼吸中枢は血液中の<u>二酸化炭素</u>によって刺激されます。

問8 呼吸に関する問題です。正解は(4)

(1) ×　呼気とは、胸郭内容積が<u>減少</u>して内圧が<u>上がり</u>、肺が収縮して<u>排出</u>される空気のことです。記述は吸気についてです。
(2) ×　内呼吸は、別名「組織呼吸」とも呼ばれ、<u>肺以外</u>の体内の毛細血管を通る血液が、<u>組織細胞</u>において酸素と二酸化炭素を交換することをいいます。
(3) ×　呼吸により血液中に取り込まれた酸素は、赤血球の<u>ヘモグロビン</u>により全身の組織に運ばれます。
(4) ○　<u>呼吸中枢は延髄にあり、ここからの刺激によって呼吸に関与する筋肉は支配されています。</u>
(5) ×　血液中に二酸化炭素が増加しpH値が上昇すると、呼吸中枢が刺激を受けて呼吸が<u>活発化</u>します。

消化器官

問9 栄養素の消化及び吸収に関する次の記述のうち、誤っているものはどれか。

(1) 食物中の糖質、蛋白質、脂肪は消化管を通過する間に分解され、吸収可能な形に変えられる。

(2) 食物中の糖質が酵素により分解されてできたブドウ糖は、腸壁から吸収される。

(3) 食物中の蛋白質が酵素により分解されてできたアミノ酸は、腸壁から吸収される。

(4) 食物中の脂肪は、十二指腸で胆汁と混合して乳化された後、酵素により脂肪酸とグリセリンに分解され、腸壁から吸収される。

(5) 無機塩、ビタミン類は、酵素により分解されて、吸収可能な形になり、腸壁から吸収される。

問10 栄養素の消化及び吸収に関する次の記述のうち、誤っているものはどれか。

(1) 小腸の内壁は、絨毛で覆われ、栄養素の吸収の能率を上げるために役立っている。

(2) 食物中のデンプンは、酵素により分解されてブドウ糖に変わり、腸壁から吸収される。

(3) 食物中の蛋白質は、酵素により分解されてアミノ酸に変わり、腸壁から吸収される。

(4) 食物中の脂肪は、十二指腸で胆汁と混合して乳化された後、酵素により脂肪酸とグリセリンに分解され、腸壁から吸収される。

(5) 無機塩、ビタミン類は、酵素により分解されて、吸収可能な形に変わり、腸壁から吸収される。

左ページの問題の解答

 問9 栄養素の消化および吸収に関する問題です。正解は(5)

(1) ○ 食物中の糖質、蛋白質、脂肪は、消化管を通過する間に消化液（消化酵素を含んだ液）によって分解され、糖質はブドウ糖と果糖、蛋白質はアミノ酸、脂質は脂肪酸とグリセリンのように吸収可能な形に変えられます。

(2) ○ 食物中の糖質が酵素により分解されてできたブドウ糖は、腸壁から吸収されます。

(3) ○ 食物中の蛋白質が酵素により分解されてできたアミノ酸は、腸壁から吸収されます。

(4) ○ 食物中の脂肪は、十二指腸で胆汁と混合して乳化された後、酵素により脂肪酸とグリセリンに分解され、腸壁から吸収されます。

(5) × 水分、無機塩類（食塩、カルシウム、鉄などのミネラル）やビタミン類は、消化されなくてもそのまま吸収されます。

問10 栄養素の消化および吸収に関する問題です。正解は(5)

(1) ○ 小腸の内側の襞には絨毯の毛のような形をした突起（絨毛）があり、小腸全体の表面積を広くすることによって栄養素を効率的に吸収するのに役立っています。

(2) ○ 食物中のデンプンは、酵素により分解されてブドウ糖に変わり、腸壁から吸収されます。

(3) ○ 食物中の蛋白質は、まず胃液から分泌される消化酵素のペプシンによりペプトン（またはポリペプチド）と呼ばれる物質に分解されて小腸に送られ、さらに小腸の消化酵素であるペプチターゼによってアミノ酸に分解され、腸壁から吸収されます。

(4) ○ 食物中の脂肪は、十二指腸で胆汁と混合して乳化された後、酵素により脂肪酸とグリセリンに分解され、腸壁から吸収されます。

(5) × 水分、無機塩類（食塩、カルシウム、鉄などのミネラル）やビタミン類は、消化されなくてもそのまま吸収されます。

問11　成人の肝臓の機能として、誤っているものは次のうちどれか。

(1) 脂肪酸の分解及びコレステロールの合成
(2) 胆汁の生成
(3) 赤血球の産生及び分解
(4) アルコールなどの身体に有害な物質の分解
(5) グリコーゲンの合成及び分解

問12　肝臓の機能として、誤っているものは次のうちどれか。

(1) 脂肪を分解する酵素であるペプシンを分泌する。
(2) 脂肪酸を分解したり、コレステロールを合成する。
(3) 余分なアミノ酸を分解して尿素にする。
(4) 血液中の有害物質を分解したり、無害の物質に変える。
(5) 門脈血に含まれるブドウ糖をグリコーゲンに変えて蓄え、血液中のブドウ糖が不足すると、グリコーゲンをブドウ糖に分解して血液中に送り出す。

腎臓

問13　腎臓又は尿に関する次の記述のうち、正しいものはどれか。

(1) 血中の老廃物は、尿細管からボウマン嚢に濾し出される。
(2) 血中の蛋白質は、糸球体からボウマン嚢に濾し出される。
(3) 血中のグルコースは、糸球体からボウマン嚢に濾し出される。
(4) 原尿中に濾し出された電解質の多くは、ボウマン嚢から血中に再吸収される。
(5) 原尿中に濾し出された水分の大部分は、そのまま尿として排出される。

加点のポイント

消化器官と分泌される消化酵素、ホルモンの役割は必ず出題されます。
何が（例・蛋白質が）、何によって（例・ペプシンやトリプシン）、何に（例・アミノ酸）分解されるなど、流れを組み合わせて覚えるようにしましょう。

問11 肝臓の問題です。正解は(3)

(1) ○ 肝臓は胆汁で脂肪酸を分解します。
(2) ○ 胆汁は肝臓から分泌されます。
(3) × 赤血球は骨髄で産生されます。
(4) ○ アルコールは肝臓でアセトアルデヒドに分解されます。
(5) ○ 肝臓はブドウ糖をグリコーゲンに変えて蓄え、血液中のブドウ糖が不足すると、グリコーゲンをブドウ糖に分解して血液中に送り出します。

問12 肝臓の問題です。正解は(1)

(1) × 肝臓から分泌されるのはアルカリ性の消化液である胆汁で、これには脂肪を乳化する（分解を助ける）働きがあります。ペプシンは胃から分泌される消化酵素で、蛋白質を分解します。
(2) ○ 肝臓は、脂肪酸を分解したり、コレステロールを合成します。
(3) ○ 肝臓は、余分なアミノ酸を分解して尿素にします。
(4) ○ 肝臓は、血液中の有害物質を分解したり、無害の物質に変えたりします。
(5) ○ 肝臓は、門脈血に含まれるブドウ糖をグリコーゲンに変えて蓄え、血液中のブドウ糖が不足すると、グリコーゲンをブドウ糖に分解して血液中に送り出します。

問13 腎臓または尿に関する問題です。正解は(3)

(1) × ボウマン嚢に包まれているのは尿細管ではなく糸球体です。
(2) × 糸球体からボウマン嚢に濾し出されるのは、血球と蛋白質以外のものです。
(3) ○ 血球と蛋白質以外のものは、糸球体からボウマン嚢に濾し出されます。
(4) × 原尿中に濾し出された電解質は、尿細管で再吸収されます。
(5) × 水分も尿細管で再吸収されます。

3章 労働生理

1種

2種

問14 腎臓・泌尿器系に関する次の記述のうち、誤っているものはどれか。

(1) 腎臓の皮質にある腎小体では、糸球体から血液中の血球、糖及び蛋白質以外の成分がボウマン嚢に濾し出され、原尿が生成される。

(2) 腎臓の尿細管では、原尿に含まれる大部分の水分及び身体に必要な成分が血液中に再吸収され、残りが尿として生成される。

(3) 尿は淡黄色の液体で、固有の臭気を有し、通常、弱酸性である。

(4) 尿の生成・排出により、体内の水分の量やナトリウムなどの電解質の濃度を調節するとともに、生命活動によって生じた不要な物質を排出する。

(5) 尿の約95％は水分で、残りの約5％が固形物であるが、その成分が全身の健康状態をよく反映するので、尿検査は健康診断などで広く行われている。

代謝・体温・BMI・睡眠

問15 代謝に関する次の記述のうち、正しいものはどれか。

(1) 基礎代謝量は、睡眠中の測定値で表される。

(2) 基礎代謝量は、同性、同年齢であれば体表面積の2乗にほぼ正比例する。

(3) エネルギー代謝率は、体内で一定時間中に消費された酸素と排出された二酸化炭素の容積比である。

(4) エネルギー代謝率は、動的筋作業の強度を表す指標として有用である。

(5) 作業は何もせず、ただじっと座って安静にしているときのエネルギー代謝率は、1.2である。

問16 体温調整に関する次の記述のうち、正しいものはどれか。

(1) 高温にさらされ、体温が正常以上に上昇すると、内臓の血流量が増加し体内の代謝活動が亢進することにより、人体からの放熱が促進される。

(2) 寒冷にさらされ体温が正常以下になると、皮膚の血管が拡張して血流量を増し、皮膚温を上昇させる。

(3) 体温調節中枢は、間脳の視床下部にある。

(4) 発汗していない状態でも皮膚及び呼吸器から若干の水分の蒸発がみられるが、これに伴う放熱は全放熱量の10％以下である。

(5) 体温調節のように、外部環境が変化しても身体内部の状態を一定に保つ生体の仕組みを同調性といい、筋肉と神経系により調整されている。

問14 腎臓または尿に関する問題です。正解は(1)

(1) × 糸球体から血液中に濾し出されるのは、血球と蛋白質以外のものです。
(2) ○ 尿細管で水分、電解質（ナトリウム、カリウムなど）、糖やアミノ酸は再吸収されます。
(3) ○ 尿は通常、弱酸性です。
(4) ○ 尿の生成・排出により、体内の水分の量やナトリウムなどの電解質の濃度を調節するとともに、生命活動によって生じた不要な物質を排出します。
(5) ○ 尿の約95％は水分で、残りの約5％が固形物ですが、その成分が全身の健康状態をよく反映するので、尿検査は健康診断などで広く行われています。

問15 代謝に関する問題です。正解は(4)

(1) × 基礎代謝量とは、絶対安静時の生命の維持（心臓拍動、呼吸運動、体温保持等）のみにあてられるエネルギー消費量のことです。睡眠中の測定値ではなく、覚醒、横臥、安静時の測定値が基礎代謝になります。
(2) × 基礎代謝は、同性、同年齢であれば体表面積にほぼ正比例します。
(3) × エネルギー代謝率は、活動時の総エネルギー代謝量から安静時のエネルギー代謝量（基礎代謝量）を引き、さらに基礎代謝量で割った値のことです（この式自体を覚える必要はありません）。
(4) ○ エネルギー代謝率は、動的筋作業の強度を表す指標として用いられます。
(5) × ただ座っているだけで代謝量は基礎代謝量の1.2倍になりますが、これ自体はエネルギー代謝率の数値ではありません。

問16 体温に関する問題です。正解は(3)

(1) × 高温にさらされ体温が正常以上に上昇すると、皮膚の血流量が増加し、代謝活動を抑制して放熱を促します。
(2) × 寒冷にさらされ体温が正常以下になると、皮膚の血管が収縮して体温を閉じ込め、放熱を防ごうとします。
(3) ○ 体温調節中枢は、間脳の視床下部にあります。
(4) × 発汗のない状態でも皮膚および呼吸器から1日約850gの水の蒸発があり、これを不感蒸泄といいますが、これに伴う放熱は全放熱量の20〜25％です。
(5) × 体温調節のように外部環境が変化しても身体内部の状態を一定に保つ生体の仕組みは恒常性（ホメオスタシス）といいます。

3章 労働生理 / 1種 / 2種

BMIは肥満度の評価に用いられる指標で、身長と体重から算出されるが、身長170cm、体重70kgの人のBMIに最も近い値は次のうちどれか。

(1) 30
(2) 28
(3) 26
(4) 24
(5) 22

 睡眠に関する次の記述のうち、誤っているものはどれか。

(1) 睡眠と覚醒のリズムのように、約1日の周期で繰り返される生物学的リズムをサーカディアンリズムという。
(2) 睡眠は、睡眠中の目の動きなどによって、レム睡眠とノンレム睡眠に分類される。
(3) コルチゾールは、血糖値の調節などの働きをするホルモンで、通常、その分泌量は明け方から増加し始め、起床前後で最大となる。
(4) レム睡眠は、安らかな眠りで、この間に脳は休んだ状態になっている。
(5) メラトニンは、睡眠に関与しているホルモンである。

感覚

問19 視覚に関する次の記述のうち、誤っているものはどれか。

(1) 眼をカメラにたとえると、虹彩はしぼりの働きをする。
(2) 眼は、硝子体の厚さを変えることにより焦点距離を調節して網膜の上に像を結ぶようにしている。
(3) 角膜が歪んでいたり、表面に凹凸があるために、眼軸などに異常がなくても、物体の像が網膜上に正しく結ばないものを乱視という。
(4) 網膜には、明るい所で働き色を感じる錐状体と、暗い所で働き弱い光を感じる杵状体の2種類の視細胞がある。
(5) 明るいところから急に暗いところに入ると、初めは見えにくいが暗順応によって徐々に見えるようになる。

問17 BMI値の計算問題です。正解は(4)

計算式は、BMI＝体重 (kg) ÷ (身長 (m))^2
＝70kg ÷ (1.7m × 1.7m) ＝ 24.221··· となります。
身長の単位をm（メートル）に直す点に注意しましょう。

問18

(1) ○ サーカディアンリズム（概日リズム）の乱れは、疲労や睡眠障害の原因となります。

(2) ○ 睡眠中は90分周期でレム睡眠とノンレム睡眠を繰り返しています。

(3) ○ コルチゾールは血糖量を増加する働きがあり、起床前後に分泌量が最も高く、一日の活動リズムを整える。

(4) × レム（Rapid Eye Movement）睡眠では、眼球は素早く動いており、眠りの浅い状態です。

(5) ○ メラトニンは睡眠ホルモンで、日中は光刺激により分泌が抑制されています。

問19 感覚（視覚）に関する問題です。正解は(2)

(1) ○ 虹彩は眼に入ってくる光量を調整します。

(2) × 焦点距離を調節するのは水晶体です。

(3) ○ 角膜や水晶体の歪みを原因として、焦点が合わなくなってしまった状態が乱視です。

(4) ○ 錐状体が色を、杆状体が明暗を感じます。

(5) ○ 明るいところから暗いところに入った後、徐々に眼が慣れて見えてくるのが暗順応です。

3章 労働生理

1種

2種

問20 感覚又は感覚器に関する次の記述のうち、正しいものはどれか。

(1) 温度感覚は、一般に温覚の方が冷覚よりも鋭敏で、冷感は徐々に起こるのに対して温感は急速に現れる。

(2) 内耳の前庭は体の傾きの方向や大きさを感じ、半規管は体の回転の方向や速度を感じる平衡感覚器である。

(3) 眼球の長軸が短過ぎるために、平行光線が網膜の後方で像を結ぶものを近視眼という。

(4) 網膜の錐状体は明暗を感じ、杆状体は色を感じる。

(5) 嗅覚は、わずかな匂いでも感じるほど鋭敏で、同一臭気に対して疲労しにくい。

筋肉

問21 筋肉に関する次の記述のうち、誤っているものはどれか。

(1) 筋肉は、神経から送られてくる刺激によって収縮するが、神経に比べて疲労しやすい。

(2) 筋収縮には、グリコーゲン、リン酸化合物などのエネルギー源が必要で、特に、直接のエネルギーはATPの加水分解によってまかなわれる。

(3) 筋肉中のグリコーゲンは、筋肉の収縮時に酸素が不足していると、水と二酸化炭素にまで分解されず乳酸になる。

(4) 荷物を持ち上げたり、屈伸運動を行うときは、筋肉が長さを変えずに外力に抵抗して筋力を発生させる等尺性収縮が生じている。

(5) 運動することによって筋肉が太くなることを筋肉の活動性肥大という。

問22 筋肉に関する次の記述のうち、誤っているものはどれか。

(1) 筋肉の縮む速さが適当なときに、仕事の効率は最も大きい。

(2) 筋肉は、収縮しようとする瞬間に最も大きい作業能力を表す。

(3) 筋収縮の直接のエネルギーは、筋肉中のアデノシン三リン酸（ATP）が分解することによってまかなわれる。

(4) 筋肉は、神経から送られてくる刺激によって収縮するが、神経に比べて疲労しやすい。

(5) 筋肉中のグリコーゲンは、酸素が十分に供給されると完全に分解され、最後に乳酸になる。

問20 感覚に関する問題です。正解は(2)

(1) ×　温度感覚は、冷覚のほうが温覚よりも鋭敏で、冷たさはすぐに感じることができますが、温かさはゆっくり徐々に感じます。

(2) ○　内耳の前庭は、体の傾きの方向や大きさを感じ、半規管は体の回転の方向や速度を感じる平衡感覚器です。

(3) ×　眼球の長軸が長過ぎるために、平行光線が網膜の前方で像を結ぶものを近視眼といいます

(4) ×　網膜には、色を感じる錐状体と明暗を感じる杆状体があります。

(5) ×　嗅覚は鋭敏ですが、同一の臭気に対して疲労しやすいという特徴があります。

問21 筋肉に関する問題です。正解は(4)

(1) ○　筋肉は神経に比べて疲労しやすい。

(2) ○　筋肉を動かす直接のエネルギーは、ATP（アデノシン三リン酸）が分解して無機リン酸を放出し、ADP（アデノシン二リン酸）に変わるときに発生するエネルギーです。

(3) ○　グリコーゲンは酸素が不足していると乳酸になります。

(4) ×　荷物を持ち上げたり、屈伸運動を行うときは、等張性収縮が生じています。

(5) ○　活動性肥大とは、組織が負荷を継続的に受けることにより、その負荷に適応した形態に変化することです。

問22 筋肉に関する問題です。正解は(5)

(1) ○　筋肉の縮む速さが適当なときが、仕事の効率は最も大きくなります。

(2) ○　筋肉は、収縮しようとする瞬間に最も大きい作業能力を表します。

(3) ○　筋収縮の直接のエネルギーは、筋肉中のアデノシン三リン酸（ATP）が分解することによってまかなわれます。

(4) ○　筋肉は、神経から送られてくる刺激によって収縮しますが、神経に比べて疲労しやすいのが特徴です。

(5) ×　筋肉中のグリコーゲンは、酸素が十分なときは水と二酸化炭素に分解されますが、酸素が不十分だと分解されずに乳酸となり、筋肉中に徐々に蓄積されていきます。この乳酸の増加や蓄積が疲労の原因です。

ストレス

問23 ストレスに関する次の記述のうち、誤っているものはどれか。

(1) 外部からの刺激すなわちストレッサーは、その強弱にかかわらず、自律神経系と内分泌系を介して、心身の活動を抑圧することになる。
(2) ストレスに伴う心身の反応には、ノルアドレナリン、アドレナリンなどのカテコールアミンや副腎皮質ホルモンが深く関与している。
(3) 昇進や昇格、転勤、配置替えがストレスの原因となることがある。
(4) 職場環境の騒音、気温、湿度、悪臭などがストレスの原因となることがある。
(5) ストレスにより、高血圧症、狭心症、十二指腸潰瘍などの疾患を招くことがある。

問24 ストレスに関する次の記述のうち、誤っているものはどれか。

(1) ストレスは、外部からの刺激（ストレッサー）に対し、心身ともに順応しようとする反応である。
(2) 典型的なストレス反応として、副腎皮質ホルモンの分泌の著しい減少がある。
(3) 昇進や昇格がストレスの原因となることがある。
(4) ストレスにより発汗、手足の震えなど自律神経系の障害が生じることがある。
(5) ストレスにより、高血圧症、狭心症、十二指腸潰瘍などの疾患が発生することがある。

問題の解答

問23 ストレスに関する問題です。正解は(1)

(1) × 外部からの刺激すなわちストレッサーは、その強弱や内容に応じて、主に自律神経系と内分泌系を介し、生体の恒常性を維持するように働きます。強いストレスが続くとこのバランスがくずれ、心身に疾患などの影響が現れます。
(2) ○ ストレスに伴う心身の反応には、ノルアドレナリン、アドレナリンなどのカテコールアミンや副腎皮質ホルモンが関与しています。
(3) ○ 昇進や昇格、転勤、配置替えがストレスの原因となることがあります。
(4) ○ 職場環境の騒音、気温、湿度、悪臭などがストレスの原因となることがあります。
(5) ○ ストレスにより、高血圧症、狭心症、十二指腸潰瘍などの疾患を招くことがあります。

問24 ストレスに関する問題です。正解は(2)

① ○ ストレスは、外部からの刺激（ストレッサー）に対し、心身ともに順応しようとする反応です。
② × ストレス反応として、副腎皮質ホルモンの分泌の増加があります。
③ ○ 昇進や昇格が、ストレスの原因となることがあります。
④ ○ ストレスにより発汗、手足の震えなど自律神経系の障害が生じることがあります。
⑤ ○ ストレスにより、高血圧症、狭心症、十二指腸潰瘍などの疾患が発生することがあります。

第 章

関係法令
（有害業務）

この章は、第1種のみに対応しています。

33 安全衛生管理体制（有害業務）

34 酸素欠乏症等防止規則

35 有機溶剤

36 特定化学物質

37 作業環境測定

38 特殊健康診断

39 健康管理手帳

40 作業主任者

41 労働基準法・労働基準規則

42 定期自主検査

43 特別教育

44 譲渡制限機械

45 立入禁止

46 労働安全衛生法の目的と定義

第4章の章末問題

33 安全衛生管理体制（有害業務）

- 専任の衛生管理者の選任が必要な事業場の業務内容と規模
- 衛生工学衛生管理者免許を持つ者の選任が必要な事業場
- 専属の産業医の選任が必要な事業場

　第1種の出題範囲である有害業務に関わる業務を行っている事業場では、衛生管理者の選任・専任、産業医の専属制等について、さらなる規定が設けられています。

＋ 専任の衛生管理者および衛生工学衛生管理者の選任　頻出度 ♪♪♪

●専任の衛生管理者

　選任された衛生管理者のうち、少なくとも1人を専任としなければならない事業場の規模および業務内容は次のとおりです。

- 常時使用労働者数が1,000人を超える事業場
- 常時使用労働者数が500人を超え、かつ坑内労働または以下の有害業務（労働基準法施行規則第18条）に常時30人以上を従事させる事業場

有害業務の種類

① 多量の高熱物体を取り扱う業務及び著しく暑熱な場所における業務★
② 多量の低温物体を取り扱う業務及び著しく寒冷な場所における業務
③ ラジウム放射線、エックス線その他の有害放射線にさらされる業務★
④ 土石、獣毛等のじんあい、または粉末を著しく飛散する場所における業務★
⑤ 異常気圧下における業務★
⑥ さく岩機、鋲打機等の使用によって身体に著しい振動を与える業務
⑦ 重量物の取扱い等重激なる業務
⑧ ボイラー製造等強烈な騒音を発する場所における業務
⑨ 鉛、水銀、クロム、砒素、黄りん、弗素、塩素、塩酸、硝酸、亜硫酸、硫酸、一酸化炭素、二硫化炭素、青酸、ベンゼン、アニリン、その他これに準ずる有害物の粉じん、蒸気またはガスを発散する場所における業務★
⑩ その他、厚生労働大臣の指定する業務

●衛生工学衛生管理者の選任

　常時使用労働者数が500人を超え、坑内労働または上記有害業務の項目のうち、①③④⑤⑨（★マーク）に常時30人以上を従事させる事業場では、選任する衛生管理者のうち少なくとも1人は衛生工学衛生管理者免許を受けた者でなければなりません。

✚ 専属の産業医の選任

専属の産業医の選任が必要な事業場の規模と業務内容は次のとおりです。

- 常時使用労働者数が<u>1,000人以上</u>の事業場
- 坑内労働または有害業務[※]に **常時500人以上** を従事させる事業場

  ※この場合の有害業務の内容は前出の①～⑩のほか、次の2つです。

  ① 深夜業を含む業務、② 病原体によって汚染のおそれが著しい業務

衛生工学衛生管理者の専任の要件には注意が必要！

Q 問題

常時800人の労働者を使用する製造業の事業場における衛生管理体制に関する(1)～(5)の記述のうち、法令上、誤っているものはどれか。
ただし、800人中には、製造工程において次の業務に従事する者がそれぞれに示す人数含まれており、試験研究の業務はないものとし、衛生管理者及び産業医の選任の特例はないものとする。

・深夜業を含む業務	550人
・多量の高熱物体を取り扱う業務	100人
・特定化学物質のうち第三類物質を製造する業務	60人

2018年（平成30年）4月公表問題

(1) 総括安全衛生管理者を選任しなければならない
(2) 衛生管理者のうち1人を、衛生工学衛生管理者免許を受けた者のうちから選任しなければならない
(3) 衛生管理者のうち少なくとも1人を、専任の衛生管理者として選任しなければならない
(4) 産業医は、この事業場に専属の者ではないが、産業医としての法定の要件を満たしている医師のうちから選任することができる
(5) 特定化学物質作業主任者を選任しなければならない

A 解答

(4) ✕ 産業医が専属となる要件は、常時1,000人以上の労働者を使用する事業場、あるいは有害業務に従事する労働者が500人以上の事業場で、この有害業務は深夜業を含む業務も対象である。

34 酸素欠乏症等防止規則

ココが出る!

- 酸素欠乏危険作業の要件。第1種と第2種での違い
- 酸素欠乏危険作業に該当する場所
- 酸素欠乏危険作業の内容

＋ 酸素欠乏危険作業　　　　　　　　頻出度 ♪♪♪

　酸素欠乏危険作業とは、酸素が欠乏する場所で行う作業のことです。酸素欠乏症および硫化水素中毒を防止するために、事業者は作業方法を安全に保ち、作業環境を整えるよう努めなければなりません。

● 酸素欠乏症

　通常21%ある空気中の酸素濃度が、18%未満になると、人は酸素欠乏症を生じます。16%以下になると症状が出現し、頭痛、耳鳴り、意識消失のほか、動悸やチアノーゼ（口のまわりの皮膚などが青紫色になる現象）が起こることもあります。症状の進行は早く、致死率が高い傾向があります。

● 第1種と第2種

　酸素欠乏危険作業には、第1種と第2種の区分があります。第1種は、主として酸素欠乏症を生ずる場所の作業で、酸素濃度を18%以上に保つようにしなければなりません。第2種は、酸素欠乏症と硫化水素中毒にかかるおそれのある場所での作業で、酸素濃度18%以上のほか、硫化水素濃度を100万分の10以下（10ppm）に保つように換気をしなければなりません。

● 作業場所

　酸素欠乏危険作業に該当する作業場所の例としては、以下があります。

酸素欠乏危険作業の作業場所の具体例

第1種	鋼材等を置いてある船倉、バナナの熟成室、酒の醸造槽の内部、ドライアイスを使用している冷蔵庫の内部、長期間使用されていない井戸等の内部、飼料の貯蔵のために使用しているサイロの内部
第2種	海水が滞留しているピット、熱交換器、マンホール等の内部、し尿、腐泥、パルプ液等腐敗または分解しやすい物質を入れてあり、または入れたことのあるタンク・槽・暗きょ・汚水槽の内部等

＋ 酸素欠乏危険作業を行うときの措置　　頻出度 ♪♪♪

　酸素欠乏危険作業を行う労働者を災害から守るために、事業者には次にあげるような、いくつかの義務が課せられています。

① 酸素欠乏症の防止には換気が必要だが、作業場における爆発や酸化等を防止するためなど作業の性質上換気が著しく困難な場合には、労働者全員に 空気呼吸器 （顔全体を覆うマスクで、酸素ボンベが付属している吸気式の呼吸用保護具）を使用させれば、換気をしなくてもよいことになっている。送気マスクの使用も可能。ただし、ろ過式の呼吸用保護具である 防毒 マスクや 防じん マスクは酸素欠乏危険作業では使用できない

② 作業を行う際には、「酸素欠乏危険 作業主任者 」を選任しなければならない

③ 業務を行う労働者に対して、事業者は酸素欠乏危険作業に係る 特別の教育 を行わなければならない。特別教育の内容は次の5科目である。
   ・酸素欠乏の発生原因
   ・酸素欠乏症の症状
   ・空気呼吸器の使用の方法
   ・事故の場合の退避および救急蘇生の方法
   ・その他、酸素欠乏症の防止に関し必要な事項

④ 酸素欠乏危険作業場所に 入退場 するときに、従事労働者の人員を点検しなければならない

⑤ 酸素欠乏危険作業の 開始前 に、酸素濃度の測定と保護具の点検を行わなければならない

⑥ 換気する場合には、爆発等を防止するために 純酸素 を使用してはならない

酸素欠乏危険作業は第2種のほうが条件がキビしいぞ！

Q 問題

次の作業のうち、法令上、第二種酸素欠乏危険作業に該当するものはどれか。

2018（平成30）年10月公表問題

(1) 汚水その他腐敗しやすい物質を入れたことのある暗きょの内部における作業
(2) 相当期間密閉されていた鋼製のタンクの内部における作業
(3) 果菜の熟成のために使用している倉庫の内部における作業
(4) 第一鉄塩類を含有している地層に接するたて坑の内部における作業
(5) ドライアイスを使用して冷蔵を行っている保冷貨物自動車の内部における作業

A 解答

(1) ○　海水や汚水での作業は、第2種酸素欠乏危険作業である。

35 有機溶剤

ココが出る!
- 有機溶剤を区別する、第1種から第3種の色
- 有機溶剤を使用する業務に義務づけられている措置や設備
- 有機溶剤含有物の定義

有機溶剤は、揮発性、引火性のある物質で、油やゴムなど水に溶けないものを溶かす有機化合物の液体です。その蒸気は空気より重いのが特徴です。脂溶性という性質を持ち、脂肪の多い脳などに入りやすく、その中毒症状は中枢神経や脳を侵し、頭痛・めまい・失神などのほか、脂溶性からくる皮膚の障害などがあります。

＋ 有機溶剤の区分　　　　　頻出度 🐷🐷🐷

有機溶剤は全部で50種類以上あり、有害性と蒸気圧等によって第1種から第3種に分類されます。有害性の高い順に、区分を示す色として、第1種が赤、第2種が黄、第3種が青と規定されています。事業者は、有機溶剤業務を行う労働者が種別を容易に認識できるよう、色別に区分し、見やすい箇所に表示しなければなりません。

有機溶剤の区分と具体例

種	区分される色	物質例
第1種	赤	1,2-ジクロルエチレン（二塩化アセチレン）、二硫化炭素、ほか
第2種	黄	アセトン、イソブチルアルコール、キシレン、クレゾール、トルエン、ノルマルヘキサン、メタノール、ほか
第3種	青	ガソリン、コールタールナフサ、石油エーテル、石油ナフサ、石油ベンジン、テレビン油、ミネラルスピリット、ほか

「有機溶剤等」という表現の場合は有機溶剤だけでなく、有機溶剤含有物も含めます。また「有機溶剤含有物」とは、有機溶剤と有機溶剤以外の物質との混合物のことで、有機溶剤を当該混合物の5%を超えて含有する物質のことです。

＋ 有機溶剤業務を行うときの措置　　　　　頻出度 🐷🐷🐷

労働者が有機溶剤業務を行う際に、事業者には次のような義務が課せられています。

① 屋内作業場またはタンク等の内部（通風が不十分な屋内作業場または船舶の内部または車両の内部）で第1種および第2種の有機溶剤業務を行うときは、局所排気装置またはプッシュプル型換気装置の設置が義務づけられており、その装置の性能が適合していれば、送気マスクや有機ガス用防毒マスクを使用しなくてもよいことになっている。局所排気装置の制御風速は、囲い式で0.4m/s、外付け式では上方吸引型で1.0m/s、下方・側方吸引型で0.5m/sである

また屋内に設置した、空気清浄機を設けていない局所排気装置またはプッシュプル型換気装置の排気口のうち、厚生労働省大臣の定める濃度（作業環境評価基準で規定されている管理濃度の1/2）以上の有機溶剤を排出する排気口の高さは、屋根から1.5m以上とされている

 排気装置や換気装置を設置していない場合や、設置している装置が全体換気装置だけの場合は送気マスクや空気呼吸器が必要です。

② 屋内作業場において有機溶剤業務を行う場合は、定められた技能講習を修了して認定された「有機溶剤作業主任者」を選任し、労働者を指揮しなければならない。ただし試験研究のためであるときはその限りではない

③ 有機溶剤について次の3項目を作業場の見やすい場所に掲示しなければならない
- 人体に及ぼす影響 • 取扱い上の注意事項 • 中毒発生時の応急処置

④ 有機溶剤を入れてあった空容器は、密閉するか、屋外の一定の場所に集積しておかなければならない

有機溶剤の区分の色は信号機と同じ！

Q 問題

有機溶剤業務を行う場合等の措置について、法令に違反しているものは次のうちどれか。ただし、有機溶剤中毒予防規則に定める適用除外及び設備の特例はないものとする。　　　　　　　　　2019（平成31）年4月公表問題改題

(1) 屋内作業場で、第二種有機溶剤等が付着している物の乾燥の業務に労働者を従事させるとき、その作業場所に設置した空気清浄装置を設けていない局所排気装置の排気口で、厚生労働大臣が定める濃度以上の有機溶剤を排出するものの高さを、屋根から1.5mとしている。

(2) 屋内作業場で、第二種有機溶剤等が付着している物の乾燥の業務を労働者に行わせるとき、その作業場所に最大0.4m/sの制御風速を出し得る能力を有する側方吸引型外付け式フードの局所排気装置を設け、かつ、作業に従事する労働者に有機ガス用防毒マスクを使用させている。

(3) 屋内作業場で、第二種有機溶剤等を用いる試験の業務に労働者を従事させるとき、有機溶剤作業主任者を選任していない。

A 解答

(2)　×　局所排気装置の制御風速で0.4m/sで良いのは囲い式である。

36 特定化学物質

- 製造自体禁止されている物質と、製造の許可がいる物質
- 事業廃止時に労基署に提出する記録等
- 特定化学物質を取り扱う際の、用後処理（使用後の処理）

➕ 製造に関する規制　頻出度 🎵🎵🎵

　特定化学物質は、人体に有害な化学物質のことで、有害性の高いものから第1類〜第3類に分類されています。有害性が高い物質については、製造、輸入、譲渡、提供、使用が禁止されています。ただし、試験研究のためであるときは、その限りではありません。

●製造禁止物質

　次の物質は、製造、輸入、譲渡、提供、使用は禁止されています。

　黄りんマッチ、ベンジジンおよびその塩、4-アミノジフェニルおよびその塩、石綿（アモサイト、クロシドライトを除く）を当該製品の1%を超えて含有するセメント・スレート等、ビス（クロロメチル）エーテル、ベータ-ナフチルアミンおよびその塩、ベンゼンを含有するゴムのり（含有容量が当該ゴムのりの溶剤の5%を超えるもの）

●製造許可物質（特定化学物質第1類）

　特に有害性の高いものを製造するときは、あらかじめ厚生労働大臣の許可が必要です。次の物質があります。

　ジクロルベンジジンおよびその塩、アルファ-ナフチルアミンおよびその塩、塩素化ビフェニル（PCB）、オルト-トリジンおよびその塩、ジアニシジンおよびその塩、ベリリウムおよびその化合物、ベンゾトリクロリド

　塩化ビニル、オルト-フタロジニトリルは許可なく製造できます（過去に出題）。

➕ 事業の廃止時に所轄労働基準監督署長に提出する記録等　頻出度 🎵🎵🎵

① **測定記録**：特別管理物質を製造する屋内作業場について行った作業環境測定の記録または写し
② **作業記録**：特別管理物質を製造する屋内作業場において常時作業に従事した労働者の氏名、作業の概要および当該作業に従事した期間等の記録または写し
③ **特定化学物質健康診断個人票**：特定化学物質を製造する業務に常時従事する労働者に対し行った特定化学物質等健康診断の結果に基づく特定化学物質等健康診断個人票またはその写し

✚ 特定化学物質の用後処理　　　　　　　頻出度 ♪♪♪

　特定化学物質を使用したあとに出る排気や排液の除じんや、排ガス処理などの処理は特定化学物質障害予防規則により細かく定められています。

① **除じん**：粉じんを含有する気体を排出する排気筒または局所排気装置、プッシュプル型換気装置には、**粉じんの粒径**に応じて、5μm未満では**ろ過除じん**方式もしくは**電気除じん**方式による除じん装置、あるいはそれと同等以上の性能を有する除じん装置を設けなければならない

② **排ガス**：弗化水素や硫化水素等のガスまたは蒸気を排出する設備の排気筒または局所排気装置、プッシュプル型換気装置には、**種類**に応じて有効な排ガス処理装置を設けなければならない

③ **排液**：アルキル水銀化合物、塩酸、硫酸等を含む排液は、その種類に応じて有効な方式の排液処理装置を設けなければならない。硫酸・塩酸・硝酸は**中和方式**の、アルキル水銀化合物やシアン化カリウム、シアン化ナトリウム、硫化ナトリウムは**酸化・還元方式**の排液処理装置を設ける

④ **残さい物**：アルキル水銀化合物を含有する残さい物は、除毒したあとに廃棄する

4-アミノジフェニルは製造が禁止されているぞ！

Q 問題

次の文中の［　　］内に入れるA及びBの語句の組合せとして、正しいものは(1)〜(5)のうちどれか。

「特定化学物質障害予防規則には、特定化学物質の用後処理として、除じん、排ガス処理、［　A　］、残さい物処理及びぼろ等の処理の規定がある。その中の［　A　］については、シアン化ナトリウムの場合には、［　B　］方式若しくは活性汚泥方式による［　A　］装置又はこれらと同等以上の性能を有する［　A　］装置を設けなければならないと規定されている。」

2018（平成30）年10月公表問題

	A	B
(1)	浄化処理	中和
(2)	浄化処理	吸収
(3)	浄化処理	凝集沈殿
(4)	排液処理	吸着
(5)	排液処理	酸化・還元

Ⓐ 解答

(5) ○　用後処理は除じん、排ガス、排液、残さい物の4種があり、それぞれ対象物ごとに処理の仕方が規定されている。

37 作業環境測定

● 測定が義務づけられている作業場と測定頻度
● 測定が義務づけられている作業場における測定項目

　事業者は、労働者の健康障害防止のために、作業場における有害因子（有害物質や有害エネルギーなど）のレベルを定期的に測定し、職場環境の実態を把握して、必要があれば改善措置をとらなければなりません。

＋ 対象作業場と測定項目および頻度　　　　頻出度 🎵🎵🎵

　対象となる作業場と、測定内容は以下の通りです。

測定作業場・業務

	対象作業場	測定項目	測定頻度	保存期間
1	土石、岩石、鉱物、金属または炭素の粉じんを著しく発散する屋内作業場★	空気中の粉じん濃度、遊離ケイ酸含有率	6か月以内ごとに1回	7年
2	著しい騒音を発する屋内作業場	等価騒音レベル	6か月以内ごとに1回	3年
3	特定化学物質（ただし第1類、第2類物質に限る）を製造または取り扱う屋内作業場★	空気中の第1類物質、第2類物質の濃度	6か月以内ごとに1回	3年（ある特定の物質は30年）
4	石綿を取り扱い、もしくは試験研究のため製造する屋内作業場★	空気中の石綿の濃度	6か月以内ごとに1回	40年
5	有機溶剤（第1種、第2種）を製造し、または取り扱う屋内作業場★	空気中の有機溶剤濃度	6か月以内ごとに1回	3年
6	鉛を取り扱う屋内作業場★	空気中の鉛濃度	1年以内ごとに1回	3年
7	暑熱、寒冷または多湿の屋内作業場	気温、湿度、ふく射熱	半月以内ごとに1回	3年
8	酸素欠乏危険作業場所において作業を行う場合の当該作業場★★	空気中の酸素濃度（硫化水素発生危険場所では硫化水素濃度も）	作業開始前	3年

注意　1、3〜6（★マーク）は指定作業場と呼ばれ、測定は作業環境測定士または作業環境測定機関が実施しなければなりません。作業環境測定士は試験に合格し、かつ一定の講習を修了した者等、また作業環境測定機関とは所定の登録を受けたものでなければなりません。8の測定（★★マーク）は酸素欠乏危険作業主任者が行わなければなりません。

その他の測定作業場として、次のようなものがあります。

① 坑内作業場（空気中の炭酸ガス濃度を、1か月以内ごとに1回測定）

② 中央管理方式の空気調和設備を設けている建築物の室で、事務所の用に供されているもの（空気中の一酸化炭素および二酸化炭素含有率、室温および外気温、相対湿度を、2か月以内ごとに1回測定）

③ 放射線業務を行う作業場（外部放射線による線量当量率または空気中の放射性物質の濃度を、1か月以内ごとに1回測定。記録の保存期間は5年）

＋ 作業場の具体例　　　　　　　　　　　　　　頻出度 🎧🎧🎧

例としてあげる次の作業は、それぞれ次の環境測定の対象作業場にあたります。

① チッパーによりチップする作業［著しい騒音を発する業務］

② 型ばらし装置を用いて砂型を壊す作業［粉じんを著しく発散する業務］

③ 溶融ガラスからガラス製品を成型する作業［暑熱な業務］

硝酸やアンモニアを取り扱う作業は測定不要な作業です。硝酸、アンモニアはどちらも特定化学物質第3類です。第1類および第2類を測定対象としているこの測定の対象物質ではありません。

物質名ではなく、どんな「作業場」かを見よう

Ｑ 問題

次の法定の作業環境測定を行うとき、作業環境測定士に測定を実施させなければならないものはどれか。　　　　　2017（平成29）年4月公表問題

(1) チッパーによりチップする業務を行い著しい騒音を発する屋内作業場における等価騒音レベルの測定

(2) パルプ液を入れてある槽の内部における空気中の酸素及び硫化水素の濃度の測定

(3) 有機溶剤等を製造する工程で有機溶剤等の混合の業務を行う屋内作業場における空気中のトルエン濃度の測定

(4) 溶融ガラスからガラス製品を成型する業務を行う屋内作業場における気温、湿度及びふく射熱の測定

(5) 通気設備が設けられている坑内の作業場における通気量の測定

Ａ 解答

(3) ○　作業環境測定士が測定を実施しなければならない業務は、粉じん、特定化学物質、石綿、有機溶剤、鉛の業務（鉛の業務）であり、トルエンは有機溶剤。選択肢(2)に特定化学物質第2類の硫化水素があるが、ここは「酸素欠乏危険作業場所」であり、対象外。

● 特殊健康診断が義務づけられている特定の業務と具体的な診断項目の組合せ

➕ 特殊健康診断が必要な業務 　　　頻出度 😊😊😊

　特殊健康診断とは、特定の有害業務に従事する労働者に対して行われるもので、通常の健康診断とは別に、作業内容や取り扱う有害物質の業務に合わせて特別な項目を検査する健康診断です。

特殊健康診断実施対象業務

対象となる有害業務	測定項目	測定頻度	保存期間
鉛を取り扱う業務	血液中の鉛量、尿中デルタアミノレブリン酸量、貧血検査など	6か月以内ごとに1回	5年
有機溶剤を製造または取り扱う業務（第3種の場合はタンク内部の従事者のみが対象となる）	尿中の有機溶剤代謝物量、尿中の蛋白の有無、肝機能検査、貧血検査、眼底検査など	6か月以内ごとに1回	5年
電離放射線業務	白血球数および白血球百分率、赤血球数、ヘマトクリット値、白内障に関する眼の検査、皮膚	6か月以内ごとに1回	30年
特定化学物質（ただし第1類、第2類物質に限る）を製造または取り扱う業務	業務経歴、既往症の有無、自覚他覚症状の有無のほかは、物質ごとに検査区分が大きく異なり、多岐にわたる	6か月以内ごとに1回	30年（特別管理物質以外は5年）
石綿を製造または取り扱う業務	せき、たん、息切れ、胸痛等の自覚他覚症状の有無、胸部エックス線直接撮影	6か月以内ごとに1回	40年
高気圧下業務、潜水業務	関節、腰または下肢の痛み、耳鳴り等の自覚症状、聴力検査、四肢の運動機能、血圧、尿中の糖および蛋白の有無、肺活量など	6か月以内ごとに1回	5年
四アルキル鉛を製造または使用する業務	いらいら、不眠などの神経症状、血液中の鉛の量、尿中デルタアミノレブリン酸の量、など	6か月以内ごとに1回	5年
粉じんを発散する場所における業務	（じん肺健康診断）胸部エックス線検査	1年または3年以内ごとに1回	7年

重要

特定化学物質においては、第1類または第2類業務の従事者のみが対象となるので、第3類（硝酸、アンモニア等）を製造または取り扱う労働者については、特殊健康診断の受診対象者ではありません。また、酸素欠乏危険場所での作業は特殊健康診断の対象ではありません。

● **尿の採取時期**

　有機溶剤健康診断における尿の採取時期は、濃度が最高値を示す時期（作業直後）とされており、厳重にチェックする必要があります。

　鉛健康診断における尿または血液の採取は、作業に従事している期間であれば任意の時期でよいとされています。これは、鉛の生物学的半減期が長い（減少スピードが遅い）ため、数年から10年程度も体内に残るという特徴があるためです。

● **健康診断書の保存期間**

　定期健康診断の結果の保存期間は5年でしたが、特殊健康診断の場合は、さらに長期間保存しなければならないものがあり、業務によって期間も異なります。

- 石綿業務：当該業務に常時従事しないことになった日から40年
- 電離放射線業務：30年　　● 粉じん業務：7年

＋　歯科健康診断　　　　　　　　　　　　　　　　　　　頻出度 ♪♪♪

　歯に有害なガス、蒸気または粉じんを発散するため、次の6種類の物質を扱う業務では、歯科医師による健康診断が義務づけられています。

- 酸（塩酸、硝酸、硫酸、亜硫酸）、弗化水素、黄りん

左の表の赤字部分は最低限覚えておこう

Q 問題

有害業務とそれに従事する労働者に対して特別の項目について行う健康診断の項目の一部との組合せとして、法令上、正しいものは次のうちどれか。

2018（平成30）年10月公表問題

(1) 高圧室内業務 ……尿中のウロビリノーゲンの検査
(2) 有機溶剤業務 ……赤血球中のプロトポルフィリンの量の検査
(3) 放射線業務 ………尿中の潜血の有無の検査
(4) 潜水業務 …………血液中の尿酸の量の検査
(5) 鉛業務 ……………尿中のデルタアミノレブリン酸の量の検査

A 解答

(5) ○　鉛業務は、尿中のデルタアミノレブリン酸量を「6か月以内ごとに1回」検査する。
※出題としては測定項目を問うもの（この過去問のパターン）よりも、測定頻度を問うものが多い。

- 手帳が交付される業務（全14業務）
- 業務と交付要件の組合せ

＋ 健康管理手帳が交付される業務　　　頻出度 🎵🎵🎵

　健康管理手帳は、業務を離れたあとでも病状が進んだり、長い潜伏期を経て発病したりするような、がんや重度の健康障害などに罹患するおそれのある業務に従事していた労働者に対して交付されます。離職時あるいはそのあとに、申請者に対して、都道府県労働局長から交付されます。

健康管理手帳交付の対象業務

対象業務	交付要件
ベンジジンおよびその塩（これらを重量の1%を超えて含有するものを含む）を製造または取り扱う業務	当該業務に3か月以上従事した経験を有すること（ベンジジン、ベータ-ナフチルアミン、ジアニシジンに関する業務に従事していた期間が、合計で3か月以上であればよい）
ベータ-ナフチルアミンおよびその塩（これらを重量の1%を超えて含有するものを含む）を製造または取り扱う業務	
ジアニシジンおよびその塩（これらを重量の1%を超えて含有するものを含む）を製造または取り扱う業務	
1,2-ジクロロプロパンを取り扱う業務（厚生労働省令で定める場所における印刷機その他の設備の清掃の業務に限る）	当該業務に2年以上従事した経験を有すること
ビス（クロロメチル）エーテル（これを重量の1%を超えて含有するものを含む）を製造または取り扱う業務	当該業務に3年以上従事した経験を有すること
ベンゾトリクロリドを製造または取り扱う業務	
クロム酸および重クロム酸ならびにこれらの塩（これを重量の1%を超えて含有するものを含む）を製造または取り扱う業務	当該業務に4年以上従事した経験を有すること
塩化ビニルを重合する業務またはポリ塩化ビニルの分離業務	
三酸化砒素を焙焼、精製または精錬する業務	当該業務に5年以上従事した経験を有すること
コークスまたは製鉄用発生炉ガスを製造する業務	
オルト-トルイジン製造し、または取り扱う業務	
粉じん作業に係る業務	じん肺管理区分が管理2または管理3であること

対象業務	交付要件
ベリリウムおよびその化合物（これらを重量の1％を超えて含有するもの、また合金にあっては重量の3％を超えて含有するもの）を製造または取り扱う業務	両肺野にベリリウムによる結節性陰影があること
石綿（アスベスト）等を製造または取り扱う業務	両肺野に石綿による不整形陰影または胸膜肥厚があること。石綿の製造、吹付けまたは石綿が吹き付けられた建築物や工作物等の解体、破砕等の作業に1年以上従事していた者で、初めて石綿の粉じんにばく露した日から10年以上経過している者

●じん肺管理区分

じん肺健康診断が実施されたあとに、じん肺の所見ありと診察された者については、エックス線写真の提供を受けた地方じん肺診査医（産業医の意見や判断ではない）の診断・審査により管理区分が決定します。

管理区分と必要な措置

① 管理1：労働者に対し、特別な措置を必要としない
② 管理2：労働者に対し、ばく露低減措置を要する
③ 管理3：ばく露低減措置を要する。または作業の転換を行う
④ 管理4（および管理2、管理3において合併症に罹患した者）：療養措置

健康管理手帳交付は業務と要件をセットで覚えよう

Q 問題

次の有害業務に従事した者のうち、離職の際に又は離職の後に、法令に基づく健康管理手帳の交付対象となるものはどれか。　2019（令和元）年10月公表問題

(1) ビス（クロロメチル）エーテルを取り扱う業務に3年以上従事した者
(2) 硝酸を取り扱う業務に5年以上従事した者
(3) 鉛化合物を製造する業務に7年以上従事した者
(4) ベンゼンを取り扱う業務に10年以上従事した者
(5) 粉じん作業に従事した者で、じん肺管理区分が管理一の者

A 解答

(1) ○　対象となる業務を問うものとしては、このビス（クロロメチル）エーテルの他、石綿（アスベスト）もよく出題される。

40 作業主任者

ココが出る!

- 作業主任者を選任しなければならない業務と具体例
- 作業主任者として、免許を有する者（試験に合格した者）を選任しなければならない業務と、技能講習の修了者を選任できる業務

　労働災害を防止するため、ある一定の有害または危険な業務を行う際には、作業主任者を選任しなければなりません。作業主任者とは、業務内容に応じた試験に合格して免許を有する者、あるいは特別な技能講習を修了した者です。作業主任者は、当該作業に従事する労働者を直接指揮し、また厚生労働省令で定められた事項を実行しなければなりません。

✚ 作業主任者を選任しなければならない業務　　頻出度 🎵🎵🎵

　全部で19種類ありますが、この9つはしっかりと覚えておきましょう。

覚えておくべき作業主任者と作業内容

	作業主任者名	資格	作業内容
1	高圧室内作業主任者※	免許	潜函工法その他の圧気工法により、大気圧を超える気圧下の室内作業またはシャフト内部における作業
2	エックス線作業主任者	免許	エックス線装置を使用する作業（ただし、医療用または1,000キロボルト以上のエックス線装置を除く）
3	ガンマ線透過写真撮影作業主任者	免許	ガンマ線照射装置を用いて透過写真の撮影を行う作業
4	特定化学物質作業主任者	講習	特定化学物質を製造または取り扱う作業（ただし、試験研究の用に取り扱う場合を除く）
5	四アルキル鉛等作業主任者	講習	四アルキル鉛等を製造または取り扱う作業
6	鉛作業主任者	講習	鉛業務に係る一定の作業
7	酸素欠乏危険作業主任者（および酸素欠乏・硫化水素危険作業主任者）	講習	酸素欠乏危険作業（および硫化水素中毒のおそれのある作業）
8	石綿作業主任者	講習	石綿を製造または取り扱う作業
9	有機溶剤作業主任者	講習	有機溶剤を製造または取り扱う作業（ただし、試験研究の用に取り扱う場合を除く）

※潜水作業は高圧作業となるが、室内作業ではないので主任者を選任する必要はない。ただし、潜水業務自体は潜水士免許試験に合格した者でないと行うことができない。

➕ 選任に必要な免許または講習

頻出度 ♬♬♬

免許を取得しなければ選任できないものと、技能講習を修了すれば選任できるものがあります。

① 試験に合格して免許を受けた者でなければ選任できない作業は、次の3つ
- 高圧室内作業
- エックス線作業
- ガンマ線透過写真撮影作業

② 都道府県労働局長またはその登録する教習機関が行う技能講習を修了した者であれば選任できる作業は、次の6つ
- 特定化学物質等作業
- 四アルキル鉛等作業
- 鉛作業
- 酸素欠乏危険作業
- 石綿作業
- 有機溶剤作業

● 具体的作業例

例えば酒類を入れたことのある醸造槽の内部における作業、ドライアイスを使用している冷蔵庫の内部における作業は、酸素欠乏危険作業ですので、作業主任者の選任が必要です。レーザー光線により金属を加工する作業は対象外の作業なので、作業主任者を選任する必要はありません。

9つの業務を押さえよう！

Q 問題

次の作業のうち、法令上、作業主任者を選任しなければならないものはどれか。

2019（平成31）年4月公表問題

(1) 鉛蓄電池を解体する工程において人力で鉛等を運搬する業務に係る作業
(2) 屋内作業場におけるアーク溶接の作業
(3) レーザー光線による金属加工の作業
(4) 試験研究業務として塩素を取り扱う作業
(5) 潜水器を用いボンベからの給気を受けて行う潜水作業

A 解答

(1) ○　鉛業務は作業主任者の選任が必要である。

41 労働基準法・労働基準規則

ココが出る!

- 女性に関する就業の制限（全女性が対象、産後1年を経過しない者が対象、申し出の有無によって異なるなど）
- 2時間を超えて労働時間を延長させてはならない業務

有害業務においては、労働基準法・労働基準規則による特別の定めがあります。

✚ 女性就業制限   頻出度 🎣🎣🎣

● 女性の就業禁止業務

次の業務には、すべての女性を就業させてはならないとされています。

① 重量物を取り扱う業務（断続作業では **30kg以上**、継続的作業では **20kg以上の物**）

② 有害物のガスや蒸気または粉じんを発散する場所における業務。有害物とは、鉛、水銀、クロム、砒素、黄りん、弗素、塩素、シアン化水素、アンリン等のこと

③ 坑内で行われる業務のうち人力により行われる掘削の業務等

● 限定的な女性の就業禁止業務

本人の申し出の有無にかかわらず、妊産婦（妊娠中および産後1年を経過しない女性）を就かせてはならない業務は次の3つです。

① さく岩機、鋲打機等、身体に著しい振動を与える機械器具を用いて行う業務

② 重量物の取扱業務

③ 鉛、水銀、クロム、砒素、黄りん、弗素、塩素、シアン化水素、アニリンその他これらに準ずる有毒性のガス、蒸気、粉じんを発散する場所における業務

また、妊娠中は就業させてはならないが、産後1年以内であれば申し出の有無にかかわらず就業させてもよい業務は次の2つです。

④ 土砂が崩壊するおそれのある場所または深さが5m以上の地穴における業務

⑤ 高さ5m以上の場所で、墜落により労働者が危害を受けるおそれのある業務

なお、本人から当該業務に就かない旨の申し出があった場合には「就かせてはならない業務」もあります。例えば、多量の高熱物体または低温物体を取り扱う業務、著しく暑熱または寒冷な場所における業務、異常気圧下における業務、などです。また坑内で行われるすべての業務には、妊娠中の女性や、従事しない旨を申し出た産後1年を経過しない女性を就かせることはできません。

✚ 年少者就業制限   頻出度 🎣🎣🎣

年少者とは、満18歳未満の者のことで（その年齢に達した日以後、最初の3月31日が終了する前の者）、次の業務については就業を制限されています。

①坑内作業、②深夜業務（交替制によって使用する満16歳以上の男性は可）、③さく岩機、鋲

打機等身体に著しい振動を与える機械器具を用いて行う業務、④多量の高熱物体を取り扱う業務および著しく暑熱な場所における業務、⑤多量の低温物体を取り扱う業務および著しく寒冷な場所における業務、⑥強烈な騒音を発する場所における業務、⑦土石、獣毛等のじんあい、または粉末を著しく飛散する場所における業務、⑧異常気圧下における業務、ほか

なお、「給湿を行う紡績または織布の業務」は就業禁止業務ではありません。

＋ 労働時間延長制限　　　　　　　　　　　　　頻出度 ♪♪♪

1日につき2時間を超えて労働時間の延長をしてはならないと、すべての労働者に対して制限されている業務が、坑内労働のほかに次の10種類があります。

労働時間延長制限がある有害業務

① 多量の高熱物体を取り扱う業務および著しく暑熱な場所における業務
② 多量の低温物体を取り扱う業務および著しく寒冷な場所における業務
③ ラジウム放射線、エックス線その他有害放射線にさらされる業務
④ 土石、獣毛等のじんあい、または粉末を著しく飛散する場所における業務
⑤ 異常気圧下における業務
⑥ さく岩機、鋲打機等の使用によって身体に著しい振動を与える業務
⑦ 重量物の取扱い等重激なる業務
⑧ ボイラー製造等強烈な騒音を発する場所における業務
⑨ 鉛、水銀、クロム、砒素、黄りん、弗素、塩素、塩酸、硝酸、亜硫酸、硫酸、一酸化炭素、二硫化炭素、青酸、ベンゼン、アニリンその他これに準ずる有害物の粉じん、蒸気またはガスを発散する場所における業務
⑩ その他厚生労働大臣の指定する業務

なお、「病原体によって汚染のおそれのある業務」や「著しい精神的緊張を伴う業務」は制限業務に該当しません。

女性に就業させてはならない業務は3つあるよ

Ｑ 問題

労働基準法に基づき、全ての女性労働者について、就業が禁止されている業務は次のうちどれか。　　　　　2020（令和2）年4月公表問題改題
(1) 異常気圧下における業務
(2) 多量の高熱物体を取り扱う業務
(3) 20kgの重量物を継続作業として取り扱う業務

Ａ 解答

(3) ○　全ての女性の就業が禁止されている「重量物（断続作業30kg以上、継続作業20kg以上）の取扱い」と「有害物質取扱い」は頻出問題なので覚えておくこと。

42 定期自主検査

ココが出る!

- 「法令に基づき設置する設備」における、その設備の対象有害物質
- 自主検査の対象設備と検査頻度の組合せ

＋ 設備と対象有害物質

頻出度 ♩♩♩

　業務で有害物質を使用する際には、法により、労働者の安全や健康を確保するために有害物質を処理するための、特定の設備や装置の設置が義務づけられています。特定の有害物質に必要な設備や装置は表のとおりです。

＋ 設備と検査頻度

頻出度 ♩♩♩

　また、設備や装置をただ設置すればよいのではなく、良好な作業環境を維持し、業務を安全に遂行するためには、使用している設備や装置等の性能を一定以上に保つことが重要です。法令で定められた特定の設備、装置について、定期的に自主検査を行う必要があります。これが定期自主検査です。

定期自主検査の対象設備・有害物質・検査頻度

設備	対象有害物質	検査頻度
局所排気装置、プッシュプル型換気装置	第1種・第2種有機溶剤、第3種有機溶剤（タンク内部でのものに限る）、特定化学物質第1類・第2類、特定粉じん、特定石綿など	1年以内ごとに1回
除じん装置	化学物質等の粉じん、鉛業務、特定粉じん、特定石綿など	
排ガス処理装置	弗化水素、硫化水素、硫酸ジメチルなど	
排液処理装置	アルキル水銀化合物、塩酸、硝酸、シアン化ナトリウム、硫酸など	
特定化学設備およびその附属設備	特定化学物質のうち第2類・第3類物質（移動式のものを除く）	2年以内ごとに1回
透過写真撮影用ガンマ線照射装置	線源容器のシャッターを開閉する装置など	1か月以内ごとに1回

※全体換気装置は、定期自主検査の対象となる設備、機械ではない。

　粉じんとは、石炭や鉱石、金属などが粉砕されて細かい粉状になっているものですが、特定粉じんは人体に有害な物質の粉じんのことを指します。また、特定粉じん作業は法で定められていますが、手持式または可搬式動力工具による研磨や型ばらし、裁断等をする業務は、有害物質であっても特定粉じん作業ではありません。

重要 出題で「法令に基づき設置する設備」とあるとき、局所排気装置やプッシュプル型換気装置であっても、対象物質によっては定期自主検査の対象ではないことがあります。

　局所排気装置、プッシュプル型換気装置の対象物質は、有機溶剤と粉じん、第3類を除く特定化学物質。特定化学設備の対象物質は、特定化学物質（第3類も含みます）。排ガス処理装置の対象物質は、弗化水素、硫化水素、硫酸ジメチル等です。

＋ 定期自主検査に係るその他の定め
頻出度 ♪♪♪

　自主検査を行ったときはその記録を作成し、**3年間**保存しなければなりません。
　また、使用していない設備・装置に関しては、定期自主検査を定められている検査頻度で実施する必要はありません。

定期自主検査が必要な設備は覚えておこう！

Ｑ 問題

次の設備又は装置のうち、法令に基づく定期自主検査の実施頻度が1年以内ごとに1回とされていないものはどれか。
2018（平成30）年4月公表問題
(1) 硫酸を取り扱う特定化学設備
(2) トルエンを用いて洗浄を行う屋内の作業場所に設置したプッシュプル型換気装置
(3) 鉛化合物を製造する工程において鉛等の溶融を行う屋内の作業場所に設置した局所排気装置
(4) 弗化水素を含有する気体を排出する製造設備の排気筒に設置した排ガス処理装置
(5) セメントを袋詰めする屋内の作業箇所に設置した局所排気装置に設けた除じん装置

Ａ 解答
(1) ×　特定化学設備は2年以内ごとに1回の定期自主検査が必要となっている。

43 特別教育

ココが出る！
● 特別教育の実施が事業者に義務づけられている業務と、具体的作業

＋ 特別教育の実施義務のある業務　頻出度 ♪♪♪

　危険または有害な業務を行うときには、特別な教育を行うことが、義務づけられています。特別教育を行った場合は記録を作成し、**3年間**保存することになっています。なお、特別教育の実施は、衛生管理者が行わなくてもよいことになっています。また、労働者に対する指導や監督のあり方については、特別教育とは関係ありません。

特別教育の対象業務

チェーンソーを使って立木を伐採する業務

再圧室操作、高圧室内作業等。作業室、気閘室へ送気のための空気圧縮機の運転業務。送気・排気のためのバルブ・コック操作などの業務

四アルキル鉛を使用する業務

酸素欠乏危険作業

エックス線作業、ガンマ線照射装置による透過写真撮影業務

特定粉じんに係る業務

原子炉施設内において核燃料物質や使用済燃料、これらにより汚染された物質を取り扱う業務（管理区域内に限る）

石綿等が使用されている建築物等の解体等業務

廃棄物の焼却施設において、ばいじん及び焼却灰その他の燃え殻を取り扱う業務（特定粉じん作業に係る業務の1つ）

教育が必要なのは粉じんは粉じんでも特定粉じん業務だよ

Ｑ 問題

次の業務に労働者を就かせるとき、法令に基づく安全又は衛生のための特別の教育を行わなければならないものに該当しないものはどれか。

2017（平成29）年4月公表問題改題

(1) 石綿等が使用されている建築物の解体等の作業に係る業務
(2) 潜水作業者への送気の調節を行うためのバルブ又はコックを操作する業務
(3) 特定化学物質のうち第二類物質を取り扱う作業に係る業務

Ａ 解答

(3)　×　特定化学物質を取り扱う業務は特別教育の実施対象ではない。

44 譲渡制限機械

ココが出る！
- 譲渡制限の対象になっていない機械、装置、道具

✚ 譲渡が制限される機械や設備 　頻出度 ♪♪♪

　厚生労働大臣が定める規格または安全装置を具備（十分に備わっていること）しなければ、譲渡、貸与、または設置してはいけない機械、設備というものが、約50種類定められています。次はその一部です。

- 防じんマスク（ろ過材、面体を有するものに限る）
- 防毒マスク（**ハロゲンガス用**、有機ガス用、一酸化炭素用、アンモニア用、亜硫酸ガス用の5種類に限定されています）
- 保護帽 ・ 再圧室 ・ 潜水器
- ガンマ線照射装置（医療用具で厚生労働大臣の定めるものを除く）
- チェーンソー（内燃機関を内蔵するもので、排気量が40cm³以上のもの）
- 電動ファン付き呼吸用保護具

●譲渡制限の対象になっていないものの例

- 送気マスク ・ 防音保護具 ・ 防振手袋 ・ 化学防護服

耳栓は防音保護具のひとつだよ！

Ⓠ 問題

厚生労働大臣が定める規格を具備しなければ、譲渡し、貸与し、又は設置してはならない機械等に該当するものは、次のうちどれか。

2019（令和元）年10月公表問題

(1) 送気マスク
(2) ハロゲンガス用防毒マスク
(3) 防音保護具
(4) 化学防護服
(5) 空気呼吸器

Ⓐ解答

(2) ○　防毒マスクは譲渡制限機械。その他の(1)(3)(4)(5)は「該当しないもの」として、よく出題されている。

45 立入禁止

ココが出る!

● 関係者以外の立ち入りが禁止されている場所

✚ 立入禁止場所

頻出度 ♪♪♪

　立入禁止場所とは、危険または有害なために関係者以外の立ち入りが禁止されている場所のことで、これらの場所には立入禁止の旨を掲示しなければなりません。

① 多量の高熱物体または低温物体を取り扱う場所および
　　著しく暑熱または寒冷な場所

② 有害光線や超音波にさらされる場所

③ ● 空気中の炭酸ガス（二酸化炭素）濃度が **1.5%** を超える場所
　　● 空気中の酸素濃度が **18%** に満たない場所
　　● 空気中の硫化水素濃度が **100万分の10（10ppm）** を超える場所

④ ガス、蒸気、または粉じんを発散する有害な場所

⑤ 有害物を取り扱う場所　　⑥ 病原体による汚染のおそれの著しい場所

※著しく暑熱、寒冷、多湿の作業場、または有害なガス、蒸気、粉じんを発散する作業場、その他有害な作業場では、作業場外に休憩の設備を設けなければなりません（坑内等、やむを得ない場合は除く）。

立ち入りが禁止される数値まできっちり覚えよう！

ⓠ 問題

労働安全衛生規則に基づき、関係者以外の者が立ち入ることを禁止しなければならない場所に該当しないものは、次のうちどれか。

2019（令和元）年10月公表問題

(1) ボイラー製造等強烈な騒音を発する場所

(2) 著しく寒冷な場所

(3) 病原体による汚染のおそれの著しい場所

(4) 多量の高熱物体を取り扱う場所

(5) 炭酸ガス（二酸化炭素）濃度が1.5%を超える場所

Ⓐ 解答

(1) ×　「強烈な騒音」は立入禁止ではないものを問う選択肢によく使われている。

46 労働安全衛生法の目的と定義

ココが出る！

● 労働安全衛生法の第1条（3つの対策＋2つの目的）

＋ 目的と定義

頻出度 ♪♪♪

　労働基準法の章の1つだった安全衛生に係る規定を独立させたのが、労働安全衛生法です。第1条「目的」を覚えておきましょう。

> **労働安全衛生法 第1条（目的）**
> この法律は、労働基準法と相まって、労働災害の防止のための<u>危害防止基準</u>の確立、<u>責任体制</u>の明確化及び<u>自主的活動</u>の促進の措置を講ずる等その防止に関する総合的計画的な対策を推進することにより職場における労働者の<u>安全と健康</u>を確保するとともに、<u>快適な職場環境</u>の形成を促進することを目的とする。

この問題が出たらサービス問題だね

Ｑ 問題

労働安全衛生法の目的に関する次の文中の[　　]内に入れるＡからＣの用語の組合せとして、法令上、正しいものは(1)～(5)のうちどれか。

2017（平成25）年4月公表問題

　「この法律は、労働基準法と相まって、労働災害の防止のための危害防止基準の確立、[　Ａ　]の明確化及び[　Ｂ　]の促進の措置を講ずる等その防止に関する総合的計画的な対策を推進することにより職場における労働者の安全と健康を確保するとともに、[　Ｃ　]の形成を促進することを目的とする。」

(1) Ａ：責任体制　　　Ｂ：責任体制　　　Ｃ：安全文化

(2) Ａ：責任体制　　　Ｂ：自主的活動　　Ｃ：快適な職場環境

(3) Ａ：事業者責任　　Ｂ：健康管理　　　Ｃ：快適な職場環境

(4) Ａ：管理体制　　　Ｂ：自主的活動　　Ｃ：安全文化

(5) Ａ：管理体制　　　Ｂ：安全衛生管理　Ｃ：安全文化

Ａ 解答

(2) ○　Ａは「責任体制」、Ｂは「自主的活動」、Ｃは「快適な職場環境」が正しい。

安全衛生管理体制

問1 常時800人の労働者を使用する製造業の事業場の有害業務及び衛生管理者の選任の状況は、次の①及び②のとおりである。この事業場の衛生管理者の選任についての法律違反の状況に関する(1)～(5)の記述のうち、正しいものはどれか。

① 有害業務の状況

製造工程において著しく寒冷な場所における業務に常時20人従事しているが、他に有害業務はない。

② 衛生管理者の選任の状況

選任している衛生管理者は3人である。このうち1人は、この事業場に専属でない労働衛生コンサルタントで、衛生工学衛生管理者免許を有していない。他の2人は、この事業場に専属で、共に衛生管理者としての業務を兼任しており、また、第一種衛生管理者免許を有しているが、衛生工学衛生管理者免許を有していない。

(1) 衛生管理者の選任について違反はない。

(2) 選任している衛生管理者数が少ないことが違反である。

(3) 衛生管理者として選任している労働衛生コンサルタントがこの事業場に専属でないことが違反である。

(4) 衛生工学衛生管理者免許を有する者のうちから選任した衛生管理者が1人もいないことが違反である。

(5) 専任の衛生管理者が1人もいないことが違反である。

問2 常時800人の労働者を使用する鉄鋼業の事業場における衛生管理体制に関する(1)～(5)の記述のうち、法令上、誤っているものはどれか。ただし、800人中には、屋内作業場の製造工程において次の業務に常時従事する者が含まれているものとする。

深夜業を含む業務	550人
多量の高熱物体を取り扱う業務	100人
第三種有機溶剤類を用いる洗浄業務	60人

(1) 総括安全衛生管理者を選任しなければならない。

(2) 産業医は、この事業場に専属の者を選任しなければならない。

(3) 衛生管理者のうち少なくとも1人を専任の衛生管理者として選任しなければならない。

(4) 衛生管理者は、すべて第一種衛生管理者免許を有する者のうちから選任しなければならない。

(5) 有機溶剤作業主任者を選任しなければならない。

問1 衛生管理体制のうち、衛生管理者の選任に関する問題です。正解は(1)

(1)　○　違反はありません。

(2)　×　常時800人の労働者を使用する事業場で選任すべき衛生管理者数は**3人**です。

(3)　×　事業場に専属ではない労働衛生コンサルタントは、**事業場に専属でない労働衛生コンサルタントを選任できるのは、1人だけです**。

(4)　×　著しく寒冷な場所における業務は、**衛生工学衛生管理者の選任を必要とするものではありません**。

(5)　×　著しく寒冷な場所における業務に従事するものが**30人以上**の場合に、専任の衛生管理者が必要となります。

問2 管理体制のうち、衛生管理者の専任に関する問題です。正解は(4)

(1)　○　鉄鋼業は、製造・加工業にあたります。このため、総括安全衛生管理者の選任基準は、常時使用労働者数が**300人以上**の場合です。

(2)　○　産業医が専属でなければならないのは、深夜業を含む、または有害業務を含む業務を行う、常時使用労働者数が**500人以上**の事業場です。

(3)　○　常時使用労働者数が**500人以上**で、多量の高熱物体を取り扱うなどの有害業務に常時**30人以上**を使用する事業場では、専任の衛生管理者を少なくとも1人は置かなければなりません。

(4)　×　常時使用労働者数が**500人**を超え、多量の高熱物体を取り扱う業務に常時**30人以上**を従事させる事業場では、選任する衛生管理者のうち少なくとも1人は**衛生工学衛生管理者**免許を受けた者でなければなりません。

(5)　○　有機溶剤を用いる業務を扱う場合は、**有機溶剤作業主任者**を選任しなければなりません。

酸素欠乏症等防止規則

問3 酸素欠乏症等防止規則に関する次の記述のうち、正しいものはどれか。

(1) 第一種酸素欠乏危険作業を行う作業場については、その日の作業を開始する前に、空気中の酸素及び二酸化炭素の濃度を測定しなければならない。

(2) 第二種酸素欠乏危険作業を行う作業場については、その日の作業を開始する前に、空気中の酸素及び亜硫酸ガスの濃度を測定しなければならない。

(3) 酸素欠乏とは、空気中の酸素の濃度が18%未満である状態をいう。

(4) 酸素欠乏危険作業を行う場所の換気を行うときは、純酸素又は新鮮な外気を使用しなければならない。

(5) 爆発、酸化等を防止するため、酸素欠乏危険作業を行う場所の換気を行う事ができない場合には、送気マスク又は防毒マスクを備え、労働者に使用しなければならない。

問4 酸素欠乏症等防止規則に基づく措置に関する次の記述のうち、誤っているものはどれか。

(1) 酸素欠乏危険作業に係る業務に労働者を就かせるときは、所定の事項について特別の教育を行わなければならない。

(2) 第一種酸素欠乏危険作業を行うときは、その日の作業を開始する前に、その作業場における空気中の酸素濃度を測定しなければならない。

(3) 第二種酸素欠乏危険作業に労働者を従事させる場合は、当該作業を行う場所の空気中の酸素の濃度を18%以上、かつ、硫化水素の濃度を100万分の50以下に保つように換気しなければならない。

(4) 酸素欠乏危険作業を行う場所の換気を行うときは、純酸素を使用してはならない。

(5) 爆発や酸化を防止するため、酸素欠乏危険作業を行う場所の換気を行えない場合は、同時に就業する労働者の数以上の空気呼吸器、酸素呼吸器又は送気マスクを備え、労働者に使用させなければならない。

問3 酸素欠乏症等防止規則に関する問題です。正解は(3)

(1) ×　第1種酸素欠乏危険作業は、主として酸素欠乏症を生ずる場所の作業ですから、作業開始前に空気中の酸素の濃度を測定します。

(2) ×　第2種酸素欠乏危険作業は、酸素欠乏症と硫化水素中毒にかかるおそれのある場所での作業ですから、空気中の酸素のほかに、硫化水素濃度の測定が必要です。

(3) ○　第1種酸素欠乏危険作業は、主として酸素欠乏症を生ずる場所の作業で、酸素濃度18％以上を保つようにしなければなりません。

(4) ×　酸素欠乏危険作業を行う場所の換気を行うときは、爆発を防止するために純酸素を使用してはなりません。

(5) ×　酸素欠乏症を防止するために換気が必要ですが、作業場における爆発や酸化等を防止するためや、作業の性質上換気することが著しく困難な場合には、労働者全員に空気呼吸器を使用させれば、換気をしなくてもよいことになっています。送気マスクの使用も可能です。

問4 酸素欠乏症等防止規則に関する問題です。正解は(3)

(1) ○　酸素欠乏危険作業は、従事させる労働者に対して特別教育が必要な業務です。

(2) ○　酸素欠乏危険作業の開始前に、酸素濃度の測定と保護具の点検を行わなければなりません。

(3) ×　第2種酸素欠乏危険作業では、酸素濃度18％以上のほか、硫化水素濃度を100万分の10以下に保つように換気をしなければなりません。

(4) ○　酸素欠乏危険作業を行う場所の換気を行うときは、爆発を防止するために純酸素を使用してはなりません。

(5) ○　酸素欠乏症を防止するために換気が必要ですが、作業場における爆発や酸化等を防止するためや、作業の性質上換気することが著しく困難な場合には、労働者全員に空気呼吸器（空気呼吸器、酸素呼吸器または送気マスク）を使用させれば、換気をしなくてもよいことになっています。

有機溶剤

問5 屋内作業場において、第二種有機溶剤等を使用して常時洗浄作業を行う場合の措置として、有機溶剤中毒予防規則上、正しいものは次のうちどれか。ただし、同規則に定める適用除外及び設備の特例はないものとする。

(1) 作業場所に設ける局所排気装置について、外付け式フードの場合は最大で0.4m/sの制御風速を出し得る能力を有するものにする。

(2) 作業中の労働者が有機溶剤等の区分を容易に知ることができるよう、容器に青色の表示をする。

(3) 作業場における空気中の有機溶剤の濃度を、1年以内ごとに1回、定期に、測定する。

(4) 作業場所に設けたプッシュプル型換気装置について、1年を超える期間使用しない場合を除き、1年以内ごとに1回、定期に、自主検査を行う。

(5) 作業に常時従事する労働者に対し、1年以内ごとに1回、定期に、有機溶剤等健康診断を行う。

問6 有機溶剤業務を行う場合の措置について、有機溶剤中毒予防規則に違反しているものは次のうちどれか。ただし、同規則に定める適用除外及び設備の特例はないものとする。

(1) 地下室の内部で第一種有機溶剤等を用いて作業を行わせるとき、その作業場所に局所排気装置を設け稼働させているが、作業者に送気マスクも有機ガス用防毒マスクも使用させていない。

(2) 地下室の内部で第二種有機溶剤等を用いて作業を行わせるとき、その作業場所にプッシュプル型換気装置を設けブース内の気流の乱れもなく稼働させているが、作業者に送気マスクも有機ガス用防毒マスクも使用させていない。

(3) 屋内作業場の製造工程において、第三種有機溶剤等を用いて製品の払しょく作業を行わせるとき、有機溶剤作業主任者を選任していない。

(4) 屋内作業場に設けた空気清浄装置のない局所排気装置の排気口で、厚生労働大臣が定める濃度以上の有機溶剤を排出するものの高さを、屋根から2mとしている。

(5) 有機溶剤等を入れてあった空容器で、有機溶剤の蒸気が発散するおそれのあるものを、屋外の一定の場所に集積している。

左ページの問題の解答

問5 有機溶剤業務を行う場合の措置に関する問題です。正解は(4)

(1) × 局所排気装置の制御風速はフードの種類によって異なります。外付け式フードの場合は上方吸引型**1.0m/s**、下方および側方吸引型では**0.5m/s**、囲い式は**0.4m/s**です。

(2) × 有機溶剤業務の色別の区分は、第2種は**黄色**です。

(3) × 有機溶剤の作業環境測定は**6か月以内ごとに1回**です。

(4) ○ 有機溶剤を使用する場所に設けたプッシュプル型換気装置および局所排気装置の定期自主検査は**1年に1回**実施します。

(5) × 有機溶剤等健康診断は**6か月以内ごとに1回**実施します。

問6 有機溶剤業務を行う場合の措置に関する問題です。正解は(3)

(1) ○ 屋内作業場またはタンク等の内部（通風が不十分な屋内作業場または船舶の内部または車両の内部）で第1種および第2種の有機溶剤業務を行うときは、局所排気装置またはプッシュプル型換気装置の設置が義務づけられており、その装置の性能が適合していれば送気マスクや有機ガス用防毒マスクを使用しなくてもよいことになっています。

(2) ○ 排気装置や換気装置を設置していない場合や、設置している装置が全体換気装置だけの場合は送気マスクや空気呼吸器が必要です。

(3) × 屋内作業場において有機溶剤等を用いて作業を行うときは、種別に関係なく有機溶剤作業主任者を選任しなければなりません。

(4) ○ 有機溶剤業務を行う屋内作業場に設置した、空気清浄装置を設けていない局所排気装置の排気口で、厚生労働大臣が定める濃度以上の有機溶剤を排出するものの高さは、屋根から1.5m以上と定められています。

(5) ○ 有機溶剤を入れてあった空容器の処理について、有機溶剤の蒸気が発散するおそれのあるものについては、密閉するか屋外の一定の場所に集積しておかなければなりません。

特定化学物質

問7 特定化学物質障害予防規則による特別管理物質を製造する事業者が事業を廃止しようとするとき、法令に基づき実施した措置に関する次のAからEまでの記録等について、特別管理物質等関係記録等報告書に添えて、所轄労働基準監督署長に提出することが、法令上、義務付けられているものの組合せは(1)～(5)のうちどれか。

A 特別管理物質を製造する作業場所に設けられた局所排気装置の定期自主検査の記録又はその写し

B 特別管理物質の粉じんを含有する気体を排出する製造設備の排気筒に設けられた除じん装置の定期自主検査の記録又はその写し

C 特別管理物質を製造する作業場において常時作業に従事した労働者の氏名、作業の概要及び当該作業に従事した期間等の記録又はその写し

D 特別管理物質を製造する屋内作業場について行った作業環境測定の記録又はその写し

E 特別管理物質を製造する業務に常時従事する労働者に対し行った特定化学物質等健康診断の結果に基づく特定化学物質等健康診断個人票又はその写し

(1) A , B , D
(2) A , B , E
(3) A , C , E
(4) B , C , D
(5) C , D , E

問8 次の文中の[ ]内に入れるAからCの語句の組合せとして、法令上、正しいものは(1)～(5)のうちどれか。

「特定化学物質障害予防規則には、特定化学物質の用後処理として、除じん、[A]、排液処理、残さい物処理及びぼろ等の処理の規定がある。そのなかの除じんについては、粒径が5μm未満の粉じんの場合は、[B]除じん方式若しくは電気除じん方式による除じん装置又はこれらと同等以上の性能を有する除じん装置を設けなければならないと規定されている。また、排液処理については、硫酸を含有する排液の場合は、[C]方式による排液処理装置又はこれと同等以上の性能を有する排液処理装置を設けなければならないと規定されている。」

	A	B	C
(1)	排ガス処理	ろ過	中和
(2)	浄化処理	ろ過	中和
(3)	排ガス処理	スクラバによる	酸化・還元
(4)	浄化処理	マルチサイクロンによる	酸化・還元
(5)	排ガス処理	マルチサイクロンによる	活性汚泥

左ページの問題の解答

 問7 特定化学物質を取り扱う事業を廃止するときの措置に関する問題です。
正解は(5)

事業廃止時に所轄労働基準監督署長に提出する記録等は以下の3点です。

- ・作業記録（選択肢C）
- ・測定記録（選択肢D）
- ・特定化学物質健康診断個人票（選択肢E）

 問8 特定化学物質の用後処理に関する問題です。正解は(1)

　　用後処理として、除じん、排ガス処理、排液処理、残さい物処理およびぼろ等の処理の規定があります。

　　除じんにおいては、粉じんを含有する気体を排出する排気筒または局所排気装置、プッシュプル型換気装置には、粉じんの粒径に応じて、5μm（マイクロメートル）未満ではろ過除じん方式もしくは電気除じん方式による除じん装置、あるいはそれと同等以上の性能を持つ除じん装置を設けなければなりません。

　　アルキル水銀化合物、塩酸、硫酸等を含む排液は、その種類に応じて有効な方式の排液処理装置を設けなければなりません。硫酸・塩酸・硝酸は中和方式の、アルキル水銀化合物やシアン化カリウム、シアン化ナトリウム、硫化ナトリウムは酸化・還元方式の排液処理装置です。

問9 次の特定化学物質を製造しようとするとき、労働安全衛生法に基づく厚生労働大臣の許可を必要としないものはどれか。

(1) ベンゾトリクロリド
(2) ベリリウム
(3) オルトーフタロジニトリル
(4) ジアニシジン
(5) アルファーナフチルアミン

作業環境測定

問10 法令に基づき定期に行う作業環境測定と測定頻度との組合せとして、誤っているものは次のうちどれか。

(1) 型ばらし装置を用いて砂型をこわす作業を常時行う
屋内作業場における空気中の粉じんの濃度の測定 ………… 1年以内ごとに1回
(2) 非密封の放射性物質を取り扱う作業室における空気
中の放射性物質の濃度の測定 ………………………… 1か月以内ごとに1回
(3) チッパーによりチップする業務を行い著しい騒音を
発する屋内作業場における等価騒音レベルの測定 ………… 6か月以内ごとに1回
(4) 特定化学物質のうち第一類物質を取り扱う屋内作業
場における空気中の第一類物質の濃度の測定 …………… 6か月以内ごとに1回
(5) 鉛ライニングの業務を行う屋内作業場における空気
中の鉛の濃度の測定 ………………………………… 1年以内ごとに1回

問11 次の作業場のうち、法令に基づく作業環境測定の対象とされていないものはどれか。

(1) トルエンを用いて有機溶剤業務を行う屋内作業場
(2) 金属の表面処理のため硝酸を取り扱う屋内作業場
(3) 陶磁器を製造する工程において、乾式で原料を混合する作業を常時行う屋内作業場
(4) 溶融ガラスからガラス製品を成型する業務を行う屋内作業場
(5) 鋲打ち機、はつり機等圧縮空気により駆動される機械又は器具を取り扱う屋内作業場

問9 特定化学物質のうち、製造許可物質に関する問題です。正解は(3)

(1) × ベンゾトリクロリドは特定化学物質のうち第1類で、製造許可物質です。
(2) × ベリリウムは特定化学物質のうち第1類で、製造許可物質です。
(3) ○ オルト－フタロジニトリルは第2類のため、許可を必要としません。
(4) × ジアニシジンは特定化学物質のうち第1類で、製造許可物質です。
(5) × アルファ－ナフチルアミンは特定化学物質のうち第1類で、製造許可物質です。

問10 作業環境測定の対象物と測定頻度の組合せの問題です。正解は(1)

(1) × 「型ばらし装置を用いて砂型をこわす作業を常時行う屋内作業場における空気中の粉じんの濃度の測定」は、粉じんを発する業務ですから、6か月以内ごとに1回です。
(2) ○ 放射線業務の測定は、1か月以内ごとに1回です。
(3) ○ 「チッパーによりチップする業務を行い著しい騒音を発する屋内作業場における等価騒音レベルの測定」は、騒音を発する業務ですから6か月以内ごとに1回です。
(4) ○ 第1類および第2類特定化学物質の測定は、6か月以内ごとに1回です。
(5) ○ 鉛業務の測定は、1年以内ごとに1回です。

問11 作業環境測定の対象物質に関する問題です。正解は(2)

(1) ○ トルエンは、有機溶剤ですので対象業務です。
(2) × 硝酸は、特定化学物質ですが、対象外の第3類特定化学物質です。
(3) ○ 陶磁器を製造する工程において、乾式で原料を混合する作業を常時行う屋内作業は、粉じんを著しく発散する作業ですので対象です。
(4) ○ 溶融ガラスからガラス製品を成型する業務を行う屋内作業は、暑熱の作業ですから気温、湿度、ふく射熱の測定が必要です。
(5) ○ この作業は、著しい騒音を発する作業です。

特殊健康診断

 次の業務に常時従事する労働者に対し、法令に基づく医師による特別の項目についての健康診断を行うことが義務づけられていないものはどれか。

(1) 潜水業務

(2) 鉛ライニングの業務

(3) 管理区域内における放射線業務

(4) 屋内作業場において第二種有機溶剤等を用いて行う試験研究の業務

(5) 特定化学物質のうち第三類物質を製造し、又は取り扱う業務

問13 次の業務に常時従事する労働者に対し、法令に基づく医師による特別の項目についての健康診断を行うことが義務づけられていないものはどれか。

(1) 潜水業務

(2) 酸素欠乏危険場所における業務

(3) 管理区域内における放射線業務

(4) 特定化学物質のうち第一類物質を製造し、又は取り扱う業務

(5) 屋内作業場において第二種有機溶剤等を用いて行う試験研究の業務

問**12** 特殊健康診断が義務づけられている業務に関する問題です。正解は(5)

(1) ○ 高気圧下業務および潜水業務は、特殊健康診断の対象です。

(2) ○ 鉛を取り扱う業務は、特殊健康診断の対象です。

(3) ○ 管理区域内における放射線業務は、電離放射線業務であり、特殊健康診断の対象です。

(4) ○ 屋内作業場において第2種有機溶剤等を用いて行う試験研究の業務は、特殊健康診断の対象です。第3種有機溶剤の場合はタンク内部の従事者のみが対象となります。

(5) × 特定化学物質を取り扱う業務の場合は、第1類および第2類を取り扱う労働者が、特殊健康診断の対象となります。第3類物質を製造し、または取り扱う業務は対象外です。

問**13** 特殊健康診断が義務づけられている業務に関する問題です。正解は(2)

(1) ○ 潜水業務は、特殊健康診断の対象です。

(2) × 酸素欠乏危険場所における業務は、特殊健康診断の対象ではありません。

(3) ○ 管理区域内における放射線業務は、特殊健康診断の対象です。

(4) ○ 特定化学物質のうち第1類物質および第2類物質を製造し、または取り扱う業務は、特殊健康診断の対象です。第3類物質は対象外です。

(5) ○ 屋内作業場において第2種有機溶剤等を用いて行う試験研究の業務は、特殊健康診断の対象です。有機溶剤の場合は第3種を取り扱う労働者は、タンク内部での従事者のみが対象です。

問14 特殊健康診断に関する次の記述のうち、誤っているものはどれか。

(1) 有害業務への配置替えの際に行う特殊健康診断には、業務適性の判断と、その後の業務の影響を調べるための基礎資料を得るという目的がある。

(2) 有害物質による健康障害の大部分のものは、急性発症を除き、初期又は軽度の場合はほとんど無自覚で、諸検査の結果により早期に発見されることが多い。

(3) 特殊健康診断の健診項目には、有害物の体内摂取量を把握したり、有害物による軽度の影響を把握するための生物学的モニタリングによる検査が含まれているものがある。

(4) 特殊健康診断における尿の採取時期については、有機溶剤等健康診断では、作業期間中の任意の時期でよいが、鉛健康診断では、鉛の生物学的半減期が短いため、厳重にチェックする必要がある。

(5) VDT作業や振動工具を取り扱う業務による健康障害は、他覚的所見より自覚症状の方が先行して発症する愁訴先行型である。

問15 特殊健康診断に関する次の記述のうち、誤っているものはどれか。

(1) 有害業務への配置替えの際に行う特殊健康診断には、業務適性の判断と、その後の業務の影響を調べるための基礎資料を得るという目的がある。

(2) 特殊健康診断の実施にあたっては、従事している作業の内容と有害要因へのばく露状況を把握する必要がある。

(3) 特殊健康診断では、類似の他の疾患との判別と業務起因性についての判断が、一般健康診断よりも一層強く求められる。

(4) 特殊健康診断における尿の採取時期については、有機溶剤等健康診断では、作業期間中の任意の時期でよいが、鉛健康診断では、鉛の生物学的半減期が短いため、厳重にチェックする必要がある。

(5) 振動工具取扱い作業者に対する特殊健康診断を1年に2回実施する場合、そのうち1回は冬期に行うとよい。

問14 特殊健康診断に関する問題です。正解は(4)

(1) ○ 有害業務への配置替えの際に行う特殊健康診断には、業務適性の判断と、その後の業務の影響を調べるための基礎資料を得るという目的があります。

(2) ○ 有害物質による健康障害の大部分のものは、初期または軽度の場合はほとんど無自覚で、諸検査の結果により早期に発見されることが多くあります。

(3) ○ 特殊健康診断の健診項目には、有害物の体内摂取量を把握したり、有害物による軽度の影響を把握するための生物学的モニタリングによる検査が含まれているものがあります。

(4) × 鉛中毒の症状は、早期に見られます。血中の鉛濃度は1か月程度で低下しますが、生物学的半減期が長い（減少スピードが落ちるのが遅い）ため、数年から10年程度も体内に残るのが特徴です。鉛健康診断における尿または血液の歳出は、採取時期による差異はありません。

(5) ○ VDT作業や振動工具を取り扱う業務による健康障害は、他覚的所見より自覚症状が先行して発症する愁訴先行型です。

問15 特殊健康診断に関する問題です。正解は(4)

(1) ○ 有害業務への配置替えの際に行う特殊健康診断には、業務適性の判断と、その後の業務の影響を調べるための基礎資料を得るという目的があります。

(2) ○ 特殊健康診断の実施にあたっては、従事している作業の内容と有害要因へのばく露状況を把握する必要があります。

(3) ○ 特殊健康診断では、類似の他の疾患との判別と業務起因性についての判断が、一般健康診断よりも一層強く求められます。

(4) × 特殊健康診断における尿の採取時期については、鉛健康診断では、鉛の生物学的半減期が長いため、採取時期による差異はありません。

(5) ○ 振動工具取扱い作業者に対する特殊健康診断を1年に2回実施する場合、そのうち1回は冬期に行うとよいとされています。これは、振動工具を使用することにより発症する手指・上肢のしびれなどの神経症状や、レイノー現象（手指が蒼白になる。白指発作）が冬季に発生しやすいためです。

健康管理手帳

問16 特定の有害業務に従事した者については、離職の際に又は離職の後に、法令に基づく健康管理手帳が公布されるが、次の者のうち、交付対象とならないものはどれか。

(1) 水銀を取り扱う業務に5年以上従事した者

(2) 塩化ビニルを重合する業務に4年以上従事した者

(3) ベータ-ナフチルアミンを取り扱う業務に3か月以上従事した者

(4) ジアニシジンを取り扱う業務に3か月以上従事した者

(5) 石綿等が吹き付けられた建築物の解体の作業に1年以上従事した者で、初めて石綿等の粉じんにばく露した日から10年以上経過している者

問17 次の有害業務に従事した者のうち、離職の際に又は離職の後に、法令に基づく健康管理手帳の交付対象となるものはどれか。

(1) 水銀を取り扱う業務に3年以上従事した者

(2) 硝酸を取り扱う業務に5年以上従事した者

(3) 鉛化合物を製造する業務に7年以上従事した者

(4) メタノールを取り扱う業務に10年以上従事した者

(5) 粉じん作業に従事した者で、じん肺管理区分が管理二又は管理三のもの

作業主任者

問18 次の作業を行うとき、法令上、作業主任者を選任しなければならないものはどれか。

(1) 酒類を入れたことのある醸造槽の内部における作業

(2) セメント製造工程においてセメントを袋詰めする作業

(3) 強烈な騒音を発生する場所における作業

(4) 水深10m以上の場所における潜水の作業

(5) 試験研究業務としてベンゼンを取り扱う作業

問16 健康管理手帳の交付対象業務の問題です。正解は(1)

(1) ×　「水銀を取り扱う業務」は、交付対象の業務ではありません。

(2) ○　「塩化ビニルを重合する業務に4年以上従事した者」は、健康管理手帳の交付対象です。

(3) ○　「ベータ–ナフチルアミンを取り扱う業務」に3か月以上従事した者は、健康管理手帳の交付対象です。

(4) ○　「ジアニシジンを取り扱う業務」に3か月以上従事した者は、健康管理手帳の交付対象です。

(5) ○　「石綿を取り扱う業務に1年以上従事」したことがあり、石綿による胸膜肥厚がある者および両肺野に石綿による不整形陰影がある者および初めて石綿等の粉じんにばく露した日から10年以上経過している者は、健康管理手帳の交付対象です。

問17 健康管理手帳の交付対象業務の問題です。正解は(5)

(1) ×　水銀を取り扱う業務は対象ではありません。

(2) ×　硝酸を取り扱う業務は対象ではありません。

(3) ×　鉛化合物を取り扱う業務は対象ではありません。

(4) ×　メタノールを取り扱う業務は対象ではありません。

(5) ○　じん肺管理区分が管理2または管理3のものには交付されます。

問18 作業主任者を選任しなければならない業務に関する問題です。正解は(1)

(1) ○　「酒類を入れたことのある醸造槽の内部における作業」は酸素欠乏危険作業にあたりますので、作業主任者の選任が必要です。

(2) ×　セメント製造工程においてセメントを袋詰めする作業に、作業主任者の選任は必要ありません。

(3) ×　強烈な騒音を発生する場所における作業に、作業主任者の選任は必要ありません。

(4) ×　水深10m以上の場所における潜水の作業に、作業主任者の選任は必要ありません。

(5) ×　ベンゼンは特定化学物質（製造禁止物質）ですが、試験研究用の用途として取り扱う作業の場合は作業主任者の選任は不要です。

問19 労働安全衛生法に基づく技能講習を修了することによって取得できる資格は、次のうちどれか。
(1) ガンマ線透過写真撮影作業主任者の資格
(2) 特定化学物質作業主任者の資格
(3) エックス線作業主任者の資格
(4) 高圧室内作業主任者の資格
(5) 潜水士の資格

労働基準法

問20 次のAからDの業務について、労働基準法に基づく時間外労働に関する協定を締結し、これを所轄労働基準監督署長に届け出る場合においても、労働時間の延長が1日2時間を超えてはならないものの組合せは(1)〜(5)のうちどれか。
　　A　多量の低温物体を取り扱う業務
　　B　鉛、水銀、一酸化炭素、その他これらに準ずる有害物質の粉じん、蒸気又はガスを発散する場所における業務
　　C　病原体によって汚染された物を取り扱う業務
　　D　VDT作業における受注、予約等の拘束型の業務
(1) A , B　　　　　(4) B , D
(2) A , C　　　　　(5) C , D
(3) B , C

問21 女性については、労働基準法により下の表の左欄の年齢に応じ右欄の重量物を取り扱う業務に就かせてはならないとされているが、同表に入れるAからCの数字の組合せとして、正しいものは(1)〜(5)のうちどれか。

年齢	重量（単位kg）	
	断続作業の場合	継続作業の場合
満16歳未満	12	A
満16歳以上満18歳未満	B	15
満18歳以上	C	20

	A	B	C
(1)	8	20	25
(2)	8	25	30
(3)	10	20	25
(4)	10	20	30
(5)	10	22	30

問**19** 作業主任者の資格取得に関する問題です。正解は⑵

(1) × ガンマ線透過写真撮影作業主任者には、試験に合格した者でないと作業主任者として選任できません。

(2) ○ 特定化学物質作業主任者は、都道府県労働局長またはその登録する教習機関が行う技能講習を修了した者であれば作業主任者として選任できます。

(3) × エックス線作業主任者は、試験に合格した者でないと作業主任者として選任できません。

(4) × 高圧室内作業主任者の資格は、試験に合格した者でないと作業主任者として選任できません。

(5) × 潜水士の資格は、講習を受けただけでは取得することができません。

問**20** 労働基準法に基づく労働時間の延長に関する問題です。正解は⑴

1日につき**2時間**を超えて労働時間の延長をしてはならない業務が、坑内労働の他に10業務あります。この10業務は、安全衛生管理体制（有害業務）の項目で解説した有害業務のことです。

A 多量の低温物体を取り扱う業務 ……………………有害業務

B 鉛、水銀、一酸化炭素、その他これらに準ずる有害物質の粉じん、蒸気またはガスを発散する場所における業務 ………………有害業務

C 病原体によって汚染された物を取り扱う業務 ……有害業務ではありません

D VDT作業における受注、予約等の拘束型の業務 …有害業務ではありません

問**21** 労働基準法に基づく女性の就業制限に関する問題です。正解は⑵

すべての女性を就業させてはならない業務があり、そのうちの1つが重量物を取り扱う業務です。ここで重量物とは、満18歳以上の場合は断続作業では**30kg以上**のもの、継続的作業では**20kg以上**のもの、満16歳以上満18歳未満では断続作業で**25kg以上**、継続的作業で**15kg以上**のもの、満16歳未満では断続作業で**12kg以上**、継続的作業で**8kg以上**のものです。

定期自主検査

問22 次の設備又は装置のうち、法令に基づく定期自主検査の対象とされていないものはどれか。

(1) フェノールを取り扱う特定化学設備

(2) ジクロルメタンを用いて洗浄業務を行う屋内の作業場所に設けたプッシュプル型換気装置

(3) 手持ち式動力工具を用いて金属の研磨作業を行う屋内作業場に設けた全体換気装置

(4) シアン化カリウムを含有する排液用に設けた排液処理装置

(5) セメントを袋詰めする屋内の作業箇所に設けた局所排気装置の除じん装置

問23 法令に基づき設置する設備であって、かつ、定期自主検査を行わなければならないものは次のうちどれか。

(1) アーク溶接を行う屋内作業場に設けた全体換気装置

(2) 木材加工用丸のこ盤を使用する作業場所に設けた局所排気装置

(3) エタノールを使用する作業場所に設けた局所排気装置

(4) アンモニアを使用する作業場所に設けたプッシュプル型換気装置

(5) 硫酸を含有する排液用に設けた排液処理装置

問22 定期自主検査に関する問題です。正解は(3)

(1) ○ 特定化学設備は、**2年以内**ごとに1回の定期自主検査が必要です。

(2) ○ プッシュプル型換気装置は、**1年以内**ごとに1回の定期自主検査が必要です。

(3) × <u>全体換気装置</u>は、定期自主検査の対象外の設備です。

(4) ○ 排液処理装置は、**1年以内**ごとに1回の定期自主検査が必要です。

(5) ○ （局所排気装置の）除じん装置は、**1年以内**ごとに1回の定期自主検査が必要です。

問23 定期自主検査に関する問題です。正解は(5)

重要 「法令に基づき設置する設備であって」と問題文にある場合は、その設備名だけではなく、**対象物質にも注意**する必要があります。物質によっては、これらの設備・装置を設置していても法的な義務に基づいたものではない場合があり、定期自主検査を実施する法的義務はありません。

(1) × 全体換気装置は、定期自主検査の**対象外**です。

(2) × 木材加工用丸のこ盤を使用する作業場所に設けた局所排気装置は、法令に基づき設置する局所排気装置ではありません。木工用丸のこから出る粉じん（木くず）は、法令に基づき設置された局所排気装置の対象物質ではないからです。

(3) × エタノールは、有機溶剤中毒予防規則の**対象外**の物質ですので、ここに設置された局所排気装置は定期自主検査の**対象外**です。

(4) × アンモニアは、特定化学物質**第3類**ですので、ここに設置されたプッシュプル型換気装置は定期自主検査の対象外です（プッシュプル型換気装置の対象物質は有機溶剤と粉じんであり、特定化学物質は対象外）。

(5) ○ <u>硫酸</u>を含有する排液用に設けた排液処理装置は、法令に<u>基づき設置された機械設備に該当します。</u>

問24 定期自主検査を行うべき設備又は装置と法令で定められたその検査頻度との組合せとして、正しいものは次のうちどれか。

(1) 透過写真撮影用ガンマ線照射装置 …………………………… 2か月以内ごとに1回

(2) トルエンを取り扱う屋内の作業場所に
　設けた局所排気装置 …………………………………………… 1年以内ごとに1回

(3) コールタールを取り扱う特定化学設備 …………………… 1年以内ごとに1回

(4) 粉状の酸化チタンを袋詰めする屋内の作業場所に
　設けた局所排気装置 …………………………………………… 2年以内ごとに1回

(5) 鉛ライニングを施した物の溶接、溶断等を行う
　屋内の作業場所に設けたプッシュプル型換気装置 ……… 6か月以内ごとに1回

特別教育

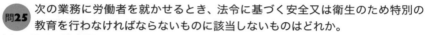

問25 次の業務に労働者を就かせるとき、法令に基づく安全又は衛生のため特別の教育を行わなければならないものに該当しないものはどれか。

(1) 石綿等が使用されている建築物の解体等の作業に係る業務

(2) 酸素欠乏危険場所における作業に係る業務

(3) 特定化学物質のうち第二類物質を取り扱う作業に係る業務

(4) 廃棄物の焼却施設において焼却灰を取り扱う業務

(5) エックス線装置による透過写真の撮影の業務

問26 次の業務に労働者を常時従事させるとき、法令に基づく安全又は衛生のための特別の教育を行わなければならないものはどれか。

(1) 特定化学物質を用いて行う滅菌の業務

(2) 水深10m以上の場所における潜水業務

(3) 手持式動力工具を用いて行う粉じん作業に係る業務

(4) 屋内作業場で有機溶剤等を用いて行う塗装の業務

(5) ガンマ線照射装置を用いて行う透過写真撮影の業務

問24 定期自主検査に関する問題です。正解は(2)

(1) × 透過写真撮影用ガンマ線照射装置の検査頻度は、**1か月以内**ごとに1回です。

(2) ○ トルエンを取り扱う屋内の作業場所に設けた局所排気装置の検査頻度は、**1年以内**ごとに1回です。

(3) × コールタールを取り扱う特定化学設備の検査頻度は、**2年以内**ごとに1回です。

(4) × 粉状の酸化チタンを袋詰めする屋内の作業場所に設けた局所排気装置の検査頻度は、**1年以内**ごとに1回です。

(5) × 鉛ライニングを施した物の溶接、溶断等を行う屋内の作業場所に設けたプッシュプル型換気装置の検査頻度は、**1年以内**ごとに1回です。

問25 特別教育に関する問題です。正解は(3)

(1) ○ 該当します。

(2) ○ 該当します。

(3) × 特定化学物質を取り扱う業務は該当しません。

(4) ○ **特定粉じん業務**にあたるため、該当します。

(5) ○ 該当します。

問26 特別教育に関する問題です。正解は(5)

(1) × 特別な教育が必要な業務ではありません。

(2) × 特別な教育が必要な業務ではありません。

(3) × 特別な教育が必要な業務ではありません。特定粉じん発生源の粉じん作業でも「手持式可搬式動力工具」を用いた作業の場合は除外されます。

(4) × 特別な教育が必要な業務ではありません。

(5) ○ ガンマ線照射装置を用いて行う透過写真撮影の業務は、特別な教育が必要な業務です。

譲渡制限機械

 厚生労働大臣が定める規格を具備しなければ、譲渡し、貸与し、又は設置してはならない機械等に該当するものは、次のうちどれか。

(1) 送気マスク

(2) ハロゲンガス用防毒マスク

(3) 防音保護具

(4) 化学防護服

(5) 空気呼吸器

問28 厚生労働大臣が定める規格を具備しなければ、譲渡し、貸与し、又は設置してはならない機械等に該当しないものは、次のうちどれか。

(1) 再圧室

(2) 防音保護具

(3) アンモニア用防毒マスク

(4) ろ過材及び面体を有する防じんマスク

(5) 排気量40cm³以上の内燃機関を内蔵するチェーンソー

問27 譲渡制限機械に関する問題です。正解は(2)

(1) × 送気マスクは該当しません。
(2) ○ ハロゲンガス用防毒マスクは譲渡制限機械です。
(3) × 防音保護具は該当しません。
(4) × 化学防護服は該当しません。
(5) × 空気呼吸器は該当しません。

譲渡制限機械は約50種類もあります。再圧室、アンモニア用、ハロゲンガス用防毒マスク、ろ過材および面体を有する防じんマスク、排気量40cm³以上の内燃機関を内蔵するチェーンソーはその一種で、この他にガンマ線照射装置、潜水器などがあります。防毒マスクでは、有機ガス用、一酸化炭素用、亜硫酸ガス用なども譲渡制限機械です。

問28 譲渡制限機械に関する問題です。正解は(2)

(1) ○ 再圧室は、譲渡制限機械です。
(2) × 防音保護具、送気マスク、化学防護服等は、制限を受けません。
(3) ○ アンモニア用防毒マスクは、譲渡制限機械です。
(4) ○ ろ過材および面体を有する防じんマスクは、譲渡制限機械です。
(5) ○ 排気量40cm³以上の内燃機関を内蔵するチェーンソーは、譲渡制限機械です。

立入禁止

 問29 労働安全衛生規則に基づく衛生基準に関する次の記述のうち、誤っているものはどれか。

(1) 著しく暑熱又は寒冷の作業場においては、作業場内に休憩の設備を設けなければならない。

(2) 強烈な騒音を発する屋内作業場においては、その伝ぱを防ぐため、隔壁を設ける等必要な措置を講じなければならない。

(3) 炭酸ガス（二酸化炭素）濃度が1.5％を超える場所には、関係者以外の者が立ち入ることを禁止しなければならない。

(4) 坑の内部その他の場所で、自然換気が不十分なところにおいては、排気ガス除去のための換気対策なしに、内燃機関を有する機械を使用してはならない。

(5) 備え付けが義務付けられている保護具については、同時に就業する労働者数と同数以上を備え、常時有効かつ清潔に保持しなければならない。

問30 労働安全衛生規則により関係者以外の者の立入りが禁止されている場所に該当しないものは、次のうちどれか。

(1) 著しく寒冷な場所

(2) 超音波にさらされる場所

(3) 硫化水素濃度が100万分の20である場所

(4) 病原体による汚染のおそれの著しい場所

(5) 炭酸ガス（二酸化炭素）濃度が1％である場所

問29 一般作業環境、立入禁止場所に関する問題です。正解は(1)

(1) × 著しく暑熱または寒冷の作業場における休憩の設備は、**作業場外**に設けることになっています。

(2) ○ 強烈な騒音を発する屋内作業場においては、その伝播を防ぐため、隔壁を設ける等必要な措置を講じる必要があります。

(3) ○ 炭酸ガス（二酸化炭素）濃度が**1.5%を超える**場所には、関係者以外の者の立ち入りは禁止されています。

(4) ○ 坑の内部その他の場所で、自然換気が不十分なところにおいては、排気ガス除去のための換気対策なしに、内燃機関を有する機械を使用してはなりません。これは**一酸化炭素**中毒を防止するための措置で、労働安全衛生法施行規則に定められています。

(5) ○ 備え付けが義務づけられている保護具については、同時に就業する労働者数と同数以上を備え、常時有効かつ清潔に保持しなければなりません。

問30 立入禁止場所に関する問題です。正解は(5)

(1) ○ 著しく寒冷な場所は立入禁止場所です。また**作業場外**に休憩設備を設けることになっています。

(2) ○ 超音波にさらされる場所は、立入禁止場所です。

(3) ○ 硫化水素濃度が100万分の20である場所は、立入禁止場所です。第2種酸素欠乏危険作業では、空気中の硫化水素濃度が100万分の**10（10ppm）**を超える場所は立入禁止場所として規定されています。

(4) ○ 病原体による汚染のおそれの著しい場所は、立入禁止場所です。

(5) × 炭酸ガス（二酸化炭素）濃度が1%である場所には、立ち入り可能です。立入禁止場所は、炭酸ガス（二酸化炭素）濃度が**1.5%を超える**場所です。

労働安全衛生法の目的

問31 労働安全衛生法の目的に関する次の文中の［　　］内に入れるAからCの用語の組合せとして、正しいものは(1)～(5)のうちどれか。

「この法律は、労働基準法と相まって、労働災害の防止のための危害防止基準の確立、［　A　］の明確化及び［　B　］の促進の措置を講ずる等その防止に関する総合的計画的な対策を推進することにより職場における労働者の安全と健康を確保するとともに、［　C　］の形成を促進することを目的とする。」

	A	B	C
(1)	責任体制	安全衛生管理	安全文化
(2)	責任体制	自主的活動	快適な職場環境
(3)	事業者責任	健康管理	良好な作業環境
(4)	管理体制	安全衛生管理	快適な職場環境
(5)	管理体制	自主的活動	安全文化

問題の解答

問31 労働安全衛生法の目的についての問題です。正解は(2)

（目的）第1条　この法律は、労働基準法と相まって、労働災害の防止のための危険防止基準の確立、責任体制の明確化及び自主的活動の促進の措置を講ずる等その防止に関する総合的計画的な対策を推進することにより職場における労働者の安全と健康を確保するとともに、快適な職場環境の形成を促進することを目的とする。

第 **5** 章

労働衛生
（有害業務）

この章は、第1種のみに対応しています。

47 職業性疾病①（有害化学物質）

48 職業性疾病②（有害エネルギー）

49 職業性疾病③（有害光線）

50 保護具

51 作業環境管理

52 物質の性状

53 排気装置、換気装置

第5章の章末問題

47 職業性疾病① (有害化学物質)

ココが出る！

● 有害化学物質の名称と疾病・疾患の症状の組合せ

＋ 有害化学物質とその症状

頻出度 🐸🐸🐸

有害化学物質を取り扱う作業を続けていると、健康を損なう可能性があります。有害化学物質がもたらす疾病は、原因物質によって症状は多岐にわたります。それぞれの特徴をおさえておきましょう。試験では3問以上が必ず出題されています。

主な物質による症状の一覧

物質等の名称		主な症状
亜鉛		金属熱
水銀	（金属水銀）	脳疾患、手指の震え、精神症状（感情不安定や幻覚等）
	（無機水銀）	腎臓疾患、血尿、無尿、尿毒症
	（有機水銀）	脳疾患、しびれ感、視野狭窄、ふらふらする（失調）
マンガン		中枢神経障害、歩行困難、震え、パーキンソン病
一酸化炭素		空気より少し軽い、無色無臭の気体で、物が不完全燃焼した場合に発生し、ヘモグロビンの酸素運搬能力を低下させる（酸欠状態を起こす。息切れ、頭痛から始まり、やがて虚脱や意識混濁となる）
鉛		貧血、末梢神経障害、消化器障害、腹部疝痛
クロム		皮膚炎、上気道がん、肺がん、黒皮症、鼻の粘膜の刺激による鼻中隔穿孔
カドミウム		（急性）胃腸障害、上気道炎、肺炎、（慢性）肺気腫、腎障害。イタイイタイ病（富山県）の原因にもなった
シアン化水素（青酸）		細胞内呼吸障害、頭痛、痙攣、昏睡
ベンゼン		慢性：再生不良性貧血、麻酔作用、造血器障害、白血病（血液のがん） 急性：めまい、頭痛、呼吸困難、意識障害
硫化水素		無色腐卵臭の気体。 低濃度の場合：眼や気道の刺激、歩行乱れ、呼吸器障害を引き起こす 高濃度の場合：呼吸中枢麻痺、意識喪失が生じる
二硫化炭素		麻酔作用、精神障害、意識障害
N,N-ジメチルホルムアミド		めまい、頭痛、肝機能障害
ノルマルヘキサン		多発性神経炎、末梢神経障害
酢酸メチル		視神経障害
二酸化硫黄		慢性気管支炎、歯牙酸触症
トリクロルエチレン		末梢神経障害、記憶障害、肝障害、腎障害
トルエン		頭痛、嘔吐、めまい、意識消失、痙攣、皮膚炎
メタノール		視神経障害、頭痛、めまい、吐き気
ベリリウム		ベリリウム肺（咳、呼吸困難）、接触性皮膚炎
弗化水素		慢性：骨の硬化、関節の痛み、斑状歯（歯の表面に白い斑点やしみが出る） 急性：咳、喉の痛み、呼吸困難
塩素ガス		肺炎、気管支けいれん、肺水腫

前ページの表に挙げている有害化学物質は、出題範囲の物質のごく一部です。ただし、すべて最近5年以内の過去問題で出題されている重要なものばかりです。なかでも赤字のものは、問題の正解となっている選択肢に使われた物質ですので、その症状との組合せを確実に記憶しておく必要があります。

● 水銀

水銀化合物には、金属水銀、無機水銀、有機水銀の3種類があります。金属水銀では主に脳疾患を引き起こし、手指の震えや精神障害なども起こります。肝がんにはなりません（過去に出題）。

● マンガン

マンガンは金属水銀と同じく、脳疾患を発症します。震えや歩行困難、パーキンソン病（振戦、ろれつがまわらず、うまくしゃべれない）などが起こります。

● 一酸化炭素

無色無臭の一酸化炭素は、空気より少し軽い窒息性ガスの一種です（窒息性ガスはほかに硫化水素、シアン化水素があります）。一酸化炭素は血液中のヘモグロビンと結合しやすいため、本来ヘモグロビンと結合するはずの酸素が結合できなくなり、酸素を運ぶ量が減ることで、酸欠状態を引き起こします。

● 弗化水素

慢性症状として骨の硬化、斑状歯があり、よく出題されています。

● 塩素ガス

次亜塩素酸塩と酸性物質を混ぜることで発生することがあり（漂白剤などで「混ぜるな危険」と標記されている）、呼吸器に影響を及ぼします。

● 鉛

鉛を大量に摂取あるいは蓄積すると鉛中毒を引き起こします。症状には、末梢神経障害、消化器障害、歯肉の鉛縁、腹部疝痛、貧血（酸素を運搬する赤血球中のヘモグロビンの合成障害）などがあります。これらは鉛中毒の早期に見られるため、診断に用いられます。血中の鉛濃度は1か月程度で低下しますが、減少スピードは落ちるのが遅いため、数年から10年程度の間は体内に残るのが特徴です。

特殊健康診断の1つに鉛健康診断がありますが、鉛健康診断における尿または血液の採取の時期によって結果に差異が生じることはありません。

● 有機溶剤

有機溶剤には、揮発性や引火性という性質があり、その蒸気は空気よりも重いために下にたまりやすいという特徴があります。呼吸器や皮膚から吸収されやすく、また脂溶性（脂肪を溶かす性質）があるために、脂肪の多い脳に入りやすいのも特徴です。

● ノルマルヘキサン

接着剤や食用油の抽出溶剤などとして使用される、有機溶剤の一種です。取り込

むと、**多発性神経炎**、**末梢神経障害**を引き起こします。

● 酢酸メチル

これも接着剤や抽出溶剤などとして使用される、有機溶剤の一種です。取り込むと、**視神経障害**を引き起こします。

✚ じん肺 　　　　　　　　　　　　　　　　　　　頻出度 🌙🌙🌙

じん肺は、肺に**線維増殖性**の変化が起こる疾患です。肺に付着した粉じんが肺組織を破壊し、酸素の交換ができなくなるというものです。初期には自覚症状がほとんどないため、気づいたときは症状が進行していて、呼吸困難や咳、痰などがみられるようになります。

じん肺は、吸収する物質（粉じん）の種類によって次の3つに分類されます。

① けい肺

岩石等に含まれる遊離けい酸（結晶型の無水けい酸。SiO_2）を吸入することによって発症する疾患です。肺で線維増殖を起こす作用が強く、金属鉱業、隧道建設業、鋳物業における砂型作業、石材加工業、ガラス工業などの作業で多くみられます。

② 石綿肺

石綿（アスベスト）の粉じんを吸入することによって発症し、肺がん、胸膜・腹膜の中皮腫を引き起こします。石綿は製造禁止物質であり、胸膜に肥厚な石灰化がみられるのが特徴です。

③ アルミニウム肺（アルミナ肺）

アルミニウムやその化合物の金属粉じんを吸入することによって発症します。けい肺より進行が早いのが特徴です。

じん肺の種類と特徴

じん肺の名称	吸入する粉じんの例	特徴
けい肺	遊離けい酸	● 強い線維増殖性 ● 金属鉱業、隧道建設業、砂型作業（鋳物業）、石材加工業、ガラス工業など
石綿肺	石綿（アスベスト）	● 胸膜に肥厚な石灰化 ● 発がん性、中皮腫
アルミニウム肺	アルミニウム等の金属	● 進行が早い

✚ 有害物質と職業がん 　　　　　　　　　　　　　頻出度 🌙🌙🌙

有害物質を取り扱う職業に長期間従事することによって、その職業特有のがんに罹患することがあります。このがんのことを職業がんといいます。潜伏期が長いために離職後に発症することもあるので、特有の職業に就いていた労働者には健康管理

手帳を交付し、退職後にわたって健康管理をしなければなりません。

職業がんと原因物質

職業がん	原因物質
肺がん	クロム酸、コールタール、三酸化砒素、石綿
皮膚がん	コールタール、砒素、紫外線、電離放射線
白血病	ベンゼン、電離放射線
膀胱がん	ベンジジン、ベータ-ナフチルアミン

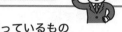
ベンゼンやノルマルヘキサンがよく出るよ！

Ｑ 問題

①化学物質による健康障害に関する次の記述のうち、誤っているものはどれか。　2019（平成31）年4月公表問題

(1) 無機水銀による健康障害では、腎障害などがみられる。

(2) ノルマルヘキサンによる健康障害では、末梢神経障害などがみられる。

(3) *N,N*-ジメチルホルムアミドによる健康障害では、頭痛、肝機能障害などがみられる。

(4) 弗化水素による中毒では、脳神経細胞が侵され、幻覚、錯乱などの精神障害などがみられる。

(5) ベンゼンによる健康障害では、長期間のばく露によって造血器障害が現れ、再生不良性貧血を生じる。

Ａ 解答

(4)　×　弗化水素による中毒の症状は、骨の硬化や斑状歯である。

②金属などによる健康障害に関する次の記述のうち、誤っているものはどれか。　2018（平成30）年4月公表問題

(1) 金属水銀中毒では、感情不安定、幻覚などの精神障害、手指の震えなどがみられる。

(2) 鉛中毒では、貧血、末梢神経障害、腹部の疝痛などがみられる。

(3) マンガン中毒では、指の骨の溶解、肝臓の血管肉腫などがみられる。

(4) カドミウム中毒では、上気道炎、肺炎、腎障害などがみられる。

(5) 砒素中毒では、角化症、黒皮症などの皮膚障害、鼻中隔穿孔などがみられる。

Ａ 解答

(3)　×　マンガン中毒の症状は脳疾患で、歩行困難やパーキンソン病など。

48 職業性疾病②（有害エネルギー）

ココが出る！ ● 有害エネルギーと症状の組合せ

　有害エネルギーというと電磁場や放射能を思い浮かべますが、音や圧力、熱など身近なエネルギーも、限度を超えると疾病を引き起こす有害エネルギーとなります。

＋ 気圧 頻出度 🎵🎵🎵

● 減圧症

　潜水作業で起こりやすい減圧症は、浮上中または浮上後に、減圧を早くやり過ぎることによって引き起こされます。潜水に伴う気圧の上昇により血液に溶け込んだ空気が、浮上の際に急激に常圧に戻ることにより、血液に溶けていた空気中の窒素が気泡となり、これが血管を閉塞することによって起こります。

　減圧症の症状には、浮上中には肺の過膨張や破裂など、また浮上後には皮膚のかゆみやベンズ（関節痛）、チョークス（胸内苦悶）などがあります。

＋ 高温と低温 頻出度 🎵🎵🎵

● 高温（熱中症）

　温度の高い場所で作業を続けると、間脳（視床下部）から身体の組織に指示が出て、発汗や血管の拡張など体温調節機能が働きますが、限度を超えると調節できず、熱中症に陥ることがあります。

高温障害（熱中症）

① 熱虚脱：血液が皮膚にたまって循環が不十分となり、軽いショック状態になる。頭痛やめまい、耳鳴りが起こり、症状が重い場合は失神することもある。体温の上昇がないので、涼しいところで安静にしていれば症状は改善される

② 熱痙攣：発汗により体内で水分と塩分が不足している状態のときに、水分のみを補給したことにより、血中塩分が低下し、筋肉痙攣が起こる。体温は正常で、塩分を補給すれば改善される

③ 熱射病（うつ熱病）：体温調節中枢が機能の変調をきたして発汗が停止し、体温が40℃以上になって意識障害が起こる。氷水につかるなど体温を下げる必要がある

注意 金属熱は熱中症ではありません。金属熱とは、亜鉛などのヒューム（溶接などで発生した金属蒸気が凝集したもの）を吸入して高熱が出る症状です。

● 低温

凍傷、凍瘡、低体温症、冷房病などがあります。

低温障害

① 凍傷：0℃以下の寒冷による組織の凍結壊死のこと
② 凍瘡：0℃以上の寒冷や湿気によるもので一般にはしもやけと呼ばれている
③ 低体温症：体内温度が35℃以下に冷やされ、筋硬直や意識消失が生じた状態
④ 冷房病：過度の冷房等による頭痛や関節痛や生理不順などの症状が特徴。
　外気温との差を5～6℃以内に保つことが重要となる

● レイノー現象（低温障害ではない）

寒冷刺激や精神的緊張によって手足の末梢の小動脈が発作的に収縮し、血液の流れが悪くなって指の皮膚が蒼白したり暗紫になる現象です。

＋ 騒音

頻出度 ♪♪♪

● 騒音性難聴

一定レベル以上の騒音に長時間さらされることにより、内耳にある有毛細胞（音を神経に伝達する役割を持つ）が変性、脱落して発症します。会話域より高い音（4,000Hz以上）が聞こえにくくなることから始まるのが特徴で、この聴力低下の型をC⁵dip（ディップ）といいます。高い音以外は聞き取れることもあり、会話などは普通にできるので気づきにくく、治りにくい（一度脱落、変性した有毛細胞は戻らない）ことも特徴です。

等価騒音レベル（単位時間当たりの騒音レベルを平均化したもの。ピーク値ではない）が85dB（デシベル）以上の騒音にばく露される労働者には、特別な健康診断を行い、その結果に応じて適切な措置を行うことになっています。

※音の単位は高さがHz（ヘルツ）、大きさがdB（デシベル）

Hz（ヘルツ）は音の周波数、dB（デシベル）は騒音レベル！

Ｑ 問題

作業環境における騒音及びそれによる健康障害に関する次の記述のうち、誤っているものはどれか。
　　　　　　　　　　　　　　　2018（平成30）年10月公表問題改題

(1) 騒音レベルの測定は、通常、騒音計の周波数補正回路のＡ特性で行い、その大きさはdB（Ａ）で表示する。
(2) 騒音性難聴は、騒音により中耳の有毛細胞が変性することにより生じる。

Ａ 解答

(2) × 騒音性難聴は、内耳（にある蝸牛菅の有毛細胞）が変性することにより生じる。

ココが出る!

● 有害光線（マイクロ波、赤外線、紫外線、レーザー光線）に
よる健康障害

電離放射線および非電離放射線は眼に見えず、また物理的な圧力も感じないため
に、知らず知らずのうちに影響を受けていることがあります。

➕ 電離放射線　　　　　　　　　　　　　　　頻出度 🔔🔔🔔

電離放射線は、γ（ガンマ）線やX（エックス）線など、電離作用（物質を通過する
ときに電離させる）を持つ有害光線であり、一般的に「放射線」と呼ばれています。

被ばくによる障害は、身体的影響と遺伝的影響に分けられます。身体的影響には、
被ばく後数週間で現れる早期障害と、数年から十数年後に現れる晩発障害があります。

被ばくによる身体的影響には確率的影響（発がんなどが起こる可能性がある）と、確
定的影響（「しきい値（しきい線量）」を超えると必ず発生する）があります。

電離放射線と健康障害

```
                                          造血器障害
                            早期障害       中枢神経系障害
              身体的影響                    皮膚障害
電離放射線被ばく
                            晩発障害       白血病
              遺伝的影響                    発がん
                                          白内障
                                          胎児障害
```

● 放射線業務従事者の被ばく限度（単位：mSv ミリシーベルト）

電離放射線は、原子力施設のほか、さまざまな産業や医療分野で使用されていま
す。放射線を受ける業務を行う労働者には、被ばく限度が決められています。

- 全身の場合 **5年間累計で100mSv**（1年間での限度は50mSv）
- 一般女性で3か月に5mSv、妊娠と診断された女性は1mSv

● 電離放射線障害防止規則に基づく管理区域

「外部放射線による実効線量」と「空気中の放射性物質による実効線量」との合計
が、**3か月間につき1.3mSv**を超える恐れのある地域を管理区域といいます。

➕ 非電離放射線　　　　　　　　　　　　　　頻出度 🔔🔔🔔

電離放射線に対して、電離作用が弱く、生物への影響も比較的少ない放射線を非
電離放射線といいます。主に次のものがあります。

① **マイクロ波**：可視光線より波長がとても長い電磁波で、レーダーやテレビ送信な

どに使用され、アンテナなどから放射されている。業務としては通信業、医療業、ゴムやプラスチックなど熱接着加工業などで使用。主な健康障害として、組織壊死、白内障などがある

② **赤外線**：可視光線より波長が長いのが特徴。ガラス加工や冶金・鋳物作業、溶接・溶断作業などで灼熱物体から放射される熱線。組織深部まで到達し、熱を感じる。障害は、白内障や皮膚の火傷などがある

③ **紫外線**：可視光線より波長が短いのが特徴で、殺菌作用がある。屋外作業、アーク溶接、殺菌作業などの業務で発生しやすく、障害としては電光性眼炎、皮膚色素沈着、光線過敏症皮膚炎、皮膚がんなどがある

④ **レーザー光線**：一定の波長を持ち、位相のそろった電磁波。指向性・集光性があり、光通信業務、医療業務（無血外科手術、いわゆるレーザーメス）などで使用される。障害は、網膜火傷、網膜剥離、角膜火傷などがある。波長の長さはレーザーの種類により異なる

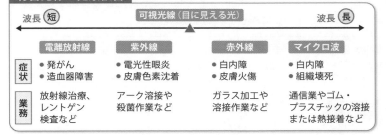

有害光線と健康被害

	電離放射線	紫外線	赤外線	マイクロ波
症状	● 発がん ● 造血器障害	● 電光性眼炎 ● 皮膚色素沈着	● 白内障 ● 皮膚火傷	● 白内障 ● 組織壊死
業務	放射線治療、レントゲン検査など	アーク溶接や殺菌作業など	ガラス加工や溶接作業など	通信業やゴム・プラスチックの溶接または熱接着など

波長 短 ← 可視光線（目に見える光） → 波長 長

確率的影響と確定的影響の違いは？

ℚ 問題

電離放射線に関する次の記述のうち、誤っているものはどれか。

2019（令和元）年10月公表問題改題

(1) 電離放射線の被ばくによる身体的影響のうち、白内障は晩発障害に分類される。

(2) 電離放射線の被ばくによる発がんと遺伝的影響は、確定的影響に分類され、その発生には、しきい値があり、しきい値を超えると発生率及び症状の程度は線量に依存する。

(3) 造血器、消化管粘膜など細胞分裂の頻度の高い細胞が多い組織・臓器は、一般に、電離放射線の影響を受けやすい。

Ⓐ解答

(2) × 遺伝的影響は被ばくした人の子孫に現れるかもしれない影響で、確定的影響（しきい値を超えると必ず影響が出る）ではない。

195

50 保護具

ココが出る！

- マスクの有効範囲と防毒マスクの吸収缶のガスによる色分け
- 防音保護具・遮光保護具の特徴

　有害業務を行う事業所では、労働者の健康を害さないための設備や機械装置を整えて作業環境の安定が図られていますが、これらの対策だけでは十分でない場合には安全衛生保護具が使用されます。安全衛生保護具のうち、健康障害を防止するためのものを「労働衛生保護具」と呼び、呼吸用保護具（マスク）、防音保護具、遮光保護具などが該当します。

＋ 呼吸用保護具（マスク）　　　　　頻出度 🔍🔍🔍

　マスクには、粉じんを防ぐ「防じんマスク」、有毒ガスを防ぐ「防毒マスク」、酸欠場所などで使用する「送気マスク」があります。防じんマスクは、粉じんのほかに、金属などの蒸気が空気中で凝固あるいは化学変化を起こして固体の微粒子に変化して空気中を浮遊している<u>ヒューム</u>に対して有効です。

> **粒子状物質の大きさ**
> ミスト（粒径5〜150μm） > 粉じん（1〜150μm） > ヒューム（0.1〜1μm）

呼吸用保護具の種類

マスクの名称	用途	備考
防じんマスク	粉じん	● 酸素濃度18%以上で使用可
防毒マスク	有毒ガス	● 酸素濃度18%以上で使用可 ● ガスをためる吸収缶を使用する ● 締めひもは後頭部で固定させる
送気マスク	酸欠危険場所	● 酸素濃度18%未満で使用

　呼吸用保護具は、ろ過式と給気式に分類されます。ろ過式はろ過材や吸収缶を通して、粉じんや有毒ガスなどを除去して外気を吸うものです。電動ファン付呼吸用保護具や防毒マスクなどがあります。給気式はホースなどで新鮮な空気を供給する送気式（送気マスク等）と、空気を自分で携行する自給式（空気呼吸器等）に分けられます。

呼吸用保護具の種類

送気用のホース

防毒マスク　　送気マスク

●防じんマスクの手入れ

　ろ過材上に付着している粉じんなどを圧搾空気等で吹き飛ばしたり、ろ過材を強くたたくなどの方法によるろ過材の手入れは、ろ過材を破損させたり粉じんを再飛散させたりするので行いません。

● 吸収缶

　防毒マスクには、有害ガス等を除去するための吸収缶を取り付けます。呼吸缶は、対象ガスの種類に応じて色分けされた缶を使用しなければなりません。吸収缶が除毒能力を喪失するまでの時間を破過時間といいます。

吸収缶の色と対象となるガス

対象ガス	有機ガス	一酸化炭素	硫化水素	青酸	アンモニア	酸性ガス	臭化メチル
缶の色	黒	赤	黄	青	緑	灰	茶

➕ 防音保護具　　　　　　　　　　　　　頻出度 👂👂👂

　防音保護具とは、強烈な騒音が発生する場所で業務を行う労働者の聴力障害の発生を防止するもので、鼓膜や内耳に達する音の強さを小さくする役割を果たします。イヤーマフ（耳覆い）や耳栓など、どの保護具を選ぶかは作業の性質や騒音の性状で決めますが、強烈な騒音に対しては併用するのがよいとされています。

➕ 保護めがね、遮光保護具　　　　　　　頻出度 👂👂👂

　保護めがねは、研磨、粉砕、化学薬品取扱いなどの作業で、飛散する粒子、薬品の飛沫などによる眼の障害を防ぎます。

　遮光保護具は、溶接作業、レーザー取扱い作業などで有害光線による眼の障害を防ぐためのものです。

送気マスクと自給式呼吸器との違いは？

Ⓠ 問題

労働衛生保護具に関する次の記述のうち、誤っているものはどれか。

2020（令和2）年4月公表問題改題

⑴ 防毒マスクの吸収缶の色は、一酸化炭素用は赤色で、有機ガス用は黒色である。

⑵ 送気マスクは、清浄な空気をボンベに詰めたものを空気源として作業者に供給する自給式呼吸器である。

Ⓐ解答

⑵ × ボンベに詰めた空気を供給する自給式呼吸器は空気呼吸器または酸素呼吸器である。

51 作業環境管理

ココが出る！
- 管理濃度の定義
- どのような状態であると、どの管理区分になるか？

労働者の健康を害さないよう、作業場所における有害物質があるレベル以下に保たれているかを確認するためには、①作業環境を定期的に測定し、②測定結果を評価し（作業環境評価）、③問題があれば改善する（作業環境改善）ことが求められます。

＋ 作業環境の測定　　　　　　　　　　　　　　　頻出度 ♪♪♪

作業環境の測定には「A測定」と「B測定」の2通りがあります。

① **A測定**：単位作業場所の有害物質の濃度の平均的な分布を知るための測定。無作為に測定する。第1評価値とは作業場全体のうち上位5％に相当する濃度。第2評価値は作業場所全体の平均濃度

② **B測定**：単位作業場所の有害物質の発散源に近接した作業位置での最高濃度を知るための測定

B測定は、有害物質の発生源近くで作業する場合や、間歇的（一定の間隔ごと）に有害物質を大量発散する作業を行う場合などに測定するもので、A測定の結果だけでは不十分な場合に測定します。

●管理濃度

作業場所の作業環境管理の良否を判断する際に、管理区分を決定するための指標として、物質ごとに設定された濃度を「管理濃度」といいます。個々の労働者の、有害物質のばく露限界として設定されたものではありません。

●管理区分

管理区分は、作業場の管理濃度状態により3つに区分されています。

① **第1管理区分**：当該単位作業場のほとんど（95％以上）の場所で、気中有害物質濃度が管理濃度を超えない状態。現在の管理の継続維持に努める

② **第2管理区分**：当該単位作業場所の気中有害物質濃度の平均が管理濃度を超えない状態。施設や設備、作業方法等の点検を行い、改善措置を講じる必要がある

③ **第3管理区分**：当該単位作業場所の気中有害物質濃度の平均が管理濃度を超える状態。上記「第2」と同様の改善措置のほか、有効な保護具の使用や作業者の健康保持のため必要な措置（健康診断等）を講じなければならない

A測定の第2評価値が管理濃度を超える場合と、B測定の測定値が管理濃度の1.5倍を超える場合は、必ず第3管理区分になります。

管理濃度状態ごとの管理区分

A測定の	第1評価値が 管理濃度未満	第2評価値が管理濃度以下 第1評価値が管理濃度以上	第2評価値が 管理濃度超過
B測定が管理濃度未満	第1管理区分	第2管理区分	第3管理区分
B測定が管理濃度以上で 管理濃度の1.5倍以下	第2管理区分	第2管理区分	第3管理区分
管理濃度の1.5倍以上	第3管理区分	第3管理区分	第3管理区分

＋ 作業環境の管理

頻出度 🎵🎵🎵

管理の手法として、優先度の高いものから順に次のものがあります。

① 有害物質を使わない、または有害性の少ない物質への転換
② 有害物質を取り扱う設備の密閉化、自動化
③ 局所排気装置、プッシュプル型換気装置の設置
④ 全体換気装置の設置

改善の手法としては、次のようなものがあります。

① 有機溶剤等は、揮発性の低いものに替える
② 生産工程の変更（防振・防音などの対策）、作業方法の改善（機械化、自動化の推進）
③ 有害ガス等を発散する設備を密閉した場合、内部は少し**負圧**（大気より**低い圧力**）とする
④ 設備を密閉できないときは、局所排気装置、プッシュプル型換気装置を設置する

B測定は有害物質が多い場所で行うぞ

Ｑ 問題

厚生労働省の「作業環境測定基準」及び「作業環境評価基準」に基づく作業環境測定及びその結果の評価に関する次の記述のうち、誤っているものはどれか。

2018（平成30）年10月公表問題改題

(1) 管理濃度は、有害物質に関する作業環境の状態を単位作業場所の作業環境測定結果から評価するための指標として設定されたものである。
(2) A測定の第二評価値及びB測定の測定値がいずれも管理濃度に満たない単位作業場所は、A測定の第一評価値に関係なく第一管理区分になる。
(3) B測定の測定値が管理濃度の1.5倍を超えている単位作業場所の管理区分は、A測定の結果に関係なく第三管理区分となる。

Ⓐ 解答

(2) ×　A測定の第1評価値が管理濃度以上だと、第2管理区分になる。

52 物質の性状

ココが出る！

- ガス、蒸気、ミスト、粉じん、ヒュームと、それぞれに対応する物質名
- 物質の状態と性状

汚染物質がどのような状態で存在しているかを知っておくことは、どの保護具を使用すればよいかの判断や、設備を設計する際などに必要となります。

➕ 汚染物質の分類と性状

頻出度 🎵🎵🎵

汚染物質は、気体物質と粒子状物質に大別され、気体物質はガスと蒸気に、粒子状物質はミスト、粉じん（ダスト）、ヒュームに分かれます。物質の状態には3態（気体、液体、固体）がありますが、それぞれガスと蒸気は気体、ミストは液体、粉じんとヒュームは固体です。

分類			性状	物質例
気体		ガス	常温、常圧（25℃、1気圧）において気体である	ホルムアルデヒド、臭化メチル、塩素、塩化ビニル、硫化水素、アンモニア、ホスゲン、一酸化炭素、二酸化硫黄など
		蒸気	常温、常圧において液体または固体の物質が、揮発または昇華して気体となっている	トリクロロエチレン、アセトン、二硫化炭素、塩素化ビフェニル、アルキル水銀、水銀、フェノール、二硫化水素、硫酸ジメチル、コールタール、ニッケルカルボニルなど
粒子	液体	ミスト	液体の微細な粒子（空気中に浮遊している）	硝酸、硫酸、シアン化物、クロム酸、硫酸ジメチル、コールタールなど
	固体	粉じん（ダスト）	元来は固体である物質を研磨、粉砕等したことによって発生した微粒子が空気中に浮遊している	ジクロルベンジジン、硫化カドミウム、石綿、二酸化マンガン、アクリルアミドなど
		ヒューム	金属の蒸気などの気体が空気中で凝固や化学反応を起こし、固体の微粒子となって空気中に浮遊している	溶融金属の表面から発生する酸化物。酸化鉛、酸化カドミウム、酸化ベリリウム、五酸化バナジウム、コールタールなど

ⓠ 問題

次の化学物質が、常温・常圧（25℃、1気圧）の空気中に発散した場合に、蒸気として存在するものはどれか。

ただし、蒸気とは、常温、常圧で液体又は固体の物質が蒸気圧に応じて揮発又は昇華して気体となっているものをいうものとする。　　2017（平成29）年10月公表問題

(1) オルトトリジン

(2) アンモニア

(3) 二酸化硫黄

(4) アセトン

(5) ジクロロベンジジン

Ⓐ 解答

(4) ○　蒸気として存在するものはアセトンの他、トリクロロエチレンも出題が多い。他に粉じんで存在するジクロルベンジジンと石綿も頻出問題である。

Column　免許申請書

　試験を終えたら持ち帰らなければならないものに、免許申請書があります。合格したらこれに必要事項を記入し、はがきで送られてくる合格通知を添えて免許の申請をしなければなりません。申請書を試験会場で受け取っておかないと、地元の労働基準監督署や労働局に取りに行くか郵送で申請することになるので面倒です。

　そこで、試験終了後に申請書を取りに行くと、その隣には受験申請書が。落ちてしまった場合は再度受験しなければなりませんから置いてあるのでしょうけど、できれば一度で受かっておきたい……。と思いつつも、どちらも持ち帰る受験者が2人に1人の割合でいるのは合格率が約50％の衛生管理者試験では仕方ないのかもしれません。

53 排気装置、換気装置

ココが出る!
● 局所排気装置の種類と名称
● 局所排気装置に取り付けるフードの名称と効果の違い

　有害物質を扱う製造工程では、その発散や拡散を防止するために設備のすべて、あるいは一部を密閉するのが望ましいのですが、それが困難な場合には、有害物質が作業者の呼吸している空気と混ざらないよう排気装置を設けて、作業場内での有害物質の漏えいを防止しなければなりません。

＋ プッシュプル型換気装置　　　　　頻出度 🎧🎧🎧

　プッシュプル型換気装置は、有害物質の発じん源の片方から送気し、その反対側で吸い込む方式の換気装置です。

　密閉式と開放式があり、床・天井と側面に囲まれたブース内のものが密閉式、それ以外のものが開放式です。開放式の場合、有害物質の発じん源が換気区域内にあることが必要です。

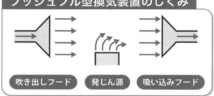

プッシュプル型換気装置のしくみ

吹き出しフード　発じん源　吸い込みフード

＋ 全体換気装置　　　　　頻出度 🎧🎧🎧

　全体換気装置は、外部から新しい空気を入れて作業場内の汚染濃度を薄めるための換気装置です。

　全体換気は別名、希釈換気ともいい、発散した汚染空気が、汚染されていない空気に希釈され、拡散し、窓から排出されます。

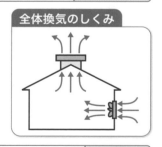

全体換気のしくみ

＋ 局所排気装置　　　　　頻出度 🎧🎧🎧

　局所排気装置は、有害物質の発生源に近い場所で吸引気流を起こし、作業者が有害物質に触れないようにする装置です。発生源付近にある高濃度の有害物を排出するときに、高い効果があります。

　有害物を捕捉するための吸気口をフードと呼び、この形態には囲い式、外付け式、レシーバー式などがあります。

●フードによる種類

① **囲い式**：有害物質の発生源がフード内側にほぼ完全に囲い込まれているもの。小さい排気量で効果が高い

② **外付け式**：フード開口部の外側にある発生源に対して吸い込み気流で汚染物質をフードまで吸引する

③ **レシーバー式**：発生源から流れる気流の方向に開口部がある

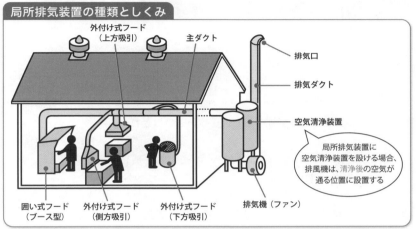

局所排気装置の種類としくみ

外付け式フード
（上方吸引）

主ダクト

排気口

排気ダクト

空気清浄装置

局所排気装置に空気清浄装置を設ける場合、排風機は、清浄後の空気が通る位置に設置する

囲い式フード
（ブース型）

外付け式フード
（側方吸引）

外付け式フード
（下方吸引）

排気機（ファン）

局所排気装置の有害物質の流れは、フード→吸引ダクト（枝ダクト→主ダクト）→空気清浄装置→排気機（ファン）→排気ダクト→排気口の順になります。

局所排気装置のダクト設計では主ダクトと枝ダクトの合流角度は45度を超えないようにします。

●フード

局所排気装置のフードを効果の高い順に並べると、［囲い式］カバー型 ＞［囲い式］グローブボックス型 ＞［囲い式］ドラフトチェンバー型 ＞［囲い式］建築ブース型 ＞外付け式 ＞ レシーバー式となります。

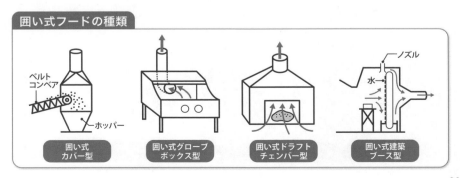

囲い式フードの種類

ベルト
コンベア

ホッパー

ノズル

水

囲い式
カバー型

囲い式グローブ
ボックス型

囲い式ドラフト
チェンバー型

囲い式建築
ブース型

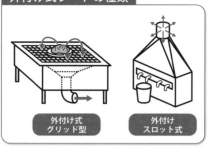

外付け式フードの種類

外付け式
グリッド型

外付け
スロット式

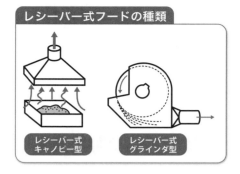

レシーバー式フードの種類

レシーバー式
キャノピー型

レシーバー式
グラインダ型

排気効果が高いのは囲い式！

Q 問題

局所排気装置に関する次の記述のうち、正しいものはどれか。

2020（令和2）年4月公表問題

(1) ダクトの形状には円形、角形などがあり、その断面積を大きくするほど、ダクトの圧力損失が増大する。

(2) フード開口部の周囲にフランジがあると、フランジがないときに比べ、気流の整流作用が増すので、大きな排風量が必要となる。

(3) ドラフトチェンバ型フードは、発生源からの飛散速度を利用して捕捉するもので、外付け式フードに分類される。

(4) 建築ブース型フードは、作業面を除き周りが覆われているもので、外付け式フードに分類される。

(5) ダクトは、曲がり部分をできるだけ少なくするように配管し、主ダクトと枝ダクトとの合流角度は45°を超えないようにする。

A 解答

(5) ○　主ダクトと枝ダクトの合流角度は45°を超えないようにする。

MEMO

職業性疾病①（有害化学物質）

問1 化学物質による健康障害に関する次の記述のうち、誤っているものはどれか。

(1) 酢酸メチルによる中毒では、再生不良性貧血や白血病がみられる。

(2) ノルマルヘキサンによる中毒では、多発性神経炎がみられる。

(3) シアン化水素による中毒では、細胞内での酸素利用の障害による呼吸困難や痙攣がみられる。

(4) 二酸化硫黄による慢性中毒では、慢性気管支炎や歯牙酸蝕症がみられる。

(5) 弗化水素による慢性中毒では、骨の硬化や斑状歯がみられる。

問2 化学物質による健康障害に関する次の記述のうち、誤っているものはどれか。

(1) 一酸化炭素による中毒では、ヘモグロビン合成の障害による貧血、溶血などがみられる。

(2) シアン化水素による中毒では、細胞内での酸素利用の障害による呼吸困難、痙攣などがみられる。

(3) 硫化水素による中毒では、意識消失、呼吸麻痺などがみられる。

(4) 二酸化硫黄による慢性中毒では、慢性気管支炎、歯牙酸蝕症などがみられる。

(5) 弗化水素による慢性中毒では、骨の硬化、斑状歯などがみられる。

問3 化学物質と、それにより発症するおそれのある主たるがんの組合せとして、正しいものは次のうちどれか。

(1) ベンジジン……胃がん

(2) ベンゼン……白血病

(3) 石綿……皮膚がん

(4) コールタール……肝血管肉腫

(5) ベンゾトリクロリド……膀胱がん

問1 化学物質による中毒に関する問題です。正解は(1)

(1) ×　酢酸メチルによる中毒では、視神経障害がみられます。
(2) ○　ノルマルヘキサンによる中毒では、多発性神経炎がみられます。
(3) ○　シアン化水素による中毒では、呼吸障害が起こります。
(4) ○　二酸化硫黄による中毒では、慢性気管支炎や歯牙酸蝕症がみられます。
(5) ○　慢性弗化水素中毒では、骨の硬化や斑状歯がみられます。咳や呼吸困難、喉の痛みが起こるのは急性中毒です。

問2 化学物質による健康障害に関する問題です。正解は(1)

(1) ×　一酸化炭素による中毒では、ヘモグロビン合成の障害による酸素運搬阻害が起こり、息切れ、頭痛、窒息に至ります。
(2) ○　シアン化水素による中毒では、呼吸障害が起こります。
(3) ○　硫化水素による中毒も窒息性のものです。
(4) ○　二酸化硫黄による中毒では、慢性気管支炎や歯牙酸蝕症がみられます。
(5) ○　慢性弗化水素中毒では、骨の硬化や斑状歯がみられます。咳や呼吸困難、喉の痛みが起こるのは急性中毒です。

問3 化学物質と発症するがんに関する問題です。正解は(2)

ベンゼン（白血病）のほか、よく出題されるものには石綿（肺がん、胸膜中皮腫）、塩化ビニル（肝血管肉腫）、ベンジジン（膀胱がん）があります。

加点のポイント

有害物質と、それによって起こる健康被害は対で覚えておきましょう。出題パターンとして、①物質名が誤っているもの、②障害が誤っているものがあり、例えば、「弗化水素」による中毒は、「骨の硬化や斑状歯」と覚えておけば、どちらのパターンでも対応可能です。
＜出題パターンの例＞
①硫化水素による中毒には骨の硬化や斑状歯がある
②弗化水素による中毒では呼吸障害が起こる

5 章 労働衛生（有害業務）

1 種

2 種

問4　有機溶剤に関する次の記述のうち、誤っているものはどれか。

(1) 有機溶剤は、呼吸器から吸収されやすいが、皮膚から吸収されるものもある。
(2) メタノールによる障害として顕著なものは、網膜細動脈瘤を伴う脳血管障害である。
(3) 二硫化炭素は、精神障害を起こすことがある。
(4) 有機溶剤による皮膚や粘膜の症状には、皮膚の角化、結膜炎などがある。
(5) 低濃度の有機溶剤の繰り返しばく露では、頭痛、めまい、記憶力減退、不眠などの不定愁訴がみられる。

問5　有機溶剤に関する次の記述のうち、正しいものはどれか。

(1) 有機溶剤は、揮発性が高いため呼吸器から吸収されやすいが、皮膚から吸収されることはない。
(2) 有機溶剤の蒸気は、空気より軽い。
(3) ベンゼンは、網膜細動脈瘤を伴う脳血管障害を起こすことがある。
(4) 再生不良性貧血などの造血器障害を起こす有機溶剤として、トルエンがある。
(5) 酢酸メチルは、視神経障害を起こすことがある。

問6　有機溶剤に関する次の記述のうち、正しいものはどれか。

(1) 有機溶剤の多くは、揮発性が高く、その蒸気は空気より軽い。
(2) 有機溶剤は、脂溶性が低いため、脂肪の多い脳などには入りにくい。
(3) メタノールによる障害として顕著なものには、網膜の微細動脈瘤を伴う脳血管障害がある。
(4) 二硫化炭素は、精神障害や意識障害を起こすことがある。
(5) *N,N*-ジメチルホルムアミドによる障害として顕著なものには、視力低下を伴う視神経障害がある。

問4 有機溶剤に関する問題です。正解は(2)

(1) ○ 有機溶剤は、揮発性が高いため呼吸器から吸収されやすく、皮膚からも吸収されます。

(2) × **メタノール中毒**では、頭痛やめまい、視神経障害が起こります。

(3) ○ 二硫化炭素は麻酔作用を持ち、**精神障害**を起こします。

(4) ○ 有機溶剤による皮膚や粘膜の症状には、皮膚の角化、結膜炎などがあります。

(5) ○ 低濃度の有機溶剤の繰り返しばく露では、頭痛、めまい、記憶力減退、不眠などの不定愁訴がみられます。

問5 有機溶剤中毒に関する問題です。正解は(5)

(1) × 有機溶剤は、揮発性が高いため呼吸器から吸収されやすく、皮膚からも吸収されます。

(2) × 有機溶剤の蒸気は、空気より**重く**、下にたまりやすいのが特徴です。

(3) × ベンゼンの症状には、慢性では**造血器障害**など、急性では**意識障害**や**呼吸困難**などがあります。

(4) × 症状として再生不良性貧血や溶血などの造血器障害がみられる物質は、**ベンゼン**です。トルエンではありません。

(5) ○ **酢酸メチル**は、視神経障害を起こすことがあります。

問6 有機溶剤に関する問題です。正解は(4)

(1) × 有機溶剤の蒸気は**空気より重い**。

(2) × 有機溶剤は**脂溶性が高く**、脂肪の多い脳に入りやすい。

(3) × メタノールによる障害は、**視神経障害**（酢酸メチルとほぼ同じ）。

(4) ○ 二硫化炭素の典型的な障害は、**精神障害**。

(5) × *N,N*-ジメチルホルムアミドの障害は、**肝機能障害**。

問7 粉じん（ヒュームを含む。）による健康障害に関する次の記述のうち、誤っているものはどれか。

(1) じん肺は、粉じんを吸収することによって肺に生じた線維増殖性変化を主体とする疾病である。

(2) 鉱物性粉じんに含まれる遊離けい酸（SiO_2）は、石灰化を伴う胸膜肥厚や胸膜中皮腫を生じさせるという特徴がある。

(3) じん肺は、肺結核のほか、続発性気管支炎、続発性気胸、原発性肺がんなどを合併することがある。

(4) 溶接工肺は、溶接に際して発生する酸化鉄ヒュームのばく露によって発症するじん肺である。

(5) 炭素を含む粉じんもじん肺を起こすことがある。

職業性疾病②（有害エネルギー）

 問8 熱中症及び高温対策に関する次の記述のうち、誤っているものはどれか。

(1) 熱中症は、暑熱環境下におけるエネルギー消費量の多い労働や運動で起こる急性障害の総称である。

(2) 熱射病は、高温環境下での体温調節中枢の変調による重篤な熱中症で、発汗が停止し体温が著しく上昇し、意識障害や呼吸困難などの症状がみられる。

(3) 熱虚脱は、高温環境下で脳へ供給される血液量が増加したとき、代償的に心拍数が減少することにより生じ、発熱、徐脈、めまいなどの症状がみられる。

(4) 熱痙攣は、高温環境下で発汗により多量に失われた塩分の補給が不十分なとき生じ、血液中の塩分濃度が低下し、筋肉痙攣を起こすものです。

(5) 高温環境の評価には、一般にWBGT（湿球黒球温度）指数が用いられる。

問9 熱中症の1つとされる障害で、暑熱な環境下で多量に発汗したとき、水分だけが補給され塩分の補給が不十分な場合に生じるものは、次のうちどれか。

(1) 熱射病

(2) 熱虚脱

(3) 熱痙攣

(4) 熱疲労

(5) 金属熱

問7 粉じんによる健康障害に関する問題です。正解は(2)

(1) ○ **じん肺**は、粉じんを吸入することによって肺に生じた線維増殖性変化を主体とする疾病です。

(2) × 石灰化を伴う胸膜肥厚を生じさせるのは**石綿（アスベスト）**です。

(3) ○ **じん肺**は、肺結核のほか、続発性気管支炎、続発性気胸などを合併することがあります。

(4) ○ **溶接工肺**は、酸化鉄ヒュームのばく露によって発症するじん肺です。

(5) ○ **炭素**を含む粉じんもじん肺を起こします。

問8 熱中症および高温対策に関する問題です。正解は(3)

(1) ○ 熱中症は、暑熱環境下におけるエネルギー消費量の多い**労働や運動**で起こる急性障害の総称のことです。

(2) ○ 熱射病は、高温環境下での体温調節中枢の変調による重篤な熱中症で、発汗が停止し体温が著しく**上昇**し、意識障害や呼吸困難などの症状がみられます。

(3) × **熱虚脱**は、血液が皮膚にたまり、循環不全状態（軽いショック状態）になるもので、頭痛やめまい、耳鳴りが起こり、症状が重い場合は失神することもあります。体温の上昇はありません。

(4) ○ 熱痙攣は、高温環境下で発汗により多量に失われた塩分の補給が不十分なとき生じ、血液中の塩分濃度が**低下**し、筋肉痙攣を起こします。

(5) ○ 高温環境の評価には、**WBGT**（湿球黒球温度）指数が用いられます。

問9 熱中症の問題です。正解は(3)

(1) × 問8の(2)を参照。

(2) × 問8の(3)を参照。

(3) ○ 熱痙攣は、発汗により水分と塩分が不足している状態のときに、水分のみを補給したことにより血中塩分が**低下**し、筋肉痙攣が起こるものです。体温は正常で、塩分を補給すれば改善されます。

(4) × 熱疲労は、多量の発汗により脱水症状を起こします。水分、塩分ともに不足している状態です。

(5) × 金属熱は、亜鉛などのヒュームを**吸引**して高熱が出る症状のことをいいます。熱中症ではありません。

問10 作業環境における有害要因による健康障害に関する次の記述のうち、正しいものはどれか。

(1) 電離放射線の被ばくによる発がんと遺伝的影響は、確率的影響に分類され、発生する確率が被ばく線量の増加に応じて増加する。

(2) 潜水業務における減圧症は、浮上による減圧に伴い、血液中に溶け込んでいた二酸化炭素が気泡となり、血管を閉塞したり組織を圧迫することによって発生する。

(3) レイノー現象は、振動障害に特有の末梢神経障害で、夏期に発生しやすい。

(4) 凍瘡は、皮膚組織の凍結壊死を伴うしもやけのことで、0℃以下の寒冷にばく露することによって発生する。

(5) 熱虚脱は、暑熱環境下で脳へ供給される血液量が増加したとき、代償的に心拍数が減少することにより生じ、発熱、徐脈、めまいなどの症状がみられる。

問11 作業環境における有害因子による健康障害に関する次の記述のうち、正しいものはどれか。

(1) マイクロ波は、赤外線より波長が短い電磁波で、照射部位の組織を加熱する作用がある。

(2) 熱痙攣は、高温環境下での労働において、皮膚の血管に血液がたまり、脳への血液の流れが少なくなることにより発生し、めまい、失神などの症状がみられる。

(3) 全身振動障害では、レイノー現象などの末梢環境障害手指のしびれ感などの末梢神経障害がみられ、局所振動障害では、関節痛などの筋骨格系障害がみられる。

(4) 凍瘡は、皮膚組織の凍結壊死を伴うしもやけのことで、0℃以下の寒冷にばく露することによって発生する。

(5) 金属熱は、金属の溶融作業などで亜鉛、銅などのヒュームを吸入したときに発生し、悪寒、発熱、関節痛などの症状がみられる。

問10 有害因子等による健康障害に関する問題です。正解は(1)

(1) ○ 被ばく線量の増加により、発生確率も増加します。

(2) × 減圧症は、血液中に溶け込んでいた窒素が気泡化することにより起こります。

(3) × レイノー現象は冬季に発生しやすい現象です。

(4) × 凍瘡は0℃以上の寒冷にばく露することによって起こります。

(5) × 熱虚脱は脳へ供給される血液量が減少して起こります。

問11 職業性疾病に関する問題です。正解は(5)

(1) × マイクロ波は、赤外線より波長が長い電磁波です。

(2) × 熱痙攣は、発汗により水分、塩分の不足状態のとき、水分のみの補給により血中塩濃度が低下し、筋肉痙攣を起こすことです。

(3) × 末梢神経障害と筋骨格系障害は、どちらも局所振動障害です。

(4) × 凍瘡は0℃以上の寒冷にばく露することによって起こります。

(5) ○ 金属熱は金属ヒュームを吸入することにより起こります。

5章 労働衛生（有害業務）

1種 2種

問12 職業性疾病に関する次の記述のうち、誤っているものはどれか。

(1) 炉前作業やガラス加工作業では、赤外線により、白内障が発生することがある。

(2) アーク溶接作業では、紫外線により、電光性眼炎が発生することがある。

(3) 放射性物質を取り扱う作業では、電離放射線の被ばくにより、造血器障害が発生することがある。

(4) 潜水業務では、潜降時の急激な加圧により、皮膚のかゆみ、関節痛などの症状を呈する潜水病が発生することがある。

(5) 低温下の作業で、全身が冷やされ体内温度が低下したとき、意識消失、筋の硬直などの症状を示す低体温症が発生することがある。

問13 作業環境における騒音及びその障害に関する次の記述のうち、誤っているものはどれか。

(1) 騒音性難聴は、初期には気づかないことが多く、また、治りが悪いという特徴がある。

(2) 騒音性難聴の初期に認められる4000Hz付近からの聴力低下の型をC^5ディップという。

(3) 騒音は、自律神経系や内分泌系へも影響を与えるため、騒音ばく露により、交感神経の活動の亢進や副腎皮質ホルモンの分泌の増加が認められることがある。

(4) 騒音レベルの測定は、通常、騒音計の周波数補正回路のA特性で行い、その単位はdB（A）である。

(5) 等価騒音レベルは、単位時間当たりのピーク値の騒音レベルを表し、変動する騒音に対する人間の生理・心理的反応とよく対応する。

左ページの問題の解答

問12 職業性疾病に関する問題です。正解は(4)

(1) ○ 赤外線により発生する症状の代表的なものに、白内障があります。
(2) ○ 紫外線により発生する症状の代表的なものに、電光性眼炎があります。
(3) ○ 放射性物質を取り扱う作業では、電離放射線の被ばくにより、造血器障害が発生することがあります。
(4) × 潜水業務では、浮上中または浮上後に発生する減圧症により、皮膚のかゆみ、関節痛（ベンズ）などの症状を呈すことがあります。
(5) ○ 低温下の作業で、全身が冷やされ体内温度が低下したとき、意識消失、筋の硬直などの症状を示す低体温症が発生することがあります。

問13 騒音およびそれによる健康障害に関する問題です。正解は(5)

(1) ○ 騒音性難聴は、初期には気づかないことが多く、また、治りが悪いという特徴があります。
(2) ○ 騒音性難聴の初期に認められる4000Hz付近からの聴力低下の型をC⁵dipといいます。
(3) ○ 騒音は、自律神経系や内分泌系へも影響を与えるため、騒音ばく露により、交感神経の活動の亢進や副腎皮質ホルモンの分泌の増加が認められることがあります。
(4) ○ 騒音レベルの測定は、通常、騒音計の周波数補正回路のA特性で行い、その単位はdB(A)です。
(5) × 等価騒音レベルとは、単位時間当たりの騒音レベルを平均化したもののことです。ピーク値ではありません。

職業性疾病③（有害光線）

問14 電離放射線に関する次の記述のうち、正しいものはどれか。

(1) 電離放射線の被ばくによる影響には、身体的影響と確定的影響がある。

(2) 電離放射線の被ばくによる身体的影響のうち、白内障は早期障害に分類される。

(3) 電離放射線の被ばくによる発がんと遺伝的影響は、確率的影響に分類される。

(4) 造血器系障害は、電離放射線の被ばく後、数年から十数年後に現れる晩発障害に分類される。

(5) 造血器、生殖腺、腸粘膜、皮膚など頻繁に細胞分裂している組織・臓器は、電離放射線の影響を受けにくい。

問15 電磁波とそれにより発症するおそれのある健康障害との組合せとして、誤っているものは、次のうちどれか。

(1) レーザー光線 ―― 網膜火傷

(2) 紫外線 ―――― 皮膚がん

(3) 赤外線 ―――― 電光性眼炎

(4) エックス線 ―― 白内障

(5) マイクロ波 ――― 組織壊死

問16 有害光線に関する次の記述のうち、誤っているものはどれか。

(1) 赤外線は、可視光線より波長の長い電磁波で、白内障を起こすことがある。

(2) 紫外線は、可視光線より波長が短い電磁波で、電光性眼炎を起こすことがある。

(3) マイクロ波は、赤外線より波長が長い電磁波で、組織壊死を起こすことがある。

(4) レーザー光線は、赤外域から紫外域の領域で位相の異なる複雑な波長を有する高エネルギーの電磁波で、皮膚や眼の障害を起こすことがある。

(5) 電離放射線は、電磁波であるエックス線及びガンマ線のほか、粒子線であるアルファ線、ベータ線、中性子線などを含み、発がんや遺伝的影響を起こすことがある。

問14 電離放射線に関する問題です。正解は(3)

(1) × 被ばくによる影響は身体的影響と遺伝的影響があり、健康影響には確定的影響と確率的影響があります。
(2) × 白内障は潜伏期間が長い、晩発障害です。
(3) ○ 発がんと遺伝的影響は、確率的影響です。
(4) × 造血器系障害は、被ばく後、数週間程度で現れる急性障害です。
(5) × 頻繁に細胞分裂をしている組織・臓器は影響を受けやすいです。

問15 電磁波とそれにより発症するおそれのある健康障害との組合せの問題です。正解は(3)

(1) ○ レーザー光線は、網膜火傷を引き起こします。
(2) ○ 紫外線での障害で代表的なものは電光性眼炎ですが、皮膚がんを引き起こすこともあります。
(3) × 赤外線の症状で代表的なものは白内障、皮膚火傷などです。電光性眼炎は、紫外線で引き起こされます。
(4) ○ エックス線の症状としては、白内障があります。
(5) ○ マイクロ波の症状としては、組織壊死があります。

問16 有害光線に関する問題です。正解は(4)

(1) ○ 赤外線は、可視光線より波長の長い電磁波で、白内障を起こすことがあります。
(2) ○ 紫外線は、可視光線より波長が短い電磁波で電光性眼炎を起こすことがあります。
(3) ○ マイクロ波は、赤外線より波長が長い電磁波で組織壊死を起こすことがあります。
(4) × レーザー光線は、位相のそろった一定の波長を持つ人工の電磁波で、皮膚や眼の障害を起こします。
(5) ○ 電離放射線は、電磁波、粒子線に分けられ、発がんや遺伝的影響を起こすことがあります。

保護具

問17 労働衛生保護具に関する次の記述のうち、誤っているものはどれか。

(1) 保護めがねは、赤外線などの有害光線による眼の障害を防ぐ目的で使用するもので、飛散粒子、薬品の飛沫等による障害を防ぐものではない。
(2) 防音保護具として耳覆い（イヤーマフ）と耳栓のどちらを選ぶかは、作業の内容や騒音の性質で決まる。
(3) 防熱衣は、アルミナイズドクロス製のものが多く使用されている。
(4) 防毒マスクは、顔面と面体の密着性を保つため、しめひもを適切に締めるとともに、耳にかけることなく、後頭部において固定する。
(5) 防じんマスクの手入れでは、ろ過材に付着した粉じんを除去する際、圧縮空気で飛ばしたり、ろ過材を強くたたいて払い落としたりしてはならない。

問18 呼吸用保護具に関する次の記述のうち、正しいものはどれか。

(1) 防じんマスクは、ヒュームに対してはすべて無効である。
(2) 防じんマスクの手入れの際、ろ過材に付着した粉じんは圧縮空気で吹き飛ばすか、ろ過材を強くたたいて払い落として除去する。
(3) 防毒マスクは、顔面と面体の密着性を保つため、締めひもを耳にかけてマスクを固定する。
(4) 有機ガス用防毒マスクの吸収缶の色は、黒色である。
(5) 防毒マスクの吸収缶には多種類の対象ガスに有効なものがあるので、有害ガスの種類が不明の場合には、この吸収缶を用いた防毒マスクを使用する。

問17 労働衛生保護具に関する問題です。正解は(1)

(1) × 保護めがねは、研磨、粉砕、化学薬品取扱いなどの作業で、飛散する粒子、薬品の飛沫などによる眼の障害を防ぎます。

(2) ○ どの防音保護具を選ぶかは作業の性質や騒音の性状で決めますが、強烈な騒音に対しては耳覆いと耳栓を併用するのがよいとされています。

(3) ○ 防熱衣は、以前は石綿製のものや厚手の刺し子が使われることもありましたが、現在ではアルミナイズドクロス製のものが広く使われています。

(4) ○ 防毒マスクは、顔面と面体の密着性を保つため、締めひもを適切に締めるとともに、耳にかけることなく後頭部で固定します。

(5) ○ 防じんマスクの手入れでは、マスクの変形を防ぐために、ろ過材を強くたたいて付着した粉じんを払い落としたりしてはなりません。

問18 労働衛生保護具のうち呼吸用保護具に関するに関する問題です。
正解は(4)

(1) × 防じんマスクは、ヒュームに対しても有効です。

(2) × 防じんマスクの手入れでは、マスクの変形を防ぐために、ろ過材を強くたたいて付着した粉じんを払い落としたりしてはなりません。

(3) × 防毒マスクは、顔面と面体の密着性を保つため、締めひもを適切に締めるとともに、耳にかけることなく後頭部で固定します。

(4) ○ 有機ガス用防毒マスクの吸収缶の色は、黒色です。

(5) × 防毒マスクの吸収缶で多種類の対象ガスに有効なものはありません。必ず対象ガスに適した吸収缶を使用します。

作業環境管理

問19 厚生労働省の「作業環境測定基準」及び「作業環境評価基準」に基づく作業環境測定及びその結果の評価に関する次の記述のうち、誤っているものはどれか。

(1) 管理濃度は、有害物質に関する作業環境の状態を単位作業場所の作業環境測定結果から評価するための指標として設定されたものである。

(2) A測定は、単位作業場所における有害物質の気中濃度の平均的な分布を知るために行う測定である。

(3) B測定は、単位作業場所中の有害物質の発散源に近接する場所で作業が行われる場合、有害物質の気中濃度の最高濃度を知るために行う測定である。

(4) A測定の第二評価値が管理濃度を超えている単位作業場所の管理区分は、B測定の結果に関係なく第三管理区分となる。

(5) B測定の測定値が管理濃度を超えている単位作業場所の管理区分は、A測定の結果に関係なく第三管理区分となる。

問20 作業環境測定及びその結果の評価に関する次の記述のうち、誤っているものはどれか。

(1) A測定は、単位作業場所における有害物質の気中濃度の平均的な分布を知るために行う測定である。

(2) B測定は、単位作業場所中の有害物質の発散源に近接する場所で作業が行われる場合、有害物質の気中濃度の最高濃度を知るために行う測定である。

(3) 管理濃度は、有害物質に関する作業環境の状態を管理するために、個々の労働者のばく露限界として設定されたものである。

(4) 作業環境測定によって作業環境の状態を把握するためには、有害物質の気中濃度の平均値だけではなく、変動の大きさも考慮する必要がある。

(5) B測定の測定値が管理濃度の1.5倍を超えている場合は、第三管理区分となる。

問19 作業環境測定に関する問題です。正解は(5)

(1) ○ 管理濃度は、有害物質に関する作業環境の状態を単位作業場所の作業環境測定結果から評価するための指標として設定されたものです。

(2) ○ A測定は、単位作業場所における有害物質の気中濃度の平均的な分布を知るために行う測定です。

(3) ○ B測定は、単位作業場所中の有害物質の発散源に近接する場所で作業が行われる場合、有害物質の気中濃度の最高濃度を知るために行う測定です。

(4) ○ A測定の第2評価値が管理濃度を超えている単位作業場所の管理区分は、B測定の結果に関係なく第3管理区分となります。

(5) × B測定の測定値が管理濃度の1.5倍を超えると、A測定の結果に関係なく第3管理区分となります。

問20 作業環境測定に関する問題です。正解は(3)

(1) ○ A測定は、単位作業場所における有害物質の気中濃度の平均的な分布を知るために行う測定です。

(2) ○ B測定は、単位作業場所中の有害物質の発散源に近接する場所で作業が行われる場合、有害物質の気中濃度の最高濃度を知るために行う測定です。

(3) × 管理濃度とは、作業場所の作業環境管理の良否を判断する際に評価(管理区分を決定)するための指標として、各物質ごとに設定された濃度のことです。有害物質に関する作業環境の状態を管理するために、個々の労働者のばく露限界として設定されたものではありません。

(4) ○ 作業環境測定によって作業環境の状態を把握するには、有害物質の気中濃度の平均値だけではなく、変動の大きさも考慮する必要があります。

(5) ○ B測定の測定値が管理濃度の1.5倍を超えている場合は、第3管理区分となります。

5章 労働衛生（有害業務）

1種 2種

問21 有害物質を発散する屋内作業場における作業環境改善に関する方策として、誤っているものは次のうちどれか。

(1) 粉じんを発散する作業工程では、密閉化や湿式化を局所排気装置等の換気装置の設置に優先して検討する。

(2) 有害物質を取り扱う装置を構造上又は作業上の理由で完全に密閉できない場合は、装置内の圧力を外気圧よりわずかに低くする。

(3) 局所排気装置を設ける場合、ダクトが太すぎると搬送速度が不足し、細すぎると圧力損失が増大することを考慮して、ダクト径を設計する。

(4) 局所排気装置を設置する場合は、排気量に見合った給気量が必要であり、給気量が不足すると排気効果が極端に低下する。

(5) 局所排気装置に設ける空気清浄装置は、ダクトに接続された排風機を通過した後の空気が通る位置に設置する。

問22 有害物質に対するばく露を防止するための次のアからエの作業環境管理の手法について、優先順位の高いものから順に並べた場合、正しいものは(1)～(5)のうちどれか。

　ア　有害物質を取り扱う場所における局所排気装置又はプッシュプル型換気装置の設置

　イ　有害物質を取り扱う作業場における全体換気装置の設置

　ウ　有害物質の製造及び使用の中止、又は有害性の少ない物質への転換

　エ　有害物質を取り扱う設備の密閉化又は自動化

(1) ア － ウ － エ － イ

(2) ウ － エ － イ － ア

(3) ウ － エ － ア － イ

(4) エ － ウ － ア － イ

(5) エ － ウ － イ － ア

問21 作業環境改善に関する問題です。正解は(5)

(1) ○ 粉じんを発散する作業工程では、密閉化や湿式化を、局所排気装置等の換気装置に優先して検討します。

(2) ○ 有害物質を取り扱う装置を構造上または作業上の理由で完全に密閉できない場合は、装置内の圧力を外気圧よりわずかに低くします。

(3) ○ 局所排気装置を設ける場合、ダクトが太すぎると搬送速度が不足し、細すぎると圧力損失が増大することを考慮して、ダクト径を設計します。

(4) ○ 局所排気装置を設置する場合は、排気量に見合った給気量が必要であり、給気量が不足すると排気効果が極端に低下します。

(5) × 局所排気装置の排風機は、当該局所排気装置に空気清浄装置が設けられているときは、清浄後の空気が通る位置に設置することとされています。よって、空気清浄装置は、排風機の前に設置することとなります。

問22 作業環境管理の手法についての問題です。正解は(3)

管理の手法として、優先度の高いものから順に次のようになります。

1. 有害物質を使わない、または有害性の少ない物質への転換 (ウ)
↓
2. 有害物質を取り扱う設備の密閉化、自動化 (エ)
↓
3. 局所排気装置、プッシュプル型換気装置の設置 (ア)
↓
4. 全体換気装置の設置 (イ)

加点のポイント

テキストを読んで理解が進まない場合は、問題にあたってみた方がわかりやすいことがあります。特に、この項目（作業環境管理）は、その傾向が強い箇所です。

問23 有害因子へのばく露を少なくするための作業環境改善手法として、適切なものは次のうちどれか。

(1) プレス機による騒音と振動の伝ぱを防止するため、プレス機とその基礎との間に金属板を敷く。

(2) 製缶工場で、騒音を減少させるため、鋼板の打出しに使う合成樹脂製のハンマーの頭を鋼製のものに替える。

(3) 放射線ばく露を低減させるため、ガンマ線源と労働者の間の鉛製の遮へい材を同厚の鉄製のものに替える。

(4) レーザー光線の反射を少なくするため、レーザー機器を置く部屋の多孔性ブロック製の壁を鋼製のものに替える。

(5) 粉砕作業を行う場所に隣接した作業場所の騒音を減少させるため、粉砕機の周囲に遮音材としてコンクリートパネル、吸音材としてグラスウール及び穴あきボードを用いた防音壁を設ける。

換気装置、排気装置

問24 局所排気装置に関する次の記述のうち、正しいものはどれか。

(1) 外付け式フードでは、フード開口面から作業点までの距離が大きくなると、作業点において吸引される気流の速度が増大する。

(2) 外付け式フードのうち、上方吸引型は、側方吸引型や下方吸引型よりも一般的に吸引効果が大きい。

(3) フード開口部の周囲にフランジを設けると、吸引範囲は広くなるが、所要の効果を得るために必要な排風量は増加する。

(4) ドラフトチェンバー型フードは、作業面を除き、周りが覆われているもので、囲い式フードに分類される。

(5) グローブボックス型フードは、発生源に熱による上昇気流がある場合、それを利用して捕捉するもので、外付け式フードに分類される。

問23 有作業環境改善手法の問題です。正解は(5)

(1) × 金属板を敷いても効果はなく、むしろ騒音を増大させる可能性があります。防振対策としては、空気ばねや防振ゴムを使用します。

(2) × 合成樹脂製のハンマーの頭を鋼製のものに替えてしまうと、騒音が増大してしまいます。騒音対策としては、騒音発生部に合成樹脂製のものを使用します。

(3) × 鉛には放射線の遮へい能力がありますが、鉄にはありません。ガンマ線源と労働者の間の鉛製の遮へい材を同厚の鉄製のものに替えると、かえって放射線ばく露を増大させてしまいます。

(4) × レーザー機器を置く部屋の多孔性ブロック製の壁を鋼（スチール）製のものに替えると、かえってレーザー光線の反射を多くしてしまいます。反射を減らすには多孔質の素材を使用します。

(5) ○ 粉砕機の周囲に遮音材としてコンクリートパネル、吸音材としてグラスウールおよび穴あきボードを用いた防音壁を設けると、粉砕作業を行う場所に隣接した作業場所の騒音を減少させることができます。

問24 局所排気装置に関する問題です。正解は(4)

(1) × 外付け式フードでは、フード開口面から作業点までの距離が大きくなると、作業点において吸引される気流の速度は減少します。

(2) × 外付けフードのうち、上方吸引型は、側方吸引型や下方吸引型よりも一般的に吸引効果が小さくなります。

(3) × フード開口部の周囲にフランジを設けると、所要の効果を得るために必要な排風量を減少させることができます。

(4) ○ ドラフトチェンバー型フードは、囲い式フードに分類されます（「囲い式ドラフトチェンバー型」と覚えてしまったほうがよいでしょう）。

(5) × グローブボックス型フードは、囲い式フードに分類されます（「ボックス型」なので、囲いがあります）。上昇気流を利用して捕捉するのはレシーバー式キャノピー型です。

問25 局所排気装置に関する次の記述のうち、誤っているものはどれか。

(1) 局所排気装置を設置するときは、排気量に見合った給気経路を確保しないと所要の排気効果が得られない。

(2) 局所排気装置に空気清浄装置を設ける場合、排風機は、清浄後の空気が通る位置に設置する。

(3) 排風機に求められる性能は、制御風速を基に算出する必要排風量と静圧によって決定される。

(4) フード開口部の周囲にフランジを設けると、フランジがないときに比べ、少ない排風量で所要の効果を上げることができる。

(5) ダクトの圧力損失は、その断面積を大きくするほど増大する。

物質の性状

 問26 空気中の汚染物質の分類とその性状に関する次の記述のうち、誤っているものはどれか。

(1) 気体物質のうち、常温、常圧の状態で気体であるものをガスという。

(2) 常温、常圧で液体又は固体である物質が、蒸気圧に応じて揮発又は昇華して気体となっているものを蒸気という。

(3) 個体に研磨、切削、粉砕等の機械的な作用を加えて発生した個体微粒子で空気中に浮遊しているものを粉じん（ダスト）という。

(4) 粉じんがさらに微細な個体の粒子となり、半ば融解した状態で、空気中に浮遊しているものをヒュームという。

(5) 液体の微細な粒子で空気中に浮遊しているものをミストという。

 問27 有害物質とその常温、常圧の空気中においてとりうる状態との組合せとして、誤っているものは次のうちどれか。

(1) 塩素 ──────── ガス

(2) アセトン ─────── 蒸気

(3) 硫酸ジメチル ── 粉じん

(4) 酸化鉛 ──────── ヒューム

(5) 硝酸 ──────── ミスト

左ページの問題の解答

問25 局所排気装置に関する問題です。正解は(5)

(1) ○ 局所排気装置を設置するときは、排気量に見合った給気経路を確保しないと所要の排気効果が得られません。

(2) ○ 局所排気装置に空気清浄装置を設ける場合、排風機は、清浄後の空気が通る位置に設置します。

(3) ○ 排風機に求められる性能は、制御風速をもとに算出する必要排風量と静圧によって決定されます。

(4) ○ フード開口部の周囲にフランジを設けると、フランジがないときに比べ、少ない排風量で所要の効果を上げることができます。

(5) × ダクトの圧力損失は、その断面積を大きくするほど減少します。逆に断面積を小さくすると圧力損失は増加します（例：断面積を半分にすると、圧力損失は４倍になります）。

問26 空気中の汚染物質の分類とその性状に関する問題です。正解は(4)

(1) ○ 気体物質のうち、常温、常圧の状態で気体であるものをガスといいます。

(2) ○ 常温、常圧で液体または固体である物質が、蒸気圧に応じて揮発または昇華して気体となっているものを蒸気といいます。

(3) ○ 個体に研磨、切削、粉砕等の機械的な作用を加えて発生した個体微粒子で空気中に浮遊しているものを粉じん（ダスト）といいます。

(4) × ヒュームとは、金属の蒸気などの気体が空気中で凝固や化学反応を起こし、固体の微粒子となって空気中に浮遊しているものをいいます。

(5) ○ 液体の微細な粒子で空気中に浮遊しているものをミストといいます。

問27 有害物質とその常温、常圧の空気中においてとりうる状態との組合せの問題です。正解は(3)

(1) ○ 塩素が、常温、常圧の空気中においてとりうる状態はガスです。

(2) ○ アセトンが、常温、常圧の空気中においてとりうる状態は蒸気です。

(3) × 硫酸ジメチルが、常温、常圧の空気中においてとりうる状態は蒸気またはミストです。

(4) ○ 酸化鉛が、常温、常圧の空気中においてとりうる状態はヒュームです。

(5) ○ 硝酸が、常温、常圧の空気中においてとりうる状態はミストです。

5章 労働衛生（有害業務）

1種 2種

次の化学物質のうち、常温・常圧（25℃、1気圧）の空気中で蒸気として存在するものはどれか。

ただし、蒸気とは、常温・常圧で液体又は固体の物質が蒸気圧に応じて揮発又は昇華して気体となっているものをいうものとする。

⑴ ホルムアルデヒド
⑵ ジクロロベンジジン
⑶ 臭化メチル
⑷ アスベスト
⑸ アセトン

問題の解答

問28 有害物質とその常温、常圧の空気中においてとりうる状態との組合せの問題です。正解は⑸

⑴ × ホルムアルデヒドが常温、常圧の空気中においてとりうる状態はガスです。

⑵ × ジクロロベンジジンが常温、常圧の空気中においてとりうる状態は粉じんです。

⑶ × 臭化メチルが常温、常圧の空気中においてとりうる状態はガスです。

⑷ × アスベストが常温、常圧の空気中においてとりうる状態は粉じんです。

⑸ ○ アセトンが常温、常圧の空気中においてとりうる状態は蒸気です。

模擬試験

模擬試験問題①……230ページ

模擬試験問題②……258ページ

- 過去の公表問題から、近年のものを中心に、出題頻度の高い良問を厳選し、模擬試験として、本試験2回分の問題を掲載しています。実際の試験時間（3時間）で解いてみて、本試験の感覚をつかみましょう。
- 問題1回につき、第1種は44問、第2種は30問です。1問を解く目安は、第1種は4分以内、第2種は6分以内です。

模擬試験問題①

模擬試験問題　制限時間：3時間
- 第1種を受験される方は、問1〜27、問31〜37、問41〜50を解いてください。
- 第2種を受験される方は、問21〜50を解いてください。

〔関係法令（有害業務に係るもの）〕 第1種

問1　常時800人の労働者を使用する製造業の事業場の有害業務及び衛生管理者の選任の状況は、次の①及び②のとおりである。

この事業場の衛生管理者の選任についての法令違反の状況に関する（1）〜（5）の記述のうち、正しいものはどれか。

① 有害業務の状況

製造工程において著しく暑熱な場所における業務に常時20人が従事しているが、他に有害業務はない。

② 衛生管理者の選任の状況

選任している衛生管理者数は2人である。

このうち1人はこの事業場に専属でない労働衛生コンサルタントで、衛生工学衛生管理者免許を有していない。

他の1人はこの事業場に専属で、衛生管理者としての業務以外の業務を兼任しており、また第一種衛生管理者免許を有しているが、衛生工学衛生管理者免許を有していない。

（1）衛生管理者の選任について違反はない。

（2）選任している衛生管理者数が少ないことが違反である。

（3）衛生管理者として選任している労働衛生コンサルタントがこの事業場に専属でないことが違反である。

（4）衛生工学衛生管理者免許を有する者のうちから選任した衛生管理者が1人もいないことが違反である。

（5）専任の衛生管理者が1人もいないことが違反である。

問2　次の業務に労働者を就かせるとき、法令に基づく安全又は衛生のための特別の教育を行わなければならないものはどれか。

（1）有機溶剤等を入れたことがあるタンクの内部における業務

（2）強烈な騒音を発する場所における作業に係る業務

（3）人力により重量物を取り扱う業務

（4）ガンマ線照射装置を用いて行う透過写真の撮影の業務

（5）削岩機、チッピングハンマー等チェーンソー以外の振動工具を取り扱う業務

問3　次の装置のうち、法令上、定期自主検査の実施義務が規定されているものはどれか。

（1）木工用丸のこ盤を使用する屋内の作業場所に設けた局所排気装置

（2）塩酸を使用する屋内の作業場所に設けた局所排気装置

（3）アーク溶接を行う屋内の作業場所に設けた全体換気装置

（4）酢酸エチルを重量の5％を超えて含有する接着剤を製造する過程において、当該接着剤を容器に注入する屋内の作業場所に設けた局所排気装置

（5）アンモニアを使用する屋内の作業場所に設けたプッシュプル型換気装置

問4　次の化学物質のうち、労働安全衛生法により製造し、輸入し、譲渡し、提供し、又は使用することが原則として禁止されているものはどれか。

（1）ペンタクロルフェノール及びそのナトリウム塩

（2）ベーター－ナフチルアミン及びその塩

（3）ジクロルベンジジン及びその塩

（4）オルト－トリジン及びその塩

（5）五酸化バナジウム

問5　次の文中の□□□内に入れるA及びBの語句の組合せとして、正しいものは（1）〜（5）のうちどれか。

「特定化学物質障害予防規則には、特定化学物質の用後処理として、除じん、排ガス処理、□A□、残さい物処理及びぼろ等の処理の規定がある。その中の□A□については、シアン化ナトリウムの場合には□B□方式若しくは活性汚泥方式による□A□装置又はこれらと同等以上の性能を有する□A□装置を設けなければならないと規定されている。」

　　　　　　A　　　　　　　　　　　B

（1）浄化処理　　　　　　　　中和

（2）浄化処理　　　　　　　　吸収

（3）浄化処理　　　　　　　　凝集沈殿

（4）排液処理　　　　　　　　吸着

（5）排液処理　　　　　　　　酸化・還元

問6　屋内作業場において第二種有機溶剤を使用して常時洗浄作業を行う場合の措置として、誤っているものは次のうちどれか。
　　　ただし、有機溶剤中毒予防規則に定める適用除外及び設備の特例はないものとする。
（1）作業場所に設けた局所排気装置について、外付け式フードの場合は0.4m/sの制御風速を出し得る能力を有するものにする。
（2）有機溶剤の区分の色分けによる表示を黄色で行う。
（3）作業場における空気中の有機溶剤の濃度を、6か月以内ごとに1回、定期に測定し、その測定結果等の記録を3年間保存する。
（4）作業に常時従事する労働者に対し、6か月以内ごとに1回、定期に、特別の項目について医師による健康診断を行い、その結果に基づき作成した有機溶剤等健康診断個人票を5年間保存する。
（5）作業場所に設けたプッシュプル型換気装置について、原則として1年以内ごとに1回、定期に自主検査を行い、その検査の結果等の記録を3年間保存する。

問7　有害業務とそれに常時従事する労働者に対して特別の項目について行う健康診断の項目の一部との組合せとして、法令上、正しいものは次のうちどれか。
（1）鉛業務　……………………………　尿中のマンデル酸の量の検査
（2）放射線業務　………………………　尿中の潜血の有無の検査
（3）高圧室内業務　……………………　四肢の運動機能の検査
（4）有機溶剤業務　……………………　尿中のデルタアミノレブリン酸の量の検査
（5）石綿等を取り扱う業務　………　尿中又は血液中の石綿の量の検査

問8　次の作業のうち、法令上、第二種酸素欠乏危険作業に該当するものはどれか。
（1）海水が滞留したことのあるピットの内部における作業
（2）ヘリウム、アルゴン等の不活性の気体を入れたことのあるタンクの内部における作業
（3）果菜の熟成のために使用している倉庫の内部における作業
（4）酒類を入れたことのある醸造槽の内部における作業
（5）第一鉄塩類を含有している地層に接するたて坑の内部における作業

問9 有害業務を行う作業場について、法令に基づき、定期に行う作業環境測定とその測定頻度との組合せとして、誤っているものは次のうちどれか。

（1）非密封の放射性物質を取り扱う作業室における空気中の放射性物質の濃度の測定
　　　　　　　　　　　　　　　……………………………　1か月以内ごとに1回

（2）チッパーによりチップする業務を行い著しい騒音を発する屋内作業場における等価騒音レベルの測定
　　　　　　　　　　　　　　　……………………………　1年以内ごとに1回

（3）通気設備が設けられている坑内の作業場における通気量の測定
　　　　　　　　　　　　　　　……………………………　半月以内ごとに1回

（4）鉛蓄電池の解体工程において鉛等を切断する業務を行う屋内作業場における空気中の鉛の濃度の測定
　　　　　　　　　　　　　　　……………………………　1年以内ごとに1回

（5）多量のドライアイスを取り扱う寒冷の屋内作業場における気温及び湿度の測定
　　　　　　　　　　　　　　　……………………………　半月以内ごとに1回

問10 労働基準法に基づく有害業務への就業制限に関する次の記述のうち、誤っているものはどれか。

（1）満18歳未満の者は、土石、獣毛等のじんあい又は粉末を著しく発散する場所における業務に就かせてはならない。

（2）満18歳未満の者は、強烈な騒音を発する場所における業務に就かせてはならない。

（3）妊娠中の女性は、著しく暑熱な場所における業務に就かせてはならない。

（4）満18歳以上で産後8週間を経過したが1年を経過しない女性から、著しく寒冷な場所における業務に従事しない旨の申し出があった場合には、当該業務に就かせてはならない。

（5）満18歳以上で産後8週間を経過したが1年を経過しない女性から、削岩機、鋲打機等身体に著しい振動を与える機械器具を用いて行う業務に従事しない旨の申し出がない場合には、当該業務に就かせることができる。

問11 労働衛生対策を進めるに当たっては、作業環境管理、作業管理及び健康管理が必要であるが、その中の作業管理に関する次の記述のうち、不適切なものはどれか。

(1) 作業管理とは、局所排気装置の設置などの工学的な対策によって作業環境を良好な状態に維持することをいう。

(2) 作業管理を進めるには、作業の実態を調査・分析し、評価して、作業の標準化、労働者の教育、作業方法の改善などを行っていくことが重要である。

(3) 作業管理の手法は、労働生理学的手法、人間工学的手法など多岐にわたる。

(4) 作業管理の内容には、作業方法の変更などにより作業負荷や姿勢などによる身体への悪影響を減少させることが含まれる。

(5) 作業管理の内容には、労働衛生保護具の適正な使用により有害な物質への身体ばく露を少なくすることが含まれる。

問12 化学物質とその常温・常圧（25℃、1気圧）の空気中における状態との組合せとして、誤っているものは次のうちどれか。

ただし、「ガス」とは、常温・常圧で気体のものをいい、「蒸気」とは、常温・常圧で液体又は固体の物質が蒸気圧に応じて揮発又は昇華して気体となっているものをいう。

(1) ホルムアルデヒド …… ガス

(2) 塩素 …………………… ガス

(3) 二硫化炭素 …………… 蒸気

(4) 二酸化硫黄 …………… 蒸気

(5) 水銀 …………………… 蒸気

問13 一酸化炭素に関する次の記述のうち、誤っているものはどれか。

(1) 一酸化炭素は、無色・無臭の気体であるため、吸入しても気が付かないことが多い。

(2) 一酸化炭素は、エンジンの排気ガス、たばこの煙などに含まれる。

(3) 一酸化炭素中毒は、血液中のグロブリンと一酸化炭素が強く結合し、体内の各組織が酸素欠乏状態を起こすことにより発生する。

(4) 一酸化炭素中毒では、息切れ、頭痛などから始まり、虚脱や意識混濁がみられ、濃度や吸入時間によっては死亡に至る。

(5) 一酸化炭素中毒の後遺症として、健忘やパーキンソン症状がみられることがある。

問14 作業環境における騒音及びそれによる健康障害に関する次の記述のうち、誤っているものはどれか。

(1) 騒音性難聴は、騒音により内耳の前庭や半規管の機能に障害を受けたことにより生じる。

(2) 騒音性難聴は、初期には気付かないことが多く、また、治りが悪いという特徴がある。

(3) 騒音性難聴による聴力低下は、通常、4000Hz付近から始まり、この聴力低下の型をC^5dipという。

(4) 騒音レベルの測定は、通常、騒音計の周波数補正回路のA特性で行い、その単位はDB（A）である。

(5) 等価騒音レベルは、ある時間範囲について、変動する騒音の騒音レベルをエネルギー的な平均値として表した量で、変動する騒音に対する人間の生理・心理的反応とよく対応する。

問15 粉じんによる健康障害に関する次の記述のうち、誤っているものはどれか。

(1) じん肺は、粉じんを吸入することによって肺に生じた線維増殖性変化を主体とする疾病で、けい肺、石綿肺などがある。

(2) じん肺は、続発性気管支炎、肺結核などを合併することがある。

(3) けい肺は、鉄、アルミニウムなどの金属粉じんを吸入することによって発症するじん肺である。

(4) 石綿は、その粉じんを吸入することによって肺がんや胸膜中皮腫等の重篤な疾病を起こすおそれがある。

(5) 米杉、ラワンなどの木材は、その粉じんを吸入することによってぜんそくを起こすことがある。

問16 作業環境における有害要因による健康障害に関する次の記述のうち、正しいものはどれか。

(1) 電離放射線の被ばくによる発がんと遺伝的影響は、確率的影響に分類され、発生する確率が被ばく線量の増加に応じて増加する。

(2) 熱虚脱は、暑熱環境下で脳へ供給される血液量が増加したとき、代償的に心拍数が減少することにより生じ、発熱、徐脈、めまいなどの症状が見られる。

(3) 金属熱は、金属の溶融作業において、高温環境により体温調節中枢が麻痺することにより発生し、長期間にわたる発熱、関節痛などの症状が見られる。

(4) 凍瘡は、皮膚組織の凍結壊死を伴うしもやけのことで、0℃以下の寒冷に暴露することによって発生する。

（5）潜水業務における減圧症は、浮上による減圧に伴い、血液中に溶け込んでいた酸素が気泡となり、血管を閉塞したり組織を圧迫することにより発生する。

問17 化学物質による健康障害に関する次の記述のうち、誤っているものはどれか。
（1）酢酸メチルによる健康障害では、視力低下、視野狭窄などがみられる。
（2）ノルマルヘキサンによる健康障害では、頭痛、めまい、多発性神経炎などがみられる。
（3）N,N-ジメチルホルムアミドによる健康障害では、頭痛、めまい、肝機能障害などがみられる。
（4）弗化水素による健康障害では、貧血、溶血、メトヘモグロビン形成によるチアノーゼなどがみられる。
（5）ベンゼンによる健康障害では、再生不良性貧血、白血病などがみられる。

問18 厚生労働省の「作業環境測定基準」及び「作業環境評価基準」に基づく作業環境測定及びその結果の評価に関する次の記述のうち、正しいものはどれか。
（1）評価の指標として用いられる管理濃度は、個々の労働者の有害物質へのばく露限界を示すものである。
（2）A測定は、原材料を反応槽へ投入する場合など、間欠的に大量の有害物質の発散を伴う作業における最高濃度を知るために行う測定である。
（3）B測定は、単位作業場所における気中有害物質濃度の平均的な分布を知るために行う測定である。
（4）A測定の第二評価値及びB測定の測定値がいずれも管理濃度に満たない単位作業場所は、第一管理区分になる。
（5）B測定の測定値が管理濃度の1.5倍を超えている単位作業場所は、A測定の結果に関係なく第三管理区分になる。

問19 労働衛生保護具に関する次の記述のうち、誤っているものはどれか。
（1）防毒マスクの吸収缶の色は、一酸化炭素用は赤色で、有機ガス用は黒色である。
（2）防じんマスクの手入れの際、ろ過材に付着した粉じんは圧縮空気で吹き飛ばすか、ろ過材を強くたたいて払い落として除去する。
（3）ガス又は蒸気状の有害物質が粉じんと混在している作業環境中で防毒マスクを使用するときは、防じん機能を有する防毒マスクを選択する。
（4）遮光保護具には、遮光度番号が定められており、溶接作業などの作業の種類に応じて適切な遮光度番号のものを使用する。

（5）騒音作業における防音保護具として、耳覆い（イヤーマフ）と耳栓のどちらを選ぶかは、作業の性質や騒音の特性で決まるが、非常に強烈な騒音に対しては両者の併用も有効である。

問20 有害業務従事者に対する特殊健康診断に関する次の記述のうち、誤っているものはどれか。

（1）有害業務への配置替えの際に行う特殊健康診断には、業務適性の判断と、その後の業務の影響を調べるための基礎資料を得る目的がある。

（2）特殊健康診断では、対象とする特定の健康障害と類似の他の疾患との判別が、一般健康診断よりも一層強く求められる。

（3）有害物質による健康障害の大部分は、急性発症を除き、初期又は軽度の場合はほとんど無自覚で、諸検査の結果により発見されることが多い。

（4）特殊健康診断における生物学的モニタリングによる検査は、有害物の体内摂取量や有害物による軽度の影響の程度を把握するための検査である。

（5）有機溶剤等健康診断における尿の採取は、任意の時期に行ってよいが、鉛は生物学的半減期が短いので、鉛健康診断における尿又は血液の採取時期は、厳重にチェックする必要がある。

〔関係法令（有害業務に係るもの以外のもの）〕 第1種 第2種

問21 事業場の衛生管理体制に関する次の記述のうち、法令上、誤っているものはどれか。

（1）常時300人以上の労働者を使用する各種商品小売業の事業場では、総括安全衛生管理者を選任しなければならない。

（2）常時1,000人を超え2,000人以下の労働者を使用する事業場では、4人以上の衛生管理者を選任しなければならない。

（3）常時50人以上の労働者を使用する医療業の事業場では、第二種衛生管理者免許を有する者のうちから衛生管理者を選任することができる。

（4）常時1,000人以上の労働者を使用する事業場では、その事業場に専属の産業医を選任しなければならない。

（5）常時1,000人を超える労働者を使用する事業場では、衛生管理者のうち少なくとも1人を専任の衛生管理者としなければならない。

問22　衛生管理者に関する次の記述のうち、法令上、誤っているものはどれか。

（1）事業者は、衛生管理者に、労働者の危険又は健康障害を防止するための措置に関すること等の業務のうち衛生に係る技術的事項を管理させなければならない。

（2）事業者は、衛生管理者に対し、衛生に関する措置をなし得る権限を与えなければならない。

（3）衛生管理者は、少なくとも毎月1回作業場等を巡視し、設備、作業方法等に有害のおそれがあるときは、直ちに、労働者の健康障害を防止するため必要な措置を講じなければならない。

（4）事業者は、衛生管理者を選任すべき事由が発生した日から14日以内に選任しなければならない。

（5）所轄労働基準監督署長は、労働災害を防止するため必要があると認めるときは、事業者に対し、衛生管理者の増員又は解任を命ずることができる。

問23　衛生委員会に関する次の記述のうち、法令上、正しいものはどれか。

（1）衛生委員会の議長は、衛生管理者である委員のうちから、事業者が指名しなければならない。

（2）衛生委員会の議長を除く全委員は、事業場に労働者の過半数で組織する労働組合がないときは、労働者の過半数を代表する者の推薦に基づき指名しなければならない。

（3）衛生管理者として選任しているが事業場に専属ではない労働衛生コンサルタントを、衛生委員会の委員として指名することはできない。

（4）事業場の規模にかかわらず、事業場に専属でない産業医を、衛生委員会の委員として指名することはできない。

（5）衛生委員会の付議事項には、長時間にわたる労働による労働者の健康障害の防止を図るための対策の樹立に関することが含まれる。

問24　労働安全衛生規則に基づく次の定期診断項目のうち、厚生労働大臣が定める基準に基づき、医師が必要でないと認めるときは、省略できる項目に該当しないものはどれか。

（1）腹囲の検査

（2）心電図検査

（3）肝機能検査

（4）血中脂質検査

（5）自覚症状及び他覚症状の有無の検査

問25 労働時間の状況等が一定の要件に該当する労働者に対して、法令により実施することが義務付けられている医師による面接指導に関する次の記述のうち、正しいものはどれか。

（1）面接指導の対象となる労働者の要件は、原則として、休憩時間を除き、1週間当たり40時間を超えて労働させた場合におけるその超えた時間が1か月あたり120時間を超え、かつ、疲労の蓄積が認められることである。

（2）面接指導は、その対象となる要件に該当する労働者の申出により行われる。

（3）面接指導を行う医師として事業者が指定することができる医師は、当該事業場の産業医に限られる。

（4）事業者は、面接指導の結果に基づき、労働者の健康を保持するため必要な措置について、面接指導実施日から3か月以内に、医師の意見を聴かなければならない。

（5）面接指導の結果に基づいて作成した記録の保存期間は、3年間である。

問26 雇入れ時の安全衛生教育（以下「教育」という）に関する次の記述のうち、法令上、誤っているものはどれか。

（1）常時使用する労働者数が10人未満の事業場であっても、教育を行わなければならない。

（2）3か月以内の期間を定めて雇用するパートタイム労働者についても、教育を行わなければならない。

（3）教育事項の全部又は一部に関し十分な知識及び技能を有していると認められる労働者については、当該事項についての教育を省略することができる。

（4）ゴルフ場業の事業場においては、教育事項のうち、「作業開始時の点検に関すること」については省略することができる。

（5）警備業の事業場においては、教育事項のうち、「作業手順に関すること」については省略することができる。

問27 事業場の建物、施設等に関する措置について、労働安全衛生規則の基準に違反しているものは次のうちどれか。

（1）常時60人の労働者を就業させている屋内作業場の気積が、設備の占める容積及び床面から4mを超える高さにある空間を除き容積が800m³となっている。

（2）ねずみ、昆虫等の発生場所、生息場所及び侵入経路並びにねずみ、昆虫等による被害の状況について、6か月以内ごとに1回、定期に統一的に調査を実施し、その調査結果に基づき、必要な措置を講じている。

（3）常時男性5人と女性25人が就業している事業場で、女性用の臥床できる休養室を設けているが、男性用には、休養室の代わりに休憩設備を利用させている。

（4）有害業務を行っていない屋内作業場で、直接外気に向かって開放することのできる窓の面積が常時床面積の1／15であるものに、換気設備を設けていない。

（5）日常行う清掃のほか、1年ごとに1回、定期的に大掃除を行っている。

- 第1種を受験される方 ➡ 「問31」へ
- 第2種を受験される方 ➡ 次の問題（問28）へ

問28　事務室の設備の点検に関する次の記述のうち、法令上、誤っているものはどれか。

（1）照明設備について、6か月以内ごとに1回、定期に、点検しなければならない。

（2）機械による換気のための設備について、6か月以内ごとに1回、定期に、異常の有無を点検しなければならない。

（3）燃焼器具を使用するときは、発熱量が著しく少ないものを除き、毎日、異常の有無を点検しなければならない。

（4）空気調和設備内に設けられた排水受けについては、原則として、1か月以内ごとに1回、定期に、その汚れ及び閉塞の状況を点検し、必要に応じ、その清掃等を行わなければならない。

（5）空気調和設備の冷却塔及び冷却水については、原則として、1か月以内ごとに1回、定期に、その汚れの状況を点検し、必要に応じ、その清掃及び換水等を行わなければならない。

問29　1か月単位の変形労働時間制に関する次の記述のうち、労働基準法上、誤っているものはどれか。

ただし、常時使用する労働者数が10人以上の規模の事業場の場合とし、「労使協定」とは、「労働者の過半数で組織する労働組合（その労働組合がない場合は労働者の過半数を代表する者）と使用者との書面による協定」をいう。

（1）この制度を採用する場合には、労使協定又は就業規則により、1か月以内の一定の期間を平均し1週間当たりの労働時間が40時間を超えないこと等、この制度に関する定めをする必要がある。

（2）この制度を採用した場合には、この制度に関する定めにより特定された週又は日において1週40時間又は1日8時間を超えて労働させることができる。

（3）この制度に関する定めをした労使協定は所轄労働基準監督署長に届け出る必要はないが、就業規則は届け出る必要がある。

（4）この制度を採用した場合であっても、妊娠中又は産後1年を経過しない女性が請求した場合には、監督又は管理の地位にある者等労働時間に関する規定の適用除外者を除き、当該女性に対して法定労働時間を超えて労働させることはできない。

（5）この制度で労働させる場合には、育児を行う者等特別な配慮を要する者に対して、これらの者が育児等に必要な時間を確保できるような配慮をしなければならない。

問30　年次有給休暇（以下「休暇」という。）に関する次の記述のうち、労働基準法上、正しいものはどれか。

（1）週所定労働時間が30時間以上で、雇入れの日から起算して6年6か月以上継続勤務し、直近の1年間に、全労働日の8割以上出勤した労働者には、15日の休暇を新たに与えなければならない。

（2）労働者の過半数で組織する労働組合（その労働組合がない場合は労働者の過半数を代表する者）と使用者との書面による協定により休暇を与える時季に関する定めをした場合は、休暇のうち5日を超える部分については、その定めにより休暇を与えることができる。

（3）法令に基づく育児休業又は介護休業で休業した期間は、出勤率の算定に当たっては、出勤しなかったものとして算出することができる。

（4）休暇の請求権は、これを1年間行使しなければ時効によって消滅する。

（5）監督又は管理の地位にある者及び機密の事務を取り扱う者については、休暇に関する規定は適用されない。

〔労働衛生（有害業務に係るもの以外のもの）〕 第1種 第2種

問31　WBGT（湿球黒球温度）に関する次の文中の内に入れるAからDの数値の組合せとして、正しいものは（1）～（5）のうちどれか。

「WBGTは、労働環境において作業者が受ける暑熱環境による熱ストレスの評価を行う簡便な指標で、その値は次の式により算出される。

屋外で太陽照射のある場合：

ＷＢＧＴ ＝ [A] × 自然湿球温度 ＋ [B] ×黒球温度 ＋ 0．1 × 乾球温度

屋外で太陽照射のない場合：

ＷＢＧＴ ＝ [C] × 自然湿球温度 ＋ [D] ×黒球温度　」

	A	B	C	D
（1）	0.6	0.3	0.8	0.2
（2）	0.7	0.2	0.7	0.3
（3）	0.7	0.2	0.8	0.2
（4）	0.8	0.1	0.7	0.3
（5）	0.8	0.1	0.9	0.1

問32　事務室における必要換気量Ｑ（m³／h）を算出する式として、正しいものは（1）から（5）のうちどれか。ただし、ＡからＤは次の通りとする。

A　外気の二酸化炭素濃度

B　室内二酸化炭素基準濃度

C　室内二酸化炭素の測定値

D　在室者全員が呼出する二酸化炭素量（m³／h）

（1）$Q = \dfrac{D}{B-A}$　　　（2）$Q = \dfrac{D}{C-A}$　　　（3）$Q = \dfrac{D}{C-B}$

（4）$Q = D \times \dfrac{B}{A}$　　　（5）$Q = D \times \dfrac{C}{B}$

問33　採光・照明等の視環境に関する次の記述のうち、誤っているものはどれか。

（1）前方から明かりを取るときは、眼と光源を結ぶ線と視線とで作る角度が、30°以上になるようにするといい。

（2）あらゆる方向から同程度の明るさの光がくると、見るものに影ができなくなり、立体感がなくなってしまうことがある。

（3）全般照明と局部照明を併用する場合、全般照明による照度は、局部照明による照度の1/10以上になるようにする。

（4）照度の単位はルクスで、1ルクスは光度1カンデラの光源から5m離れた所で、その光に直角な面が受ける明るさに相当する。

（5）室内の彩色で、明度を高くすると光の反射率が高くなり照度を上げる効果があるが、彩度を高くしすぎると交感神経の緊張を招きやすく、長時間にわたる場合は疲労を招きやすい。

問34 厚生労働省の「労働者の心の健康の保持増進のための指針」において、心の健康づくり対策の進め方として示されている4つのメンタルヘルスケアに該当しないものは、次のうちどれか。

(1) 労働者自身がストレスや心の健康について理解し、自らのストレスの予防や対処を行うセルフケア

(2) メンタルヘルス不調の労働者を参加させ、その個別的問題を把握することにより、心の健康づくり対策の具体的な措置を検討する衛生委員会によるケア

(3) 管理監督者が、職場環境等の改善や労働者からの相談への対応を行うラインによるケア

(4) 産業医、衛生管理者等が、心の健康づくり対策の提言や労働者及び管理監督者に対する支援を行う事業場内産業保健スタッフ等によるケア

(5) メンタルヘルスケアに関する専門的な知識を有する事業場外の機関及び専門家を活用し支援を受ける事業場外資源によるケア

問35 労働者の健康保持増進のために行う健康測定に関する次の記述のうち、誤っているものはどれか。

(1) 健康測定における運動機能検査では、筋力、柔軟性、平衡性、敏捷性、全身持久力などの検査を行う。

(2) 健康測定における医学的検査は、労働者の健康障害や疾病を早期に発見することを主な目的として行う。

(3) 健康測定の結果に基づき、必要とされた場合や労働者自らが希望する場合は、メンタルヘルスケアを行う。

(4) 健康測定の結果に基づく栄養指導では、食生活上問題が認められた労働者に対して、栄養の摂取量、食習慣や食行動の評価とその改善の指導を行う。

(5) 健康測定の結果に基づき行う保健指導には、勤務形態や生活習慣によって生じる健康上の問題を解決するため、睡眠、喫煙、飲酒、口腔保健などの生活指導が含まれる。

問36 病休日数率を表す次式中の ☐ 内に入れるAからCの語句又は数字の組合せとして、正しいものは (1) 〜 (5) のうちどれか。

$$病休日数率 = \frac{\boxed{A}}{在籍労働者の \boxed{B}} \times \boxed{C}$$

	A	B	C
（1）	疾病休業延日数	延所定労働日数	100
（2）	疾病休業延日数	延所定労働日数	1,000
（3）	疾病休業件数	延所定労働日数	1,000
（4）	疾病休業延日数	延所定労働時間数	100
（5）	疾病休業件数	延所定労働時間数	1,000

問37　骨折及びその救急処置に関する次の記述のうち、正しいものはどれか。
（1）複雑骨折とは、骨が多数の骨片に破砕された状態をいう。
（2）皮膚から突出している骨は、直ちに皮下に戻すようにする。
（3）骨折が疑われる部位は、よく動かしてその程度を判断する必要がある。
（4）骨折部の固定のため副子を手や足に当てるときは、その先端が手先や足先から出ないようにする。
（5）損傷が皮膚にまで及ばない骨折のことを単純骨折という。

● 第1種を受験される方 ➡ 「問41」へ
● 第2種を受験される方 ➡ 次の問題「問38」へ

問38　脳血管障害に関する次の記述のうち、誤っているものはどれか。
（1）脳血管障害は、脳の血管の病変が原因で生じ、出血性病変、虚血性病変などに分類される。
（2）出血性の脳血管障害は、脳表面のくも膜下腔に出血するくも膜下出血、脳実質内に出血する脳出血などに分類される。
（3）虚血性の脳血管障害である脳梗塞は、脳血管自体の動脈硬化性病変による脳塞栓症と、心臓や動脈壁の血栓などが剥がれて脳血管を閉塞する脳血栓症に分類される。
（4）脳梗塞や脳出血では、頭痛、吐き気、手足のしびれ、麻痺、言語障害、視覚障害などの症状が認められる。
（5）くも膜下出血の症状は、「頭が割れるような」、「ハンマーでたたかれたような」などと表現される急激で激しい頭痛が特徴である。

問39 食中毒に関する次の記述のうち、正しいものはどれか。

（1）毒素型食中毒は、食物に付着した細菌により産出された毒素によって起こる食中毒で、代表的なものとしてサルモネラ菌によるものがある。

（2）感染型食中毒は、食物に付着している細菌そのものの感染によって起こる食中毒で、代表的なものとして黄色ブドウ球菌によるものがある。

（3）O－157やO－111による食中毒は、赤痢菌の毒素と類似の毒素を産生する大腸菌による食中毒で、腹痛、出血を伴う水様性の下痢などを呈する。

（4）テトロドトキシンは、カビの産生する毒素の一つで腹痛や下痢を起こす。

（5）エンテロトキシンは、食中毒の原因となる自然毒の一つであるフグ毒の主成分である。

問40 身長170cmの人のBMIが25未満となる最大の体重は、次のうちどれか。なおBMIとは身長と体重から算出される体格指数である。

（1）65kg

（2）67kg

（3）69kg

（4）71kg

（5）73kg

〔労働生理〕 第1種 第2種

問41 呼吸に関する次の記述のうち、誤っているものはどれか。

（1）呼吸運動は、主として呼吸筋（肋間筋）と横隔膜の協調運動によって胸郭内容積を周期的に増減し、それに伴って肺を伸縮させることにより行われる。

（2）胸郭内容積が増し、その内圧が低くなるにつれ、鼻腔や気管などの気道を経て肺内へ流れ込む空気が吸気である。

（3）肺胞内の空気と肺胞を取り巻く毛細血管中の血液との間で行われるガス交換は、外呼吸である。

（4）呼吸に関する筋肉は、間脳の視床下部にある呼吸中枢によって支配されている。

（5）身体活動時には、血液中の二酸化炭素分圧の上昇などにより呼吸中枢が刺激され、1回換気量及び呼吸数が増加する。

問42 下図は血液循環の経路を模式的に表したものであるが、図中の血管ア〜エを流れる血液に関する（1）〜（5）の記述のうち、誤っているものはどれか。

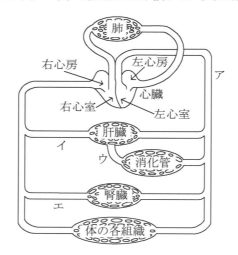

（1）血管アは動脈であり、動脈血が流れる。
（2）血管アを通る血液循環は大循環である。
（3）血管ア〜エを流れる血液のうち、酸素が最も多く含まれる血液は血管アを流れる血液である。
（4）血管エを流れる血液は、血管イを流れる血液に比べて尿素が多く含まれている。
（5）血管ア〜エを流れる血液のうち、食後にブドウ糖が最も多く含まれるのは、血管ウを流れる血液である。

問43 神経細胞に関する次の文中の内に入れるAからCの語句の組合せとして、正しいものは（1）〜（5）のうちどれか。
「神経系において情報を伝えたり処理する基本単位である神経細胞は A ともよばれ、細胞体から通常1本の B と複数の C が突き出した形をしている。神経細胞内を情報が伝わっていくことを伝導といい、情報は、 C で受け取られ、 B を伝わって運ばれる。」

	A	B	C
（1）	ニューロン	軸索	樹状突起
（2）	ニューロン	樹状突起	軸索
（3）	シナプス	軸索	樹状突起
（4）	シナプス	樹状突起	軸索
（5）	ガングリオン	軸索	樹状突起

問44 蛋白質並びにその分解、吸収及び代謝に関する次の記述のうち、誤っているものはどれか。

（1） 蛋白質は、約20種類のアミノ酸が結合してできており、内臓、筋肉、皮膚など人体の臓器等を構成する主成分である。

（2） 蛋白質は、膵臓から分泌される消化酵素である膵リパーゼなどによりアミノ酸に分解され、小腸から吸収される。

（3） 血液循環に入ったアミノ酸は、体内の各組織において蛋白質に再合成される。

（4） 肝臓では、アミノ酸から多くの血漿蛋白質が合成される。

（5） 飢餓時には、肝臓などでアミノ酸などからブドウ糖を生成する糖新生が行われる。

問45 腎臓又は尿に関する次のAからDまでの記述について、誤っているものの組合せは（1）〜（5）のうちどれか。

A 腎機能が正常な場合、糖はボウマン嚢中に濾し出されないので尿中には排出されない。

B 腎機能が正常な場合、大部分の蛋白質はボウマン嚢中に濾し出されるが、尿細管でほぼ100%再吸収されるので尿中にはほとんど排出されない。

C 尿は黄淡色の液体で、固有の臭気を有し、通常、弱酸性である。

D 尿の95%は水分で、残りの5%が固形物であるが、その成分は全身の健康状態をよく反映するので、尿検査は健康診断などで広く行われる。

（1） A、B

（2） A、C

（3） A、D

（4） B、D

（5） C、D

問46　血液に関する次の記述のうち、誤っているものはどれか。
（1）血液は、血漿と有形成分から成り、有形成分は赤血球、白血球及び血小板から成る。
（2）血漿中の蛋白質のうち、グロブリンには、免疫に関係する抗体としての働きをもつものがある。
（3）白血球のうちリンパ球にはBリンパ球やTリンパ球などがあり、これらは免疫反応に関与している。
（4）血小板は、核を持たない不定形の細胞で、体内に侵入してきた細菌やウィルスを貪食する働きがある。
（5）血液の凝固は、血漿中のフィブリノーゲン（線維素原）がフィブリン（線維素）に変化する現象である。

問47　感覚又は感覚器に関する次の記述のうち、正しいものはどれか。
（1）内耳は、前庭、半規管及び蝸牛から成り、蝸牛が平衡感覚をつかさどっている。
（2）皮膚感覚には、触圧感、痛覚、温度感覚（温覚・冷覚）などがあり、これらのうち冷覚を感じる冷覚点の密度は、他の感覚器に比べて大きい。
（3）網膜には色を感じる錐状体と、明暗を感じる杆状体の2種類の視細胞がある。
（4）眼軸が長すぎるために、平行光線が網膜の前方で像を結ぶ状態は、遠視である。
（5）嗅覚は、わずかな匂いでも感じるほど鋭敏で、同じ臭気に対しても疲労しにくい。

問48　ヒトのホルモン、その内分泌器官及びそのはたらきの組合せとして、誤っているものは次のうちどれか。

	ホルモン	内分泌器官	はたらき
（1）	コルチゾール	副腎皮質	血糖量の増加
（2）	メラトニン	副腎髄質	体液中の塩類バランスの調節
（3）	パラソルモン	副甲状腺	血中のカルシウム量の調節
（4）	インスリン	膵臓	血糖量の減少
（5）	グルカゴン	膵臓	血糖量の増加

問49 筋肉に関する次の記述のうち、正しいものはどれか。

(1) 筋肉中のグリコーゲンは、酸素が十分に与えられると完全に分解され、最後に乳酸になる。

(2) 筋肉の縮む速さが早ければ早いほど、仕事の効率は大きい。

(3) 強い力を必要とする運動を続けていても、筋肉を構成する個々の筋線維の太さは変わらないが、その数が増えることによって筋肉が太くなり筋力が増強する。

(4) 人が直立しているとき、姿勢保持の筋肉には、常に等張性収縮が生じている。

(5) 長時間の姿勢維持を伴うVDT作業などでは、持続的な筋収縮を必要とする等尺性収縮が主体となるため、血行不良や筋疲労が生じやすい。

問50 ストレスに関する次の記述のうち、誤っているものはどれか。

(1) 外部からの刺激すなわちストレッサーは、その強弱にかかわらず、自律神経系と内分泌系を介して、心身の活動を抑圧することになる。

(2) ストレスに伴う心身の反応には、ノルアドレナリン、アドレナリンなどのカテコールアミンや副腎皮質ホルモンが深く関与している。

(3) 昇進や昇格、転勤、配置替えがストレスの原因となることがある。

(4) 職場環境の騒音、気温、湿度、悪臭などがストレスの原因となることがある。

(5) ストレスにより、高血圧症、狭心症、十二指腸潰瘍などの疾患を招くことがある。

模擬試験問題①
〈解答・解説〉

試験区分	問題番号	解答番号
第1種	問1	(2)
	問2	(4)
	問3	(4)
	問4	(2)
	問5	(5)
	問6	(1)
	問7	(3)
	問8	(1)
	問9	(2)
	問10	(5)
	問11	(1)
	問12	(4)
	問13	(3)
	問14	(1)
	問15	(3)
	問16	(1)
	問17	(4)
	問18	(5)
	問19	(2)
	問20	(5)
第1種・第2種	問21	(3)
	問22	(3)
	問23	(5)
	問24	(5)
	問25	(2)

試験区分	問題番号	解答番号
第1種・第2種	問26	(4)
	問27	(5)
第2種	問28	(2)
	問29	(3)
	問30	(2)
第1種・第2種	問31	(2)
	問32	(1)
	問33	(4)
	問34	(2)
	問35	(2)
	問36	(1)
	問37	(5)
第2種	問38	(3)
	問39	(3)
	問40	(4)
第1種・第2種	問41	(4)
	問42	(4)
	問43	(1)
	問44	(2)
	問45	(1)
	問46	(4)
	問47	(3)
	問48	(2)
	問49	(5)
	問50	(1)

解答と解説　模擬試験問題①

〔関係法令（有害業務に係るもの）〕

問1　　　　　　　　　　　解答（2）

(1) × 　違反はあります（選任している衛生管理者が少ない）。

(2) ○ 　800人の労働者を使用する事業場では、3人以上の衛生管理者の選任が必要です。

(3) × 　1人だけなら専属でない労働衛生コンサルタントを選任することができます。

(4) × 　「著しく暑熱な場所」は衛生工学衛生管理者が必要な業務ですが、30人以上がその業務に従事している場合に限るので、20人が従事しているこの事業場では不要です。

(5) × 　有害業務に30人以上がその業務に従事している場合、最低でも**1人は専任**となります。

問2　　　　　　　　　　　解答（4）

特別教育を必要とする業務の8つをしっかりと覚えておきましょう。エックス線装置・ガンマ線照射装置、酸素欠乏危険場所の作業、特定粉じん作業（廃棄物の焼却施設において焼却灰を取り扱う業務）、石綿が使用されている建築物等の解体作業の4つは特に頻出です。

問3　　　　　　　　　　　解答（4）

局所排気装置とプッシュプル型換気装置の対象物質に特定化学物質第3類は該当しません。(1)の木材のくず、(2)の塩酸（特定化学物質第3類）、(5)のアンモニア（特定化学物質第3類）は対象外です。(4)の酢酸エチル（を重量の5％を超えて含有する接着剤）は有機溶剤です。

問4　　　　　　　　　　　解答（2）

製造禁止物質（**ベンジジン**、ベーターナフチルアミン、ベンゼン等）と、製造許可物質（**ベリリウム**、ベンゾトリクロリド等）を分けて覚えておきましょう。

問5　　　　　　　　　　　解答（5）

特定化学物質の用後処理は5つ（排ガス、除じん、排液、残さい物、ぼろ等）あります。除じんでは、粒系5μm未満の粉じんは「**ろ過**」し、排液では酸は「**中和**」します。

問6　　　　　　　　　　　解答（1）

(1)作業場所に設けた局所排気装置の制御風速は「**囲い式で0.4m/s**」だけは覚えておきましょう。囲い式以外の局所排気装置で0.4m/sになっていたら、それは誤りです。(2)有機溶剤の色分けは第1種・赤、第2種・黄、第3種・青（危険度の高いほうから信号機の色と同じ）です。(3)、(4)有機溶剤の作業環境測定も特殊健康診断も6か月以内ごとに1回、(5)有機溶剤を対象とする装置（プッシュプル型換気装置、局所排気装置）の定期自主検査は1年以内ごとに1回です。

問7　　　　　　　　　　　解答（3）

(1) × 　鉛業務は血液検査です（尿ではありません）。鉛量や血中デルタアミノレブリン酸の量を検査します。

(2) × 　放射線業務は血液検査です。特に白血球数を検査します。

(3) ○ 　高圧室内業務は四肢の運動機能検査です。

(4) × 　有機溶剤業務では尿中の蛋白の有無や貧血、肝機能、腎機能の検査などです。

(5) × 　石綿健康診断ではせき、たん、胸痛の他覚症状や自覚症状など、肺が対象です。

問8　　　　　　　　　　　　　解答 (1)

第二種酸素欠乏危険作業は、酸素濃度18%以上かつ硫化水素濃度10ppm以上に保つようにします。海水と汚水は第二種です。(2) ～ (5) は**第一種酸素欠乏危険作業場所**です。

問9　　　　　　　　　　　　　解答 (2)

作業環境測定の対象となる、作業場所と測定頻度の問題は、対で覚えておきましょう。(2) の著しい騒音を発する場所の測定頻度は6か月以内ごとに1回です。他に**6か月以内ごとに1回**の頻度で測定する作業場所は、粉じんを著しく発散する屋内作業場、特定化学物質（第三類物質を除く）を製造し取り扱う屋内作業場、有機溶剤を製造し取り扱う屋内作業場があります。

問10　　　　　　　　　　　　解答 (5)

(5) 本人の申し出の有無にかかわらず、削岩機、鋲打機等の身体に著しい振動を与える機械器具を用いて行う業務は、**産後1年**を経過しない女性を就かせてはなりません。また、いわゆる有害業務（多量の高熱物体を取り扱う業務、多量の低温物体を取り扱う業務、など10種類）は、本人が当該業務に従事しない旨を申し出た場合は就かせてはなりません。

〔労働衛生（有害業務に係るもの）〕

問11　　　　　　　　　　　　解答 (1)

作業環境管理とは、有害要因を「工学的な対策によって作業環境から除去し」良好な作業環境を維持するための対策です。作業管理とは、有害物質の体内に及ぼす影響や作業の内容を管理し、環境悪化を防止し健康を守ることです。よって (2) ～ (5) はすべて作業管理に関するものになります。

問12　　　　　　　　　　　　解答 (4)

二酸化硫黄は蒸気ではなく**ガス**です。

問13　　　　　　　　　　　　解答 (3)

赤血球の中のヘモグロビンが酸素を各組織へと運搬する役割をもっていますが、一酸化炭素中毒は、このヘモグロビンが**一酸化炭素と結合して酸素運搬能力を低下させることにより**発症します。

問14　　　　　　　　　　　　解答 (1)

(1) 騒音性難聴は、内耳の蝸牛にある膜が破れたり有毛細胞の欠損などにより起こります。(2)、(3) 比較的高い音から聞こえにくくなり、通常の日常生活では支障がないため初期には気づかないことが多いです。(4)、(5) 等価騒音レベルは、時間経過につれて変動する騒音レベルを評価するためのもので、不規則に騒音レベルが変動している場合に、測定時間内の騒音レベルを時間平均化したものです。算出には騒音計の周波数補正回路のA特性を通したレベルを使用します。

問15　　　　　　　　　　　　解答 (3)

(3) けい肺は遊離けい酸（SiO_2）を吸入することで発症する**じん肺**です。アルミニウムを吸入することで起こるじん肺は**アルミナ肺**です。

問16　　　　　　　　　　　　解答 (1)

(1) ○ 　確率的影響には、発がんと遺伝的影響があり、放射線による影響の起こる確率が被ばく線量の増加につれて大きくなっていく「しきい線量」が存在しないと仮定されている影響（しきい線量とは、ある程度の線量によって影響が発生する最小線量となる値）のことです。

(2) × 　熱虚脱は体温が上昇しないのが特徴です。

(3) ✕　金属熱は高温環境によって起こる熱中症ではありません。

(4) ✕　凍瘡は0℃以上の寒冷によるものです。0℃以下の寒冷によるのは凍傷です。

(5) ✕　減圧症は、血液中に溶け込んでいた窒素が気泡化することによって起こります。

問17　解答（4）

弗化水素による健康障害の症状は、骨の硬化、斑状歯、肺水腫などです。

問18　解答（5）

管理濃度は、作業環境管理の良否を判断する際の管理区分を決定するための指標で、ばく露限界として設定されたものではありません。A測定は平均的な分布を知るためのものです。発生源に近接した作業位置での最高濃度を知るための測定がB測定です。

問19　解答（2）

(1) ○　防毒マスクの吸収缶の色は、一酸化炭素用が赤、有機ガス用が黒です。

(2) ✕　ろ過材を強くたたくなどの方法による手入れは、ろ過材を破損させるほか、粉じん等を再飛散させることとなるので行いません。

(3) ○　防じん機能を有する防毒マスクがあります。

(4) ○　例えば溶接作業者のアーク点火時には遮光度番号1.7〜2.5程度のものを使用します。

(5) 耳栓とイヤーマフとの併用で遮音効果は上がります。

問20　解答（5）

(1)は特殊健康診断の目的です。(2)、(3) 有害物質による健康障害の大部分は自覚症状なしに症状が悪化先行していきます。(4) 血液や尿、毛髪などの生体試料を検査して、化学

物質の体内への吸収量や生体影響を把握することが生物学的モニタリングです。(5) は有機溶剤と鉛の説明が逆です。有機溶剤は生物学的半減期が短く、鉛は長いです。

〔関係法令（有害業務に係るもの以外のもの）〕

問21　解答（3）

(1) ○　商品卸売小売業（百貨店など）、旅館業、ゴルフ場業などは300人以上で総括安全衛生管理者を選任します。

(2) ○　労働者が1,000人を超え2,000人以下の事業場で選任する衛生管理者数は4人以上です。

(3) ✕　医療業の事業場で必要な資格は第一種以上です。

(4) ○　専属の産業医が必要となるのは労働者が1,000人以上または有害業務に500人以上の場合です。

(5) ○　労働者が1,000人以上の場合は専任の衛生管理者が1人以上必要です。

問22　解答（3）

(1) ○　衛生管理者の職務に関する問いです。穴埋め問題でも出題されるので必須です。

(2) ○　事業者、総括安全衛生管理者は、衛生に関する措置の権限を衛生管理者に与えます。

(3) ✕　少なくとも毎月1回作業場等を巡視するのは産業医です。衛生管理者は毎週1回です。

(4) ○　選任は選任すべき事由が発生した日から14日以内に、選任したら速やかに所轄労働基準監督署長に届け出ます。

(5) ○　労働基準監督署長は、衛生管理者の増員または解任を命ずることができます。

問23　解答（5）

(1) ✕　衛生委員会の議長は総括安全衛生管理者またはそれに準ずる者が務めます。

(2) ×　衛生委員会の議長を除く「半数の委員」は労働者の過半数を代表する者が務めます。

(3) ×　事業場に専属でない労働衛生コンサルタントも委員として選任できます。

(4) ×　規模によっては産業医が専属でないことがあるので、問題はありません。

(5) ○　「長時間にわたる労働による労働者の健康障害の防止を図るための対策の樹立」は衛生委員会の付議事項です。

問24　解答（5）

自覚症状及び他覚症状の有無の検査や既往歴及び業務歴の検査は省略できません。

問25　解答（2）

(1) ×　要件は1週間あたり40時間を超えて労働させた場合におけるその超えた時間が1か月あたり80時間を超え、かつ疲労の蓄積が認められることです。

(2) ○　面接指導はまず労働者の申し出により行われ、産業医は労働者に面接指導を申し出るよう勧奨することができます。

(3) ×　面接指導を行う医師は必ずしも当該事業場の産業医でなくともよいです。

(4) ×　事業者は面接指導実施後、遅滞なく医師の意見を聴かなければなりません。

(5) ×　記録の保存期間は5年間です。

問26　解答（4）

(1) ○　事業場の規模によって省略することはできません。

(2) ○　労働者の雇用形態によって省略することはできません。

(3) ○　十分な知識及び技能を有している者は省略することができます。

(4) ×　ゴルフ場業では省略できません。他に省略できない業種として商品卸売小売業、旅館業などがあります。

(5) ○　警備業では省略することができます。

問27　解答（5）

(1) ○　1人あたり10 m³以上が基準なので、60人なら600m³以上です。

(2) ○　ねずみ、昆虫等に関する対策は6か月以内ごとに1回実施します。

(3) ○　男女別に臥床できる休養室の設置基準は全体で50人以上または女性だけで30人以上です。

(4) ○　床面積の1／20以上あればよいので、1／15あれば違反していません。

(5) ×　大掃除は6か月以内ごとに1回行います。

〔関係法令（有害業務に係るもの以外のもの）〕（第二種のみ）

問28　解答（2）

(1) ○　照明設備の点検は6か月以内ごとに1回以上です。

(2) ×　換気設備の点検は2か月以内ごとに1回です。

(3) ○　燃焼器具の点検は毎日です。

(4) ○　空気調和設備の排水受けは使用開始時及び1か月以内ごとに1回、その汚れ及び閉塞の状況を点検します。

(5) ○　空気調和設備の冷却塔及び冷却水は、1か月以内ごとに1回汚れの状況を点検し、冷却塔、冷却水の水管及び加湿装置の清掃は1年以内ごとに1回行う必要があります。

問29　解答（3）

(3) 変形労働時間制を採用した場合、労使協定を労働基準監督署長に届け出る必要があります（フレックスタイム制の場合は精算期間が1か月以内であれば届出の必要はありません）。(1)、(2) 法定労働時間は1日8時間または1週40時間です。この時間を基準として、特定の週または日において、事業者はこれを

超えて労働者を働かせることができます。(4)
妊産婦が請求した場合には法定労働時間を超
えて働かせることはできません。(5) 育児時
間は生後満1年に達していない幼児を育てる
女性が請求した場合、**1日2回、各30分ずつ**
です。

問30 　　　　　　　　　　解答 (2)

(1) × 　6年6か月以上継続勤務したフルタイ
　　　ム勤務者（週の所定労働時間が30時間以
　　　上）に付与される休暇日数は**20日以上**で
　　　す。
(2) ○ 　有給休暇の計画的付与の対象は、有
　　　給休暇のうち5日を超える部分です。
(3) × 　育児休業または介護休業した期間の
　　　他、産前産後休業をした期間や有給休暇を
　　　取得した日は、出勤したものとして算出し
　　　ます。
(4) × 　有給休暇の時効は2年間です。
(5) × 　管理・監督の地位にある者や機密の
　　　事項を取り扱う者については、労働時間に
　　　関する規定は適用されないが、休暇に関す
　　　る規定は適用されます。※休日に関する規
　　　定は適用されません。

〔労働衛生（有害業務に係るもの以外のもの）〕

問31 　　　　　　　　　　解答 (2)

自然湿球温度はどちらの条件でも**0.7**です。

問32 　　　　　　　　　　解答 (1)

必要換気量Q＝

$$\frac{呼出二酸化炭素量}{室内の二酸化炭素基準濃度 - 外気の二酸化炭素濃度}$$

問33 　　　　　　　　　　解答 (4)

(1) ○ 　30°未満だと直接的に光が視界に入
　　　るのでまぶしさを感じます。
(2) ○ 　影がないと立体感をつかみにくくな

りnew。

(3) ○ 　全般照明の照度は局部照明の1／10
　　　以上です。
(4) × 　ルクスは、1m²の面が1ルーメンの
　　　光束で照らされるときの照度です。
(5) ○ 　室内の彩色は、目の高さより下はま
　　　ぶしさを防ぐために濁色にするとよいで
　　　す。

問34 　　　　　　　　　　解答 (2)

4つのメンタルヘルスケアは、セルフケア、ラ
インによるケア、事業場内産業保健スタッフ
等によるケア、事業場外資源によるケアです。

問35 　　　　　　　　　　解答 (2)

(1) ○ 　運動機能検査の項目です。
(2) × 　健康障害や疾病を早期に発見するこ
　　　とを主な目的として行われるのは健康診断
　　　です。健康測定の目的は、**健康の保持増進**
　　　です。
(3) ○ 　健康測定では身体の健康だけでなく、
　　　心の健康の保持増進も目的とします。
(4) ○ 　栄養指導が行われます。
(5) ○ 　生活指導が行われます。

問36 　　　　　　　　　　解答 (1)

$$\frac{疾病休業延日数}{在籍労働者の延所定労働日数} \times 100$$

問37 　　　　　　　　　　解答 (5)

(5) 皮膚の下で骨折し損傷が皮膚にまで及ば
ないものは**単純骨折**、皮膚の損傷が見られ骨
が露出しているものを**複雑骨折**といいます。
(1) 複雑骨折とは骨が折れたために骨の切端
が外に出ている骨折です。(2)、(3) 骨折した
場合、骨を動かさないようにします。(4) 副子
の先端は手や足の先から少し出る程度の長さ
のものを使用します。

〔労働衛生（有害業務に係るもの以外のもの）〕
（第二種のみ）

問38
解答（3）

(1) ○ 脳血管障害は脳の血管が病変を起こして発症します。
(2) ○ 出血性の障害は、くも膜下出血と脳出血です。
(3) × 脳の動脈硬化を原因としてできた血栓が脳の動脈を塞ぐのが脳血栓、脳以外の場所でできた血栓が脳の動脈を塞ぐのが脳塞栓です。
(4) ○ 脳血管障害の症例として頭痛、痺れ、麻痺、言語・視覚障害があります。
(5) ○ くも膜下出血では急激で激しい頭痛が起こります。

問39
解答（3）

(1) × サルモネラ菌は感染型です。
(2) × 黄色ブドウ球菌は毒素型です。
(3) ○ Ｏ－157とＯ－111は腸管出血性大腸菌と呼ばれ、致死率が高いが熱に弱いです。
(4) × テトロドトキシンはフグ毒です。
(5) × エンテロトキシンは黄色ブドウ球菌が増殖する際に出す毒素です。

問40
解答（4）

BMIは次の式で求めます。
BMI＝W（体重kg）／H（身長m）²

$$\frac{W（体重kg）}{1.7m×1.7m（＝2.89）} < 25$$

W＜25×2.89（＝72.25kg）

よって72.25kg未満で最大の体重である（4）71kgになります。

〔労働生理〕

問41
解答（4）

(1) ○ 肺自体には運動能力がないため、呼吸筋（肋間筋）と横隔膜の協調運動で呼吸

が行われます。
(2) ○ 胸郭内容積が増し（肺が膨らみ）流れ込む空気は吸気、出て行くのは呼気です。
(3) ○ 肺で行われるのが外呼吸、組織細胞で行われるのが内呼吸です。
(4) × 呼吸中枢は延髄にあります。
(5) ○ 呼吸中枢は二酸化炭素量によって刺激され、二酸化炭素が増加すると増加します。

問42
解答（4）

(4) 肝臓ではアミノ酸を分解して尿素に分解しています。腎臓は尿を排出します（尿素ではありません）。(1)、(2)、(3) 身体を巡る血液の流れが大循環、肺を巡る血液の流れが小循環です。大循環では動脈を動脈血が流れ、小循環では動脈を静脈血が流れます。(5) 消化管（腸）は糖質をブドウ糖と果糖に分解しています。

問43
解答（1）

神経構成の基本単位はニューロン（神経単位）です。細胞核のある細胞体、他の細胞からの入力を受ける樹状突起、他の細胞に出力する軸索の3つの部分で構成されています。

問44
解答（2）

(1) ○ 蛋白質は人体の臓器などを構成する主成分で、約20種類のアミノ酸が結合してできています。
(2) × 蛋白質は胃から分泌されるペプシンによってペプトンまたはホリペプチドに分解されます。その後、小腸へ送られ、ペプトンは膵臓から分泌されるトリプシンでオリゴペプチドに分解された後、ペプチターゼによってアミノ酸に分解されます。
(3) ○ 各組織の細胞はアミノ酸を材料にしてその組織固有のタンパク質を合成します。
(4) ○ 肝臓ではアミノ酸から多くの血漿蛋白質が合成されます。
(5) ○ 肝臓では糖新生が行われています。

問45 解答 (1)

AとBの組合せが正解です。
A　糖はボウマン嚢中に濾し出されるため、誤りです。
B　蛋白質はボウマン嚢中に濾し出されないため、誤りです。
C　尿は通常弱酸性のため、正しいです。
D　尿の成分は健康状態を良く反映するため、正しいです。

問46 解答 (4)

(1) ○　血液は血漿と有形成分（赤血球、白血球、血小板）からなります。
(2) ○　血漿の組織のうち7%は蛋白質で、アルブミン、グロブリン、線維素原（フィブリノーゲン）で構成されています。特にγ－グロブリンは免疫体の抗体として重要です。
(3) ○　リンパ球は骨髄で生まれ、白血球のうちにあり、Bリンパ球は抗体を産生し、Tリンパ球は体液性免疫、細胞性免疫に係ります。
(4) ×　細菌やウイルスを貪食するのは、白血球のうちの好中球です。
(5) ○　凝固は血漿のうちフィブリノーゲン（線維素原）がフィブリン（線維素）に変化するもので、凝集（赤血球が集まってしまう反応）とは違うので注意が必要です。

問47 解答 (3)

(1) ×　平衡感覚をつかさどるのは3つの半規管です。三半規管（体の回転方向や速度を感じる）と前庭（体の傾きの方向や大きさを感じる）で、蝸牛は音を感じます。
(2) ×　皮膚の感覚器官のうち、痛覚点が最も皮膚に広く分布し、密度が大きいです。
(3) ○　網膜の杆状体は明暗を感じ、錐状体は色を感じます。
(4) ×　眼軸が長すぎるために平行光線が網膜の前方で像を結ぶ状態は近視です。

(5) ×　嗅覚は、同一の臭気に対して疲労しやすいです（匂いには慣れやすい）。

問48 解答 (2)

(2) メラトニンのはたらきは、体内リズムの調節です（睡眠促進剤などで利用されています）。(1)、(5) コルチゾールとグルカゴンのはたらきは血糖量の増加です。(3) パラソルモンのはたらきは血液中のカルシウム濃度を上昇させることです。(4) インスリンのはたらきは血糖量の減少です。

問49 解答 (5)

(1) ×　グリコーゲンは酸素が十分にあるときは水と二酸化炭素（炭酸ガス）に分解されるが、酸素が不十分だと分解されずに乳酸になります。
(2) ×　仕事の効率は、筋肉の縮む速さが適当な時に最も大きくなります。
(3) ×　負荷の高い作業を続けていると、筋線維が適応して太くなります。
(4) ×　姿勢保持の時は等尺性収縮を起こしています。
(5) ○　姿勢保持の時は等尺性収縮で、血行不良や筋疲労が生じやすくなります。

問50 解答 (1)

(1) ストレスは必ずしも身心にマイナスの影響だけを与えるものではなく、ストレッサーが適度であるときには、心理的に高揚し、生活や作業に満足感や充実感を生じさせます。(2) ストレスが加わると間脳の自律神経が刺激を受け、副腎皮質ホルモンの分泌（血液中の血糖量を増加させる）などが起こります。(3)、(4) ストレスを引き起こす要因として社会的生活環境（労働条件や人間関係など）や物理的生活環境（騒音や汚臭）などがあります。(5) ストレスは心だけでなく、身体的症状を起こすこともあります。

模擬試験問題②

模擬試験問題　制限時間：3時間
- 第1種を受験される方は、問1〜27、問31〜37、問41〜50を解いてください。
- 第2種を受験される方は、問21〜50を解いてください。

〔関係法令（有害業務に係るもの）〕 第1種

問1　常時1800人の労働者を使用する製造業の事業場の有害業務及び衛生管理者の選任の状況は、次の①及び②のとおりである。

この事業場の衛生管理者の選任についての法令違反の状況に関するAからDの記述について、正しいものの組合せは（1）〜（5）のうちどれか。

ただし、衛生管理者の選任の特例はないものとする。

① 有害業務の状況

製造工程において多量の高熱物体を取り扱う業務に常時30人の労働者が従事しているが、他に有害業務はない。

② 衛生管理者の選任の状況

選任している衛生管理者は4人である。

このうち1人は、この事業場に専属でない労働衛生コンサルタントで、衛生工学衛生管理者免許を有していない。

他の3人は、この事業場に専属で、衛生管理者としての業務以外の業務を兼任しており、また、第一種衛生管理者免許を有しているが、衛生工学衛生管理者免許を有していない。

A　選任している衛生管理者数が少ないことが違反である。

B　衛生管理者として選任している労働衛生コンサルタントがこの事業場に専属でないことが違反である。

C　専任の衛生管理者が1人もいないことが違反である。

D　衛生工学衛生管理者免許を有する者のうちから選任した衛生管理者が1人もいないことが違反である。

（1）A, C

（2）A, D

（3）B, C

（4）B, D

（5）C, D

問2 次の業務に労働者を就かせるとき、法令に基づく安全又は衛生のための特別の教育を行わなければならないものはどれか。
（1）特定化学物質を用いて行う分析の業務
（2）赤外線又は紫外線にさらされる業務
（3）有機溶剤等を入れたことがあるタンクの内部における業務
（4）石綿等が使用されている建築物の解体の作業に係る業務
（5）ボンベからの給気を受けて行う潜水業務

問3 厚生労働大臣が定める規格を具備しなければ、譲渡し、貸与し、又は設置してはならない機械等に該当するものは、次のうちどれか。
（1）防音保護具
（2）防振手袋
（3）遮光保護具
（4）硫化水素用防毒マスク
（5）電動ファン付き呼吸用保護具

問4 次の化学物質のうち、労働安全衛生法により、製造し、輸入し、譲渡し、提供し、または使用することが原則として禁止されているものはどれか。
（1）オーラミン
（2）ベンジジン及びその塩
（3）ジクロルベンジジン及びその塩
（4）オルト－トリジン及びその塩
（5）五酸化バナジウム

問5 特定の有害業務に従事した者については、離職の際に又は離職の後に、法令に基づく健康管理手帳が交付されるが、次の者のうち、交付対象となる者はどれか。
（1）水銀を取り扱う業務に1年以上従事した者
（2）ベンゼンを取り扱う業務に5年以上従事した者
（3）シアン化水素を取り扱う業務に7年以上従事した者
（4）特定粉じん作業に従事したことがあり、じん肺管理区分が管理一の者
（5）石綿を取り扱う業務に従事したことがあり、石綿による胸膜肥厚がある者

問6 屋内作業場において第一種有機溶剤等を使用して有機溶剤業務を行う場合の措置として、法令上、正しいものは次のうちどれか。ただし、同規則に定める適用除外及び設備の特例はないものとする。

（1）作業に常時従事する労働者に対し、1年以内ごとに1回、定期に、有機溶剤等健康診断を行う。

（2）有機溶剤業務を行う作業場所に設けた局所排気装置について、2年を超える期間使用しない場合を除き、2年以内ごとに1回、定期自主検査を行い、その結果を記録し、3年間保存する。

（3）作業中の労働者が、有機溶剤等の区分を容易に知ることができるよう、見やすい場所に容器に赤色及び「第一種有機溶剤等」の文字の表示をする。

（4）第一種衛生管理者免許を有する者のうちから有機溶剤作業主任者を選任する。

（5）有機溶剤業務を行う屋内作業場について、有機溶剤作業主任者に、6か月以内ごとに1回、定期に、作業環境測定を実施させる。

問7 粉じん障害防止規則に基づく措置に関する次の記述のうち、誤っているものはどれか。
ただし、同規則に定める適用除外及び特例はないものとする。

（1）屋内の特定粉じん発生源については、その区分に応じて密閉する設備、局所排気装置、プッシュプル型換気装置若しくは湿潤な状態に保つための設備の設置又はこれらと同等以上の措置を講じなければならない。

（2）常時特定粉じん作業を行う屋内作業場については、6か月以内ごとに1回、定期に、空気中の粉じんの濃度を測定を行い、測定結果等を記録して、これを7年間保存しなければならない。

（3）特定粉じん発生源の局所排気装置に、法令に基づき設ける除じん装置は、ヒュームとヒューム以外の粉じんとに応じて、除じん方式が定められている。

（4）特定粉じん作業以外の粉じん作業を行う屋内作業場については、全体換気装置による換気の実施又はこれと同等以上の措置を講じなければならない。

（5）粉じん作業を行う屋内の作業場については、特定粉じん作業の場合は毎日1回以上、特定粉じん作業以外の粉じん作業の場合は毎週1回以上、清掃を行わなければならない。

問8 管理区域内において放射線業務に従事する労働者の被ばく限度に関する次の文中の ☐ 内に入れるＡからＤの語句又は数値の組合せとして、法令上、正しいものは（1）～（5）のうちどれか。

「男性又は妊娠する可能性がないと診断された女性が受ける実効線量の限度は、緊急作業に従事する場合を除き、　A　間につき　B　、かつ、　C　間につき　D　である。」

	A	B	C	D
(1)	1年	50mSv	1か月	5mSv
(2)	3年	100mSv	3か月	10mSv
(3)	3年	100mSv	1年	50mSv
(4)	5年	100mSv	1年	50mSv
(5)	5年	200mSv	1年	100mSv

問9　次の文中の　　　内に入れるA及びBの語句の組合せとして、正しいものは
(1) 〜 (5) のうちどれか。

「特定化学物質障害予防規則には、特定化学物質の用後処理として、除じん、排ガス処理、　A　、残さい物処理及びぼろ等の処理の規定がある。その中の　A　については、シアン化ナトリウムの場合には、　B　方式若しくは活性汚泥方式による　A　装置又はこれらと同等以上の性能を有する　A　装置を設けなければならないと規定されている。」

	A	B
(1)	浄化処理	中和
(2)	浄化処理	吸収
(3)	浄化処理	凝集沈殿
(4)	排液処理	吸着
(5)	排液処理	酸化・還元

問10　労働基準法に基づく時間外労働に関する協定を締結し、これを所轄労働基準監督署長に届け出る場合においても、労働時間の延長が1日2時間を超えてはならない業務は次のうちどれか。

(1) 給湿を行う紡績又は織布の業務
(2) 著しく寒冷な場所における業務
(3) 大部分の労働時間が立作業である業務
(4) 病原体によって汚染された物を取り扱う業務
(5) VDT作業における受注、予約等の拘束型の業務

問11 化学物質等による疾病のリスクの低減措置を検討する場合、次のアからエの対策について、優先度の高い順に並べたものは（1）～（5）のうちどれか。

ア　マニュアルの整備等の管理的対策

イ　有害性の高い化学物質等の使用の中止

ウ　化学物質等に係る機械設備等の密閉化、局所排気装置の設置等の労働衛生工学的対策

エ　個人用保護具の使用

（1）ア－イ－ウ－エ

（2）ア－イ－エ－ウ

（3）イ－ア－エ－ウ

（4）イ－ウ－ア－エ

（5）エ－ア－イ－ウ

問12 次の化学物質のうち、常温、常圧（25℃、1気圧）の空気中で蒸気として存在するものはどれか。

ただし蒸気とは、常温、常圧で液体又は固体の物質が蒸気圧に応じて揮発又は昇華して気体となっているものをいう。

（1）塩素

（2）ジクロルベンジジン

（3）硫酸ジメチル

（4）二酸化硫黄

（5）アンモニア

問13 有機溶剤に関する次の記述のうち、正しいものはどれか。

（1）有機溶剤の蒸気は、空気より軽い。

（2）有機溶剤は、揮発性が高いため呼吸器から吸収されやすいが、皮膚から吸収されることはない。

（3）メタノールは、網膜細動脈瘤を伴う脳血管障害を起こすことがある。

（4）二硫化炭素による障害のうち最も顕著なものは、再生不良性貧血などの造血器障害である。

（5）酢酸メチルは、視神経障害を起こすことがある。

問14 作業環境における騒音及びそれによる健康障害に関する次の記述のうち、誤っているものはどれか。

(1) 騒音性難聴は、初期には気づかないことが多く、また、治りにくいという特徴がある。

(2) 騒音性難聴は、内耳にある聴覚器官の有毛細胞の変性によって起こる。

(3) 騒音下では、精神的疲労が生じたり、自律神経系や内分泌系にも影響を与えることがある。

(4) 騒音性難聴は、通常、会話域である500Hzから2000Hzの周波数帯で著しい聴力低下を示し、この聴力低下の型をC^5dipという。

(5) 等価騒音レベルは、時間的に変動する騒音レベルのエネルギー的な平均値を表す量で、変動する騒音に対する人間の生理・心理的反応とよく対応している。

問15 金属などによる健康障害に関する次の記述のうち、誤っているものはどれか。

(1) 金属水銀中毒では、感情不安定、幻覚などの精神障害や手指の震えなどの症状・障害がみられる。

(2) 鉛中毒では、骨の硬化、斑状歯などの症状・障害がみられる。

(3) マンガン中毒では、筋のこわばり、震え、歩行困難などのパーキンソン病に似た症状・障害がみられる。

(4) カドミウム中毒では、上気道炎、肺炎、腎障害などの症状・障害がみられる。

(5) 砒素中毒では、角化症、黒皮症などの皮膚障害、末梢神経障害などがみられる。

問16 作業環境における有害要因による健康障害に関する次の記述のうち、正しいものはどれか。

(1) 空気中の酸素濃度が15～16%程度の酸素欠乏症では、一般に頭痛、吐き気などの症状が見られる。

(2) 金属熱は、鉄、アルミニウムなどの金属を溶融する作業などに長時間従事した際に、高温により体温調節機能が障害を受けたことにより発生する。

(3) 潜水業務における減圧症は、浮上による減圧に伴い、血液中に溶け込んでいた酸素が気泡となり、血管を閉塞したり組織を圧迫することにより発生する。

(4) レイノー現象は、振動障害に特有の末梢神経障害で、夏期に発生しやすい。

(5) 凍瘡は、皮膚組織の凍結壊死を伴うしもやけのことで、0℃以下の寒冷にばく露することによって発生する。

問17 一酸化炭素中毒に関する次の記述のうち、誤っているものはどれか。
  （1）一酸化炭素は、空気より重い無色の気体で、刺激性が強く、きわめて毒性が強い。
  （2）一酸化炭素中毒は、一酸化炭素が血液中の赤血球に含まれるヘモグロビンの酸素運搬能力を低下させ、体内の各組織に酸素欠乏状態を引き起こすことにより発生する。
  （3）一酸化炭素とヘモグロビンの親和性は、酸素とヘモグロビンの親和性の200倍以上にも及ぶ。
  （4）一酸化炭素中毒では、息切れ、頭痛から始まり、虚脱や意識混濁がみられる。
  （5）喫煙者の血液中のヘモグロビンは、非喫煙者と比べて一酸化炭素と結合しているものの割合が高い。

問18 厚生労働省の「作業環境測定基準」及び「作業環境評価基準」に基づく作業環境測定及びその結果の評価に関する次の記述のうち、誤っているものはどれか。
  （1）管理濃度は、有害物質に関する作業環境の状態を単位作業場所の作業環境測定結果から評価するための指標として設定されたものである。
  （2）A測定は、単位作業場所における有害物質の気中濃度の平均的な分布を知るために行う測定である。
  （3）B測定は、単位作業場所中の有害物質の発散源に近接する場所で作業が行われる場合、有害物質の気中濃度の最高濃度を知るために行う測定である。
  （4）A測定の第二評価が管理濃度を超えている単位作業場所の管理区分は、B測定の結果に関係なく第三管理区分となる。
  （5）B測定の測定値が管理濃度を超えている単位作業場所の管理区分は、A測定の結果に関係なく第三管理区分となる。

問19 呼吸用保護具に関する次の記述のうち、正しいものはどれか。
  （1）一酸化炭素用の防毒マスクの吸収缶の色は、赤色である。
  （2）有機ガス用の防毒マスクの吸収缶の色は、黄色である。
  （3）型式検定合格標章のある防じんマスクでも、ヒュームに対しては無効である。
  （4）防じんマスクの手入れの際、ろ過材に付着した粉じんは圧縮空気で吹き飛ばすか、ろ過材を強くたたいて払い落として除去する。
  （5）有毒ガスの濃度が高い場合には、電動ファン付き呼吸用保護具を使用する。

問20 特殊健康診断に関する次の記述のうち、誤っているものはどれか。

（1）有害業務への配置替えの際に行う特殊健康診断には、業務適性の判断と、その後の業務の影響を調べるための基礎資料を得るという目的がある。

（2）特殊健康診断の実施に当たっては、現在の作業内容及び有害要因へのばく露状況を把握する必要がある。

（3）特殊健康診断では、対象とする特定の健康障害と類似の他の疾患との判別や異常所見の業務起因性についての判断が、一般健康診断よりも一層強く求められる。

（4）有害物質による健康障害は、多くの場合、諸検査の異常などの他覚的所見より自覚症状が先に出現するため、特殊健康診断では問診の重要性が高い。

（5）体内に取り込まれた有機溶剤の生物学的半減期は短いので、有機溶剤等健康診断における尿中の代謝物の量の検査のための採尿の時刻は、厳重にチェックする必要がある。

〔関係法令（有害業務に係るもの以外のもの）〕 第1種 第2種

問21 衛生管理者の選任について、法令上、正しいものは次のうちどれか。
ただし、選任の特例はないものとする。

（1）常時使用する労働者数が60人の清掃業の事業場では、第二種衛生管理者免許を有する者のうちから衛生管理者を選任することができる。

（2）常時使用する労働者数が1,000人を超え2,000人以下の事業場では、4人以上の衛生管理者を選任しなければならない。

（3）常時使用する労働者数が3,000人を超える事業場では、6人の衛生管理者のうち2人まで、この事業場に専属ではない労働衛生コンサルタントのうちから選任することができる。

（4）常時500人を超え1,000人以下の労働者を使用し、そのうち、深夜業を含む業務に常時30人以上の労働者を従事させる事業場では、衛生管理者のうち少なくとも1人を専任の衛生管理者としなければならない。

（5）衛生管理者を選任したときには、14日以内に、所轄労働基準監督署長に報告しなければならない。

衛生管理者の職務に関する次の文中の 　　　 内に入れるAからCの組合せとして、法令上、正しいものは (1) 〜 (5) のうちどれか。

「常時50人以上の労働者を使用する事業場の事業者は、衛生管理者を選任し、その者に A が統括管理すべき業務のうち、衛生に係る技術的事項を管理させなければならない。衛生管理者は、少なくとも B 作業場等を巡視し、設備、作業方法又は C に有害のおそれがあるときは、直ちに、労働者の健康障害を防止するため必要な措置を講じなければならない。」

	A	B	C
(1)	総括安全衛生管理者	毎週1回	衛生状態
(2)	総括安全衛生管理者	毎月1回	作業環境
(3)	統括安全衛生管理者	毎週1回	作業条件
(4)	産業医	毎週1回	作業環境
(5)	産業医	毎月1回	衛生状態

問23 衛生委員会に関する次の記述のうち、法令上、誤っているものはどれか。
(1) 衛生委員会の議長を除く全委員については、事業場に労働者の過半数で組織する労働組合がないときは、労働者の過半数を代表する者の推薦に基づき指名しなければならない。
(2) 衛生委員会の議長は、原則として、総括安全衛生管理者又は総括安全衛生管理者以外の者で事業場においてその事業の実施を統括管理するもの若しくはこれに準ずる者のうちから事業者が指名した委員がなる。
(3) 事業場に専属ではないが、衛生管理者として選任している労働衛生コンサルタントを、衛生委員会の委員として指名することができる。
(4) 衛生委員会の開催の都度、遅滞なく、委員会における議事の概要を、書面の交付等一定の方法によって労働者に周知させなければならない。
(5) 衛生委員会の議事で重要なものについては、記録を作成し、3年間保存しなければならない。

問24 労働安全衛生規則に基づく医師による雇入れ時の健康診断に関する次の記述のうち、誤っているものはどれか。
(1) 医師による健康診断を受けた後、3か月を経過しない者を雇い入れる場合、その健康診断の結果を証明する書面の提出があったときは、その健康診断の項目に相当する雇入れ時の健康診断の項目を省略することができる。
(2) 雇入れ時の健康診断では、40歳未満の者について医師が必要でないと認めるときは、貧血検査、肝機能検査等一定の検査項目を省略することができる。

（3）事業場において実施した雇入れ時の健康診断の項目に異常の所見があると診断された労働者については、その結果に基づき、健康を保持するために必要な措置について、健康診断実施日から3か月以内に、医師の意見を聴かなければならない。

（4）雇入れ時の健康診断の結果に基づき健康診断個人票を作成し、5年間保存しなければならない。

（5）常時50人以上の労働者を使用する事業場であっても、雇入れ時の健康診断の結果については、所轄労働基準監督署長に報告する必要はない。

問25 労働時間の状況等が一定の要件に該当する労働者に対して、法令により実施することが義務付けられている医師による面接指導に関する次の文中の ＿＿＿ 内に入れるAからCの語句又は数字の組合せとして、正しいものは（1）～（5）のうちどれか。

「事業者は、原則として、休憩時間を除き1週間当たり40時間を超えて労働させた場合におけるその超えた時間が1か月あたり80時間を超え、かつ、 A が認められる労働者から申出があった B 、医師による面接指導を行い、その結果に基づき記録を作成し、 C 年間保存しなければならない。」

	A	B	C
（1）	疲労の蓄積	ときは遅滞なく	3
（2）	疲労の蓄積	ときは遅滞なく	5
（3）	疲労の蓄積	日から3か月以内に	5
（4）	メンタルヘルスの不調	ときは遅滞なく	3
（5）	メンタルヘルスの不調	日から3か月以内に	5

問26 雇入れ時の安全衛生教育に関する次の記述のうち、法令上、正しいものはどれか。

（1）常時使用する労働者が10人未満である事業場では、教育を省略することができる。

（2）3か月以内の期間を定めて雇用する者については、危険又は有害な業務に従事する者を除き、教育を省略することができる。

（3）警備業の事業場においては、「作業手順に関すること」についての教育を省略することができる。

（4）通信業の事業場においては、「作業開始時の点検に関すること」についての教育を省略することができる。

（5）教育を行ったときは、教育の受講者、科目等の記録を作成し、1年間保存しなければならない。

問27 事業場の建築物、施設等に関する措置について、労働安全衛生規則の衛生基準に違反しているものは次のうちどれか。

(1) 常時50人の労働者を就業させている屋内作業場の気積が、設備の占める容積及び床面から4mを超える高さにある空間を除き600m³となっている。

(2) 労働者を常時就業させる場所の照明設備について、6か月ごとに1回、定期に、点検を行っている。

(3) 男性5人と女性25人の労働者を常時使用している事業場で、女性用には臥床できる休養室を設けているが、男性用には休養室や休養所を設けていない。

(4) 事業場に附属する食堂の床面積を、食事の際の1人について1.1m²としている。

(5) 事業場に附属する食堂の炊事従業員について、専用の便所のほかに、一般従業員と共用の休憩室を設けている。

• 第1種を受験される方 ➡ 「問31」へ
• 第2種を受験される方 ➡ 次の問題「問28」へ

問28 事務室の空気環境の調整に関する次の文中の [　　] 内に入れるAからDの数字の組合せとして、法令上、正しいものは (1) ～ (5) のうちどれか。

「空気調和設備を設けている場合は、室の気温が [A] ℃以上 [B] ℃以下及び相対湿度が [C] %以上 [D] %以下になるように努めなければならない。」

	A	B	C	D
(1)	16	28	40	60
(2)	17	28	40	70
(3)	17	28	30	60
(4)	18	27	40	70
(5)	18	27	30	60

問29 労働基準法における労働時間等に関する次の記述のうち、正しいものはどれか。ただし、「労使協定」とは、「労働者の過半数で組織する労働組合（その労働組合がない場合は労働者の過半数を代表する者）と使用者との書面による協定」をいう。

(1) 1日8時間を超えて労働させることができるのは、時間外労働の労使協定を締結し、これを所轄労働基準監督署長に届け出た場合に限られている。

（2）労働時間に関する規定の適用については、事業場を異にする場合は労働時間を通算しない。

（3）所定労働時間が7時間30分である事業場において、延長する労働時間が1時間であるときは、少なくとも45分の休憩時間を労働時間の途中に与えなければならない。

（4）監視又は断続的労働に従事する労働者であって、所轄労働基準監督署長の許可を受けた者については、労働時間、休憩及び休日に関する規定は適用されない。

（5）フレックスタイム制の清算期間は、6か月以内の期間に限られる。

問30 労働基準法により作成が義務付けられている就業規則に関する次の記述のうち、誤っているものはどれか。

（1）就業規則の作成又は変更の手続きとして、事業場の労働者の過半数で組織する労働組合（その労働組合がない場合は労働者の過半数を代表する者）の同意が必要である。

（2）退職に関する事項（解雇の事由を含む。）については、必ず就業規則に定めておく必要がある。

（3）休日及び休暇に関する事項については、必ず就業規則に定めておく必要がある。

（4）安全及び衛生に関する事項については、必ず就業規則に定めておく必要がある。

（5）就業規則は、常時作業場の見やすい場所へ掲示すること、各労働者に書面を交付すること等の一定の方法によって、労働者に周知させなければならない。

〔労働衛生（有害業務に係るもの以外のもの）〕 第1種 第2種

問31 一般作業環境において機械換気を行う場合の必要換気量（m³／h）を算出する次の計算式において、室内二酸化炭素基準濃度（%）として通常用いられる数値は、（1）～（5）のうちどれか。

$$\frac{室内にいる人が1時間に呼出する二酸化炭素量（m³／h）}{室内二酸化炭素基準濃度（%）－外気の二酸化炭素濃度（%）}×100$$

（1）3

（2）1

（3）0.3

（4）0.1

（5）0.03

問32 温熱条件に関する次の記述のうち、誤っているものはどれか。

(1) 実効温度（有効温度）は、人の温熱感に基礎を置いた指標で、気温、湿度、放射熱の総合効果を温度目盛りで表したものである。

(2) 暑からず、寒からずという温度感覚を伴う温度を至適温度という。

(3) WBGTは、暑熱環境による熱ストレスの評価に用いられる指標で、屋外で太陽照射がある場合は、自然湿球温度、黒球温度及び乾球温度の測定値から算出される。

(4) 相対湿度とは、空気中の水蒸気圧とその温度における飽和水蒸気圧との比を百分率で示したものである。

(5) 夏季等暑熱時に室内を冷房する場合、外気温との差が大きくなると身体の体温調節機能に支障が生じやすいので、この場合の外気温と室温の差は7℃以内が目安とされている。

問33 厚生労働省の「情報機器作業における労働衛生管理のためのガイドライン」に基づく措置に関する次の記述のうち、誤っているものはどれか。

(1) 書類上及びキーボード上における照度は、300ルクス以上になるようにする。

(2) 反射防止型ディスプレイを選択するとともに、直接照明の照明器具を用いてグレアを防ぐようにする。

(3) ディスプレイは、おおむね40cm以上の視距離が保てるようにし、画面の上端が、眼と同じ高さか、やや下になるようにする。

(4) 単純入力型又は拘束型に該当するVDT作業については、一連続作業時間が1時間を超えないようにし、次の連続作業時間までの間に10〜15分の作業休止時間を設け、かつ、一連続作業時間内において1〜2回程度の小休止を設けるようにする。

(5) VDT作業健康診断は、一般健康診断を実施する際に、併せて実施してもよい。

問34 一次救命措置に関する次の記述のうち、正しいものはどれか。

(1) 心肺蘇生は、必ず胸骨圧迫と人工呼吸を組み合わせて行う。

(2) 胸骨圧迫は胸が約5cm沈む強さで圧迫し、必ず1分間に約60回のテンポで行う。

(3) 口対口人工呼吸は、傷病者の鼻をつまみ、1回の吹き込みに3秒以上かけて行う。

(4) 気道が確保されていない状態で人工呼吸を行うと、吹き込んだ息が胃に流入し、胃が膨張して内容物が口に逆流し気道閉塞を起こすことがある。

（5）呼吸を確認して普段通りの息（正常な呼吸）がない場合や、約1分間観察しても確認できない場合は、心肺停止とみなし、直ちに心肺蘇生を開始する。

問35　厚生労働省の「事業場における労働者の健康保持増進のための指針」に基づく健康保持増進対策に関する次の記述のうち、誤っているものはどれか。
（1）継続的かつ計画的に行うため、労働者の健康の保持増進を図るための基本的な計画である健康保持増進計画を策定する。
（2）健康保持増進計画で定める事項には、事業者が健康保持増進を積極的に推進する旨の表明に関することが含まれる。
（3）産業医は、健康測定の実施結果を評価し、運動指導等の健康指導を行うための指導票を作成するとともに、健康保持増進措置を実施する他のスタッフに対して指導を行う。
（4）健康測定の結果に基づき、個々の労働者に対して必要な栄養指導を行う産業保健指導担当者を配置する。
（5）健康保持増進措置を実施するためのスタッフの確保が事業場内で困難な場合は、労働者の健康の保持増進のための業務を行う外部のサービス機関などに委託して実施する。

問36　1,000人を対象としたある疾病のスクリーニング検査の結果と精密検査結果によるその疾病の有無は下表のとおりであった。このスクリーニング検査の偽陽性率及び偽陰性率の近似値の組合せとして、適切なものは（1）～（5）のうちどれか。
ただし、偽陽性率とは、疾病無しの者を陽性と判定する率をいい、偽陰性率とは、疾病有りの者を陰性と判定する率をいう。

精密検査結果による疾病の有無	スクリーニング検査結果	
	陽性	陰性
疾病有り	20	5
疾病無し	180	795

	偽陽性率（％）	偽陰性率（％）
（1）	18.5	0.5
（2）	18.5	20.0
（3）	80.0	0.5
（4）	80.0	20.0
（5）	90.0	0.6

問37 出血及び止血法に関する次の記述のうち、誤っているものはどれか。
 （1）体内の全血液量の10分の1程度が急激に失われると、生命が危険な状態となる。
 （2）直接圧迫法は、出血部を直接圧迫する方法であって、最も簡単で効果的な方法である。
 （3）間接圧迫法は、出血部より心臓に近い部位の動脈を圧迫する方法である。
 （4）静脈性出血は、傷口からゆっくり持続的に湧き出るような出血である。
 （5）止血処理を行うときは、感染防止のため、ビニール手袋を着用したりビニール袋を活用したりして、血液に触れないようにする。

• 第1種を受験される方 ➡ 「問41」へ
• 第2種を受験される方 ➡ 次の問題「問38」へ

問38 熱傷の救急処置などに関する次の記述のうち、正しいものはどれか。
 （1）熱傷は、Ⅰ～Ⅲ度に分類され、Ⅰ度は水泡ができる程度のもので、強い痛みと灼熱感を伴う。
 （2）衣類を脱がすときは、熱傷面に付着している衣類は残して、その周囲の部分だけを切りとる。
 （3）水泡ができたときは、周囲に広がらないように破ってガーゼや布で軽く覆う。
 （4）化学薬品がかかった場合は、直ちに中和剤により中和した後、水で洗浄する。
 （5）高温のアスファルトやタールが皮膚に付着した場合は、水をかけて冷やしたりせず、早急に皮膚から取り除く。

問39 細菌性食中毒の原因菌のうち、病原性好塩菌ともいわれるものは、次のうちどれか。
 （1）黄色ブドウ球菌
 （2）ボツリヌス菌
 （3）サルモネラ菌
 （4）腸炎ビブリオ
 （5）セレウス菌

問40 脳血管障害及び虚血性心疾患に関する次の記述のうち、誤っているものはどれか。
 （1）脳血管障害は、脳の血管の病変が原因で生じ、出血性病変、虚血性病変など

に分類される。
- （2）出血性の脳血管障害は、脳表面のくも膜下腔に出血するくも膜下出血、脳実質内に出血する脳出血などに分類される。
- （3）虚血性の脳血管障害である脳梗塞は、脳血管自体の動脈硬化性病変による脳血栓症と、心臓や動脈壁の血栓などが剥がれて脳血管を閉塞する脳塞栓症に分類される。
- （4）虚血性心疾患は、門脈による心筋への血液の供給が不足したり途絶えることにより起こる心筋障害である。
- （5）虚血性心疾患は、心筋の一部分に可逆的虚血が起こる狭心症と、不可逆的な心筋壊死が起こる心筋梗塞とに大別される。

〔労働生理〕 第1種 第2種

問41 呼吸に関する次の記述のうち、正しいものはどれか。
- （1）呼吸運動は、気管と胸膜の協調運動によって胸郭内容積を周期的に増減させて行われる。
- （2）肺胞内の空気と肺胞を取り巻く毛細血管中の血液との間で行われるガス交換は、外呼吸である。
- （3）成人の呼吸数は、通常、1分間に16〜20回であるが、食事、入浴及び発熱によって減少する。
- （4）呼吸に関与する筋肉は、間脳の視床下部にある呼吸中枢によって支配されている。
- （5）血液中に二酸化炭素が増加してくると、呼吸中枢が抑制されて呼吸は浅くなり、回数が減少する。

問42 心臓及び血液循環に関する次の記述のうち、誤っているものはどれか。
- （1）心臓は、自律神経の中枢で発生した刺激が刺激伝道系を介して心筋に伝わることにより、規則正しく収縮と拡張を繰り返す。
- （2）肺循環により左心房に戻ってきた血液は、左心室を経て大動脈に入る。
- （3）大動脈を流れる血液は動脈血であるが、肺動脈を流れる血液は静脈血である。
- （4）心臓の拍動による動脈圧の変動を末梢の動脈で触知したものを脈拍といい、一般に、手首の橈骨動脈で触知する。
- （5）動脈硬化とは、コレステロールの蓄積などにより、動脈壁が肥厚・硬化して弾力性を失った状態であり、進行すると血管の狭窄や閉塞を招き、臓器への酸素や栄養分の供給が妨げられる。

問43　神経系に関する次の記述のうち、誤っているものはどれか。

（1）神経系を構成する基本的な単位である神経細胞は、通常、1個の細胞体、1本の軸索及び複数の樹状突起から成り、ニューロンともいわれる。

（2）自律神経系は、内臓、血管などの不随意筋に分布している。

（3）自律神経である交感神経と副交感神経は、同一器官に分布していても、その作用はほぼ正反対である。

（4）消化管に対しては、交感神経は運動を促進させるように作用し、副交感神経は運動を抑制させるように作用する。

（5）心臓に対しては、交感神経は心拍数を増加させるように作用し、副交感神経は心拍数を減少させるように作用する。

問44　蛋白質並びにその分解、吸収及び代謝に関する次の記述のうち、誤っているものはどれか。

（1）蛋白質は、約20種類のアミノ酸が結合してできており、内蔵、筋肉、皮膚など人体の臓器等を構成する主成分である。

（2）蛋白質は、膵臓から分泌される消化酵素である膵リパーゼなどによりアミノ酸に分解され、小腸から吸収される。

（3）血液循環に入ったアミノ酸は、体内の各組織において蛋白質に再合成される。

（4）肝臓では、アミノ酸から多くの血漿蛋白質が合成される。

（5）飢餓時には、肝臓などでアミノ酸などからブドウ糖を生成する糖新生が行われる。

問45　腎臓又は尿に関する次の記述のうち、正しいものはどれか。

（1）血中の老廃物は、尿細管からボウマン嚢に濾し出される。

（2）血中の蛋白質は、糸球体からボウマン嚢に濾し出される。

（3）血中のグルコースは、糸球体からボウマン嚢に濾し出される。

（4）原尿中に濾し出された電解質の多くは、ボウマン嚢から血中に再吸収される。

（5）原尿中に濾し出された水分の大部分は、そのまま尿として排出される。

問46　血液に関する次の記述のうち、誤っているものはどれか。

（1）血液は、血漿と有形成分から成り、血液の容積の55％程度を占める血漿中には、アルブミン、グロブリンなどの蛋白質が含まれている。

（2）血液の有形成分には、赤血球、白血球及び血小板があり、赤血球は酸素を組織に供給し、白血球は体内への細菌や異物の侵入を防御し、血小板は止血の機能を有する。

（3）赤血球の寿命は、約120日で、白血球の寿命に比べて長い。

（4）白血球の一種であるリンパ球には、細菌や異物を認識し攻撃するBリンパ球と、抗体を産生するTリンパ球などがあり、免疫反応に関与している。

（5）血液の凝固は、血漿中のフィブリノーゲン（繊維素源）がフィブリン（繊維素）に変化する現象である。

問47　下図は、ヒトの右耳の構造を示したものであるが、耳の中を音の振動が伝わり、音の刺激を受け取るまでの経路を正しく示したものは(1)〜(5)のうちどれか。

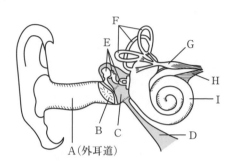

（1）A → B → C → F → G

（2）A → B → C → I → H

（3）A → B → E → F → G

（4）A → B → E → I → H

（5）A → B → C → I → D

問48　ホルモン、その内分泌器官及びそのはたらきの組合せとして、誤っているものは次のうちどれか。

	ホルモン	内分泌器官	はたらき
（1）	コルチゾール	副腎皮質	血糖量の増加
（2）	アルドステロン	副腎皮質	体液中の塩類バランスの調節
（3）	パラソルモン	副腎髄質	血糖量の増加
（4）	インスリン	膵臓	血糖量の減少
（5）	グルカゴン	膵臓	血糖量の増加

問49 筋肉に関する次の記述のうち、誤っているものはどれか。

(1) 筋肉は、神経から送られてくる刺激によって収縮するが、神経に比べて疲労しやすい。

(2) 筋収縮には、グリコーゲン、りん酸化合物などのエネルギー源が必要で、特に、直接のエネルギーはATPの加水分解によってまかなわれる。

(3) 筋肉中のグリコーゲンは、筋肉の収縮時に酸素が不足していると、水と二酸化炭素にまで分解されず乳酸になる。

(4) 荷物を持ち上げたり、屈伸運動を行うときは、筋肉が長さを変えずに外力に抵抗して筋力を発生させる等尺性収縮が生じている。

(5) 運動することによって筋肉が太くなることを筋肉の活動性肥大という。

問50 睡眠などに関する次の記述のうち、誤っているのはどれか。

(1) 夜間に働いた後の昼間に睡眠する場合は、一般に、就寝から入眠までの時間が長くなり、睡眠時間が短縮し、睡眠の質も低下する。

(2) 睡眠と食事は深く関係しているため、就寝直前の過食は、肥満のほか不眠を招くことになる。

(3) 松果体から分泌されるメラトニンは、夜間に分泌が上昇するホルモンで、睡眠と覚醒のリズムの調節に関与している。

(4) 体内時計の周期は、一般に、約25時間であり、外界の24時間周期に同調して、約1時間のずれが修正される。

(5) 基礎代謝量は、生命活動を維持するために必要な最小限のエネルギー量で、睡眠中の測定値で表される。

MEMO

模擬試験問題②
〈解答・解説〉

試験区分	問題番号	解答番号	試験区分	問題番号	解答番号
第1種	問1	(5)	第1種・第2種	問26	(3)
	問2	(4)		問27	(5)
	問3	(5)	第2種	問28	(2)
	問4	(2)		問29	(4)
	問5	(5)		問30	(1)
	問6	(3)	第1種・第2種	問31	(4)
	問7	(5)		問32	(1)
	問8	(4)		問33	(2)
	問9	(5)		問34	(4)
	問10	(2)		問35	(4)
	問11	(4)		問36	(2)
	問12	(3)		問37	(1)
	問13	(5)	第2種	問38	(2)
	問14	(4)		問39	(4)
	問15	(2)		問40	(4)
	問16	(1)	第1種・第2種	問41	(2)
	問17	(1)		問42	(1)
	問18	(5)		問43	(4)
	問19	(1)		問44	(2)
	問20	(4)		問45	(3)
第1種・第2種	問21	(2)		問46	(4)
	問22	(1)		問47	(4)
	問23	(1)		問48	(3)
	問24	(2)		問49	(4)
	問25	(2)		問50	(5)

〔関係法令（有害業務に係るもの）〕

問1　解答 (5)

CとDが正しい組み合わせです。

A　1,800人の労働者を使用する事業場に必要な衛生管理者数は4人です。違反ではありません。

B　衛生管理者を複数選任する場合、その事業場に専属でない労働衛生コンサルタントを選任することは1人だけなら認められているので、違反ではありません。

C　専任の衛生管理者を置かなくてはならないのは、労働者数が**1,000人以上**、または労働者数が**500人以上**かつ法定の有害業務に30人以上が従事している事業場です。この事業場は1,800人いるので**専任の衛生管理者が必要**ですから違反になります。

D　「多量の高熱物体を取り扱う業務」に従事している者が30人以上の場合に衛生工学衛生管理者が必要です。この問題では従事しているのが30人であるから違反です。

問2　解答 (4)

この問題では (4) の石綿等が使用されている建築物の解体の作業に係る業務のみが特別教育を行わなければならない業務に該当します。

問3　解答 (5)

電動ファン付き呼吸用保護具は、2014 (平成26) 年に譲渡制限機械に新たに組み入れられたものです。

問4　解答 (2)

製造禁止物質は (2) ベンジジン及びその塩です。(1) オーラミンと (5) 五酸化バナジウムは**特定化学物質第2類**、(3) ジクロルベンジジン及びその塩と (4) オルトートリジン及びその塩は**特定化学物質第1類（製造許可物質）**です。

問5　解答 (5)

(1) 水銀、(2) ベンゼン、(3) シアン化水素を取り扱う業務は健康管理手帳の交付対象となる物質・業務ではありません。(4) 粉じん作業に係る業務は健康管理手帳の交付対象ですが、**じん肺管理区分が管理2または管理3の**ものに限ります。

問6　解答 (3)

(1) ×　有機溶剤等健康診断は**6か月以内ごとに1回**実施します。

(2) ×　局所排気装置の定期自主検査は**1年以内ごとに1回**実施します。

(4) ×　有機溶剤作業主任者を選任しなければなりませんが、必ずしも第1種衛生管理者免許を有する者でなくてもよいです。

(5) ×　作業環境測定は**6か月以内ごとに1回**ですが、必ずしも有機溶剤作業主任者である必要はありません。

問7　解答 (5)

(1) 〜 (4) はすべて正しいです。(3) の除じん装置については、粒系によって方式が定められており、ヒューム（5μm未満）の場合はろ過または電気除じん方式、ヒューム以外は、ろ過・電気・サイクロン・スクラバ除じん方式のいずれかを用います。

(5) が誤りの文章（この問題の正解）です。清掃はすべての粉じん作業（特定粉じん作業を含む）で**毎日行わなければなりません**。

問8　解答（4）

被ばく限度はしっかりと覚えておきましょう。5年間で100mSv、1年間で50mSvです。

問9　解答（5）

用後処理は排ガス処理、除じん処理、排液処理、残さい物処理およびぼろ等の処理の5つです。排液処理方法は物質によって定められており、アルキル水銀化合物・シアン化ナトリウム・硫化ナトリウムは**酸化・還元方式**で、硫酸・塩酸・硝酸を含有する排液は**中和方式**による排液処理を行います。

問10　解答（2）

特定の有害業務は、労働時間の延長が**1日2時間**を超えてはならない業務です。

〔労働衛生（有害業務に係るもの）〕

問11　解答（4）

イの「有害物質を使用しない」ことを最優先とし、ウの「作業環境管理」、アの「マニュアルの整備等の管理的対策」、エの「個人用保護具の使用」の順になります。有害要因を工学的な対策によって作業環境から除去します。

問12　解答（3）

（3）の硫酸ジメチルは蒸気及びミストで存在します。（1）の塩素はガス、（2）のジクロルベンジジンは粉じん、（4）二酸化硫黄はガス、（5）アンモニアはガスです。

問13　解答（5）

（5）の酢酸メチルが起こす症状のひとつに視神経障害があります。（1）有機溶剤の蒸気は空気より重いです。（2）有機溶剤は皮膚からも吸収されます。（3）メタノールの蒸気を吸い込むと、頭痛、めまい、吐き気、視神経障害が起こります。（4）二硫化炭素は麻酔作用が

あり、精神異常をきたすことがあります。再生不良性貧血などの造血器障害を起こすのは**ベンゼン**です。

問14　解答（4）

騒音性難聴は会話域より**高い音**から聞こえにくくなります。

問15　解答（2）

鉛中毒の症状は、貧血、末梢神経障害、消化器障害、伸筋麻痺、腹部疝痛などです。
骨の硬化、斑状歯などの症状・障害が起こるのは**弗化水素**です。

問16　解答（1）

（2）×　金属熱は亜鉛や銅などの**ヒューム**を吸入した際に高熱が出ることです。熱中症ではありません。

（3）×　減圧症は血液中に溶け込んでいた**窒素**が気泡化することで発症します。

（4）×　レイノー現象は**冬季**に発生しやすいです。

（5）×　凍瘡は**0℃以上**の寒冷によるものです。0℃以下の寒冷によるものは**凍傷**です。

問17　解答（1）

（1）一酸化炭素に刺激性はなく、無色無臭です。（2）（3）一酸化炭素は、酸素を運ぶ役割を持つヘモグロビンと結びつきやすく、ヘモグロビンが酸素よりも一酸化炭素と結びついてしまうことにより酸素運搬能力が低下します。（4）一酸化炭素中毒は窒息性の症状を起こします。（5）一酸化炭素はタバコの煙にも1～3％含まれています。

問18　解答（5）

（1）○　管理濃度とは、作業場所の作業環境管理の良否を判断する際の管理区分を決定するための指標として、物質ごとに設定

された濃度です。

(2) ○　A測定は平均的な分布を知るための測定です。

(3) ○　B測定は発生源に近接した作業位置での最高濃度を知るための測定です。

(4) ○　A測定の第二評価値が管理濃度を超えている単位作業場所の管理区分は、B測定の結果に関係なく第三管理区分となります。

(5) ×　B測定の測定値が管理濃度の1.5倍を超えると、必ず第三管理区分になります。

問19　　　　　　　　　　　解答（1）

(2) ×　有機ガス用の防毒マスクの吸収缶の色は黒色です。

(3) ×　防じんマスクはヒュームに対しても有効です。

(4) ×　ろ過材を強くたたく手入れ方法は、ろ過材を破損させ、粉じんを再飛散させることがあるので行いません。

(5) ×　濃度が高いときに使用するのは送気マスクか自給式呼吸器です。

問20　　　　　　　　　　　解答（4）

有害物質による健康障害は自覚症状なしに病状が悪化していく先行出現型が多いです。

〔関係法令（有害業務係るもの以外のもの）〕

問21　　　　　　　　　　　解答（2）

(1) ×　清掃業は第1種衛生管理者免許が必要です。

(3) ×　専属でない労働衛生コンサルタントは1名のみ選任することができます

(4) ×　専任の衛生管理者を置かなくてはならないのは、労働者数が1,000人以上、または労働者数が500人かつ法定の有害業務に30人以上が従事している事業場です。「深夜業を含む業務」は法定の有害業

務ではありません。

(5) ×　14日以内というのは、衛生管理者を選任しなければならない事由が発生してから選任するまでの期間です。選任の報告は遅滞なく行わなければなりません。

問22　　　　　　　　　　　解答（1）

衛生管理者の業務に関する文章は穴埋め問題で出題されることが多いです。

問23　　　　　　　　　　　解答（1）

衛生委員会の議長を除く「半分の」委員については、事業場に労働者の過半数で組織する労働組合がないときは、労働者の過半数を代表する者の推薦に基づき指名しなければなりません。

問24　　　　　　　　　　　解答（2）

雇入れ時の健康診断では、省略できる検査項目はありません。

問25　　　　　　　　　　　解答（2）

医師による面接指導の対象者は、週40時間を超えて労働した労働者で、その超えた時間が1か月あたり80時間を超え、かつ疲労の蓄積が認められる者です。まず労働者が自ら面接指導の実施を申し出ます。面接指導の記録の保存期間は5年間です。

問26　　　　　　　　　　　解答（3）

(1)、(2) の安全衛生教育はすべての労働者を対象として実施されます。(4) の通信業の事業場では省略できる教育科目はありません。(5) の雇入れ時の教育については書類の保存期間は定められていません。

問27　　　　　　　　　　　解答（5）

事業場に附属する食堂の炊事従業員について、便所と休憩室は専用のものでなくてはな

りません。

問28　　　　　　　　　　解答（2）

「空気調和設備を設けている場合は、室の気温が**17℃以上、28℃以下**及び相対湿度が**40%以上70%以下**になるように努めなければならない。」

問29　　　　　　　　　　解答（4）

(1) × 　1日8時間を超えて労働させることができるのは、労使間で36協定を結んだ場合のほか、**変形労働時間制**によるものなどがあります。
(2) × 　事業場を異にする場合であっても労働時間は通算します。
(3) × 　労働時間6時間超過8時間以下の場合は少なくとも45分の休憩時間を労働時間の途中に与えなければなりません。8時間超過の場合の休憩時間は、少なくとも60分です。
(4) ○ 　監視又は断続的労働に従事する労働者であって、所轄労働基準監督署長の許可を得れば、労働時間、休憩及び休日に関する規定は適用されません。
(5) × 　フレックスタイム制の清算期間は、3か月以内の期間に限られます。

問30　　　　　　　　　　解答（1）

就業規則を届け出る際に必要なのは、同意ではなく**意見（意見書）**です。

問31　　　　　　　　　　解答（4）

必要換気量基本算式において、室内二酸化炭素基準濃度は0.1%、外気の二酸化炭素濃度は0.03%、呼出二酸化炭素量は4%です。

問32　　　　　　　　　　解答（1）

実効温度は温熱4要素（気温、湿度、気流、輻射熱・放射熱）のうち、**気温、湿度、気流**の3要素を1つの温度指標で表したものです。(2)至適温度は、暑からず寒からず、作業を行うのに最も適した温度です。(3) WBGTは暑熱環境のリスク評価の指標で、熱中症の予防対策で利用されます。(4) 湿度の計算は、空気中の水蒸気圧とその温度における飽和水蒸気圧との比です。(5) 外気温と室温の差は7℃以内を目安としています。

問33　　　　　　　　　　解答（2）

直接照明ではなく、間接照明の器具を用いてグレアを防止します。(1) 詳細な作業（書類上、キーボード上）における照度は300ルクス以上です。VDT画面の照度は500ルクス以下です。(3) ディスプレイを見上げるような姿勢を取らないようにします（首、肩の凝りが発生しやすくなります）。(4) 作業休止時間とはVDT作業を行わない時間のことで、休憩時間（仕事そのものを休む時間）ではないので注意しましょう。(5) VDT検診の実施時期は、配置前及び1年に1回なので、通常の定期健康診断と同時に行うことは差支えありません。

問34　　　　　　　　　　解答（4）

(1) × 　傷病者が感染症を患っている場合などを考慮し、人工呼吸をしない場合もあります。
(2) × 　胸骨圧迫のテンポは1分間に約100～120回です。
(3) × 　人工呼吸の吹き込みは、1回に1秒かけて行います。
(4) ○ 　人工呼吸は必ず気道を確保した状態で行います。
(5) × 　循環サイン（呼吸がある、咳をするなど身体に動きがあるか）の確認は約10秒です。

問35 解答（4）

事業場における健康保持増進措置を実施するスタッフは、1．産業医、2．運動指導担当者、3．運動実践担当者、4．心理相談担当者、5．産業栄養指導担当者、6．産業保健指導担当者です。栄養指導を行うのは「**産業栄養指導担当者**」です。

問36 解答（2）

$$\frac{180}{180 + 795} = 18.5\%\ (偽陽性率)$$

$$\frac{5}{20 + 5} = 20.0\%\ (偽陰性率)$$

問37 解答（1）

全血液量の1／3が急速に失われると出血によるショックを起こしやすく生命が危険な状態になり、1／2が失われると死に至る可能性が高くなります。

〔労働衛生（有害業務に係るもの以外のもの）〕
（第2種のみ）

問38 解答（2）

（1）× 水泡ができる程度の熱傷は**Ⅱ度**です。
（3）× 水泡ができた場合は、その部位を破らないようにします。
（4）× 化学薬品がかかった場合は清潔な布で拭き取り、流水で洗い流します。ただし化学物質が生石灰の場合は水と反応して発熱するので水で洗い流さないようにします。
（5）× 高温のアスファルトやタールが皮膚に付着した場合は、皮膚から**はがさず**、皮膚にかかった部分を水で冷やして、火傷の進行を抑えます。

問39 解答（4）

感染型の菌である腸炎ビブリオは別名を**病原性好塩菌**と呼ばれ、魚介類の汚染が原因であ

ることが多いです。同じ感染型のサルモネラ菌と、特徴を混同しないようにしましょう。

問40 解答（4）

心臓に血液を送るのは冠状動脈。虚血性心疾患とは、冠状動脈が狭くなったり（狭心症）ふさがったり（心筋梗塞）して起こります。(1)、(2) 脳血管障害について、出血性には脳出血（脳溢血）と、くも膜下出血があり、虚血性（脳梗塞）には脳血栓と脳塞栓と一過性脳虚血発作があります。(3) 脳で血栓ができて動脈をふさぐのが脳血栓、脳以外の場所でできた血栓が脳の動脈をふさぐのが脳塞栓です。(5) 心筋梗塞は不可逆的虚血症状、狭心症は可逆的虚血症状です。

〔労働生理〕

問41 解答（2）

（1）× 呼吸運動は肺自体に運動能力がないため、呼吸筋と横隔膜の協調運動によって胸郭内容積を周期的に増減させて行われます。
（3）× 成人の呼吸数は、通常、食事、入浴および発熱によって増加します。
（4）× 呼吸中枢は**延髄**にあります。
（5）× 血液中に二酸化炭素が増加してくると、**呼吸中枢**が刺激されて呼吸回数が増加します。

問42 解答（1）

心臓は、心臓にある**洞結節（洞房結節）**で発生した刺激が、刺激伝導系（刺激伝達系）を介して心筋に伝わることにより収縮と拡張を繰り返します。

問43 解答（4）

交感神経が亢進すると心臓の動きは促進されるが、**消化管**の動きは抑制されます。

問44　解答（2）

蛋白質をアミノ酸に分解するのは小腸のペプチターゼという消化酵素。胃から分泌されるペプシンによって蛋白質はペプトンに分解されて小腸に送られ、小腸でアミノ酸に分解されて吸収される。（1）蛋白質は約20種類のアミノ酸が何千もの単位で結合してできている。（3）蛋白質はアミノ酸に分解されて血液循環で体内の各組織・細胞に運ばれ、そこで蛋白質に再合成されて使用されます。（4）血漿蛋白質には、アルブミン、グロブリン、リポ蛋白、フィブリノーゲン（血液凝固に関連）などがあります。（5）糖新生とは、肝臓でアミノ酸など糖質以外のものからブドウ糖を作り出すことです。エネルギー源として体脂肪などが消費されます。

問45　解答（3）

(1) ×　血液中の老廃物は、**糸球体**からボウマン嚢に濾し出されます。
(2) ×　血中の蛋白質は、糸球体からボウマン嚢に濾し出されません。
(4) ×　原尿中に濾し出された電解質の多くは**尿細管**で再吸収されます。
(5) ×　原尿中に濾し出された水分は、**尿細管**で再吸収されます。

問46　解答（4）

白血球の一種であるリンパ球のうち、細菌や異物を認識し攻撃するのは**Ｔリンパ球**で、抗体を産生するのが**Ｂリンパ球**です。

問47　解答（4）

Aは、外耳道（音を共鳴させて聞き取りやすくする）です。Bは、鼓膜（弾力があり、伝わってきた音を奥の耳小骨に伝えます）です。Eの耳小骨がある鼓室や中耳腔は空洞で、音の伝達を助けます。Iは、蝸牛（内耳の一部。最終的に音・空気の振動が伝わる場所）です。Hは、蝸牛神経です。

問48　解答（3）

血糖量を増加させるものはコルチゾールとグルカゴンです。パラソルモンは血液中の**カルシウム濃度**を増加させます。

問49　解答（4）

荷物を持ち上げたり、屈伸運動を行うときに生じるのは、**等張性収縮**です。

問50　解答（5）

基礎代謝量は睡眠中の測定値ではなく、**覚醒、横臥、安静時**の測定値です。

重要
キーワード集

本文の重要なところを科目ごとにまとめています。赤シートも活用しながら、暗記にご利用ください。ハサミなどで切り取って携帯してもよいでしょう。直前対策としても使えます。

重要キーワード集

＋ 関係法令（有害業務以外）

● 健康診断

項目	説明
定期健康診断項目	① 既往歴、業務歴などの調査 ② 自覚症状および他覚症状の有無の検査 ③ 身長、体重、視力および聴力、腹囲の検査 ④ 胸部エックス線検査および喀痰検査 ⑤ 血圧測定 ⑥ 貧血検査（血色素量、赤血球数） ⑦ 肝機能検査（GOT、GPT、γ-GTP） ⑧ 血中脂質検査（LDLコレステロール、HDLコレステロール、血清トリグリセライド量） ⑨ 血糖値 ⑩ 心電図検査（安静時心電図検査） ⑪ 尿検査（尿中の糖および蛋白の有無の検査） ※ ⑥〜⑩および「身長」、「腹囲」、「胸部エックス線検査」、および、「喀痰検査」は医師の判断で省略できる
雇入れ時健康診断項目	腹部画像検査は行わない 検便が行われる（炊事場や給食業務に就く者に限る） 診断項目の省略は認められない
海外派遣労働者の健康診断	6か月以上海外に派遣する場合は、その前後に一般健康診断とは別に健康診断を実施する
例外規定（雇入れ時健康診断を行わなくてもよい場合）	常時雇用する労働者を雇い入れる場合で、その者が前の健康診断を受けてから3か月を経過しない者が健康診断の結果を証明する書面を提出した場合には、その項目については雇入れ時健康診断を実施しなくともよい
健康診断実施後の措置	① 受診者全員に対し、健康診断結果を遅滞なく通知する ② 異常所見のあった受診者については、受診者の健康を保持することを目的として、検診日から3か月以内に産業医等の意見を聴き、その内容を「健康診断個人票」に記載しなければならない ③ 定期健康診断を実施したら、労働者が50人以上の事業場は、「定期健康診断結果報告書」を労働基準監督署に提出する（雇入れ時健康診断は報告義務なし） ④ 「健康診断個人票」の保存期間は5年間 ⑤ 1週間当たり40時間を超えて労働させた場合（時間外労働や休日労働をさせた場合）その超えた時間が1か月当たり80時間を超え、かつ疲労の蓄積が認められる労働者から申し出があったときには、事業者はその労働者に対して医師による面接指導を実施しなければならない
ストレスチェック	「心理的な負担の程度を把握するための検査」 従業員が50人以上のすべての事業所で年1回実施 結果は直接本人のみに通知される 実施者はa.医師　b.保健師　c.歯科医師　d.看護師　e.精神保健福祉士 f.公認心理師（c〜fは厚生労働省大臣が定める研修の修了者に限る）

● 衛生管理体制

項目	説明
衛生管理者	● 衛生管理者は事業場に専属の者でなければならない ● ただし2人以上選任する場合、うち1人は専属でない労働衛生コンサルタントを選任できる
選任と専任	労働者数が50〜200人： 1人の選任、0人の専任 労働者数が201〜500人： 2人の選任、0人の専任 労働者数が501〜1,000人： 3人の選任、0人の専任 労働者数が1,001〜2,000人：4人の選任、1人の専任 （産業医は1,000人以上で専属） 労働者数が2,001〜3,000人：5人の選任、1人の専任 労働者数が3,001人以上： 6人の選任、1人の専任
総括安全衛生管理者	その事業場を統括管理する者を選任する
選任すべき事業場	業種と規模によって異なる ① 労働者が100人以上で選任する事業場 林業、鉱業、建設業、運送業、清掃業 ② 300人以上で選任する事業場 商品卸売・小売業、旅館業、製造・加工業、通信業、電気業、ガス業、水道業、熱供給業、ゴルフ場業、自動車整備業、機械修理業 ③ 1,000人以上で選任する事業場 上記以外の業種
第1種衛生管理者	以下の業種では、第1種衛生管理者を選任しなければならない 運送業、医療業、清掃業、農林畜産水産業、鉱業、建設業、製造・加工業、電気業、ガス業、水道業、熱供給業、自動車整備業、機械修理業
衛生委員会	● 議長は、総括安全衛生管理者、またはそれ以外の者で当該事業場を統括管理する者が務める ● 議長以外の半数の委員は、労働者の過半数を代表する労働組合があるときはその組合、組合がないときは労働者の過半数を代表する者の推薦に基づき指名される ● 産業医のうちから事業者が指名した者を委員とする。この産業医は専属でなくてもかまわない ● 衛生委員会と安全委員会を兼ねて安全衛生委員会として設けることができる
産業医	専属と人数は、労働者数によって人数が異なる 50人以上： 1人の選任 1,000人以上： 1人の専属 3,001人以上：2人の選任、うち1人の専属 ※有害業務（深夜業を含む）を行っている事業場の場合 500人以上： 1人の専属
産業医の面接指導	● 時間外労働や休日労働の時間が1か月当たり80時間を超えた労働者から申し出があったときに実施する ● 必要があると判断したときには、残業をした労働者に面接指導の申し出をするよう勧奨できる

● 安全衛生教育

項目	説明
雇入れ時安全衛生教育	
① 実施対象および実施者	● すべての労働者を対象に実施する。事業規模、業種、職務内容や雇用形態（正社員・契約社員・派遣社員・アルバイト等）を問わない ● 教育は衛生管理者が行わなくてもよい
② 教育の一部を省略することができる場合	● 総括安全衛生管理者を労働者1,000名以上で選任しなければならない業種（金融業、警備業など） ● 法令で掲げる教育科目について十分な知識・技能のある者
③ 事務労働が主体である業種では、右の項目の教育を省略できる	● 機械等、原材料等の危険性または有害性および、これらの取扱い方法に関すること ● 安全装置、有害物抑制装置または保護具の性能および、これらの取扱い方法に関すること ● 作業手順に関すること ● 作業開始時の点検に関すること

● 一般作業環境

項目	説明
休憩室の設置基準	男女別に臥床できる休憩室の設置基準は、常時使用労働者数が50人以上または女性だけで30人以上の場合
窓（開口部）の大きさ	壁等によって外部と仕切られた部屋では、直接外気に向かって開放できる窓等の面積が、床面積の20分の1以上
照明設備の点検と照度	● 照明設備の点検は6か月ごとに1回以上 ● 精密な作業を行うときの照度は300ルクス以上 ● 普通の作業では150ルクス以上、粗い作業の場合は70ルクス以上
換気設備の点検	屋内で使用する機械による換気設備の点検は2か月以内ごとに1回
気積	屋内作業場の気積は、労働者1人について10m³以上 （設備の容積および床面から4mを超える高さの空間を除く）
気積の数式	＝ { 容積（間口×奥行×高さ）－内部設備容積 }
空気環境	① ホルムアルデヒド量は0.1mg以下/m³ ② 一酸化炭素含有量は、100万分の10以下 ⎫ ③ 二酸化炭素含有量は、100万分の1,000以下 ⎭ 測定は2か月に1回

● 労働基準法

項目	説明
法定労働時間（事業者が労働者に労働させることができる時間）	● 1日当たり8時間。1週当たり40時間 ● 異なる事業場で労働した場合でも、労働時間は通算（合算）する
36協定	法定労働時間を超えて労働させる場合には、労働者の過半数で組織する労働組合、組合がない場合には労働者の過半数を代表する者と書面における協定（36協定）を結び、行政官庁（労働基準監督署長）に届け出る
36協定を結んでも、1日に2時間を超えて残業させてはならない業務	① 坑内労働 ② 多量の高熱物体を取り扱う業務および著しく暑熱な場所における業務 ③ 多量の低温物体を取り扱う業務および著しく寒冷な場所における業務 ④ ラジウム放射線、エックス線、その他の有害放射線にさらされる業務 ⑤ 土石、獣毛等のじんあい、または粉末を著しく飛散する場所における業務 ⑥ 異常気圧下における業務 ⑦ さく岩機、鋲打機等の使用によって身体に著しい振動を与える業務 ⑧ 重量物の取扱い等、重激なる業務 ⑨ ボイラー製造等強烈な騒音を発する場所における業務 ⑩ 有害物の粉じん、蒸気またはガスを発散する場所における業務 ⑪ 上記①〜⑩のほか、厚生労働大臣の指定する業務
休日	毎週少なくとも1日または4週間を通じて4日以上
休憩	使用者は労働者に、労働時間が6時間を超える場合には少なくとも45分、8時間を超える場合には少なくとも1時間を労働時間の途中に与えなければならない
労働時間等（労働時間や休憩・休日の規定）に関する規定の適用除外	① 農水産業従事者 ② 管理監督者および機密の事務を取り扱う者 ③ 監視・断続的労働従事者：所轄労働基準監督署長の許可を受けた者 ※上記職種の者でも、年次有給休暇および深夜割増賃金の規定は適用される 管理監督者であっても妊産婦が請求した場合、深夜業は不可
産前産後休暇	● 使用者は出産予定日から遡って6週間（多胎妊娠の場合は14週間）以内の女性が休業を請求した場合には、その者を就業させてはならない ● 産後8週間を経過しない女性も就業させてはならない ● 産後6週間を経過した女性が請求した場合において、その者について医師が支障ないと認めた業務に就かせることは差し支えない 産前6週間（多胎妊娠の場合は14週間）：本人が請求したら休業させる　産出予定日　産前に含む　出産日　産後8週間：本人の意思に関係なく休業させる（例外として6週間後）
育児時間	● 生後満1年に達していない幼児を育てる女性が育児時間を請求した場合、1日2回各30分ずつの育児時間を与える ● ただし1日の労働時間が4時間以内の場合は、1回のみ30分を与えればよい
育児休業期間	● 幼児が1歳になる前日まで（1年間）。6か月の延長可能

項目	説明
女性の就業制限	● 使用者は、妊娠中および申し出のあった産後1年以内の女性を坑内で行われるすべての業務に就かせてはならない ● 上記以外の満18歳以上の女性に対しても、厚生労働省が女性に有害な業務として定める坑内の業務に就かせてはならない ● 女性を妊娠や出産に有害な業務である重量物の取扱いと有害ガスを発散する場所における業務に就かせることもできない ● 重量物については、継続作業で20kg以上、断続作業では30kg以上を取り扱う業務に就かせることはできない
有給休暇	
① 付与要件	● 雇入れの日から6か月間継続勤務（在籍） ● 出勤しなければならない日（所定労働日）の8割以上を出勤していること
② 付与日数	● フルタイム労働者（所定労働時間が週30時間以上） 雇入れの日から6か月で10日。その後、継続勤務1年ごとに、年数に応じて加算される 　付与休暇日数：6か月－10日、1年6か月－11日、2年6か月－12日、 　　　　　　　　3年6か月－14日、4年6か月－16日、5年6か月－18 　　　　　　　　日、6年6か月以上－20日 ● 短時間労働者の有休日数計算式 　フルタイムの労働者の有休日数 × $\dfrac{週の所定労働日数}{5.2}$
③ 時効	消滅時効は2年間（2年間使用しなかった有給休暇は消滅する）
就業規則	常時10人以上の労働者を使用する使用者は就業規則を作成し、行政官庁に届け出なければならない。変更した場合も同様
① 作成手続き	就業規則を行政官庁に届け出る場合には、労働組合等の意見書を就業規則に添付する。（※寄宿舎規則の場合は同意書が必要）
② 絶対的記載事項（必ず就業規則に書かれていないといけない事柄）	1. 始業・終業の時刻、休憩時間、休日、休暇、労働者を2組以上に分けて交替で就業させる場合にはその就業時転換 2. 賃金（ただし臨時のものを除く）の決定・計算・支払いの方法、賃金の締切り、支払時期、昇給 3. 退職（解雇の事由を含む）

✚ 労働衛生（有害業務以外）

● 換気

項目	説明
必要換気量	● 成人1人に対し1時間に室内で入れ換えなければならない空気の量 ● 二酸化炭素量が基準で、基準値は室内で0.1%、外気で0.03～0.04%
必要換気量基本算出式	必要換気量 ＝ $\dfrac{（在室者全員の）呼出二酸化炭素量}{室内の二酸化炭素基準濃度 － 外気の二酸化炭素濃度}$

● 温度感覚、温熱条件

項目	説明
WBGT	● 暑熱環境のリスクを評価する指標 ● 人体の熱収支に影響の大きい湿度、ふく射熱、気温の3つの値を使って計算する。熱中症の予防対策を進めるために活用されている
WBGT計算式	● 屋内および屋外で太陽照射のない場合 　WBGT＝0.7 × 湿球温度＋0.3 × 黒球温度 ● 屋外で太陽照射のある場合 　WBGT＝0.7 × 湿球温度＋0.2 × 黒球温度 ＋0.1 × 乾球温度
WBGTの値の測定を行う場合	● 屋内では、熱源ごとに熱源に最も近い位置で測定する ● 測定位置は、床上0.5～1.5mとする
温度	
① 乾球温度	「気温」。温度感覚を左右する基本要素
② 湿球温度	気温と気湿との総合効果を示す湿度
③ 至適温度	作業を行うのに最も適した温度のこと 性別や身体的特徴など個人によって異なる。作業強度によっても異なり、激しい肉体労働においては至適温度は低く、事務作業では高くなる
④ 実効温度	別名：感覚温度。気温・湿度・気流の3要素を1つの温度指標で表したもの
⑤ 黒球温度	ふく射熱（放射熱）と気温と気流の総合効果を表したもの ● 乾球温度と湿球温度から求められるのは、不快指数と湿度 ● 気温と湿度から求められるのは、不快指数

● 食中毒

分類	菌の名称	感染の主な原因	その他（潜伏期、症状など）
感染型	腸炎ビブリオ	汚染された海産魚介類	病原性好塩菌 潜伏期は10～20時間 症状は腹痛や下痢
	サルモネラ菌	糞尿により汚染された卵や食肉など	潜伏期は6～48時間 急性胃腸炎のような症状
毒素型	ブドウ球菌（エンテロトキシン）	おにぎりや弁当など	熱に強い 潜伏期は0.5～3時間 嘔吐、腹痛、下痢など 回復は早く死に至ることはまれ
	ボツリヌス菌（ボツリヌストキシン）	缶詰など	芽胞は熱に強く毒素は熱に弱い 潜伏期は2時間～8日 神経毒で致死率が高い
	O-157、O-111	腸管出血性大腸菌と呼ばれ、致死率が高い。殺菌には加熱が有効	
ウイルス系	ノロウィルス	感染性胃腸炎の一種。食中毒の発生ピークは日本では冬（12～1月頃）	

● 疾病休業統計

項目	説明
疾病休業日数率	$疾病休業日数率＝\dfrac{疾病休業延日数}{在籍労働者の延所定労働日数}×100$
疾休件数年千人率	$疾休件数年千人率＝\dfrac{疾病休業件数}{在籍労働者数}×1,000（人）$
データ指標	① 代表値を表すもの：平均値、中央値、最頻値 ② ばらつきを表すもの：分散（ばらつき具合）、標準偏差（分散の平方根）、範囲（最大値と最小値）
正規分布	指標の分布が右図のような型（正規分布）になった場合、そのばらつきの程度は、分散や標準偏差によって表される
スクリーニング検査	偽陽性：疾病ではないのに疾病であると判定されること 偽陰性：疾病があるのに疾病がないと判定されること

● 一次救命処置

項目	説明
気道確保	頭部後屈顎先挙上法（仰向けに寝かせた傷病者の額を片手で押さえ、もう片方の手を顎の先端に当てて持ち上げ、喉と口や鼻を直線的に伸ばすことにより気道を広げる方法）で傷病者の気道を確保する
循環サイン	● 呼吸があるか、咳をするか、身体に動きがあるかなどを確認すること ● 循環サインを確認しても正常な呼吸がなかったり、約10秒ほど観察しても判断がつかない場合は心肺停止状態である可能性が高いので、すぐに心肺蘇生を開始する
人工呼吸	口対口人工呼吸は気道確保をしたまま、約1秒間の吹き込みを2回行う。一度に吹き込む空気の量は、普通呼吸の2倍程度（胸が盛り上がるのが見える程度）
胸骨圧迫 （心臓マッサージ）	両手を重ねて胸の中央に置き、胸が4～5cm沈む程度の強さで1分間に約100～120回のテンポで圧迫する。人工呼吸と胸骨圧迫を併用する場合は人工呼吸2回に胸骨圧迫30回を繰り返す
AED	● 処置にあたってはAEDによる電気ショックと心肺蘇生（胸骨圧迫や人工呼吸）を併用する ● 電気ショック後にメッセージが流れたら胸骨圧迫と人工呼吸を始めるが、この間にAEDは心電図を解析し、再び電気ショックが必要であればAEDの音声メッセージがその指示を出す

● 火傷

項目	説明
処置	① 火事による火傷の場合はすぐに、化学薬品による火傷の場合は皮膚に残っている薬品を布でふき取ってから、患部に水をかけて冷やす ② 火傷の症状が広範囲の場合には、火傷面に軟膏や油などを塗らずに消毒液をひたしたガーゼをあて、速やかに医師に委ねる ※衣類などが火傷面に付着している場合には、はがさずに周囲だけを切り取る

程度による分類	分類	程度（深さ）	症状
	第Ⅰ度 （紅斑性）	皮膚表面	赤くなり、ヒリヒリする
	第Ⅱ度 （水疱性）	Ⅰ度よりやや深い。 真皮の損傷	水疱ができる。強い痛みを伴う 水疱は破らない
	第Ⅲ度 （壊死性）	皮膚深度。皮下組織	皮膚が白っぽくなり、ただれている。 組織が壊死している
	※体表面の20％以上を火傷すると非常に危険な状態である		

● 骨折

項目	説明
単純骨折	単純骨折とは、皮膚の下で骨が折れている状態（皮膚に損傷はない）
複雑骨折	複雑骨折とは別名を開放骨折ともいい、骨折部位の皮膚や皮下組織が損傷し、骨の折端が外に出てしまっている状態
処置	● 骨折部に副子をあてて固定する ● 副子は骨折部分の上下の関節にまたがる長さがあるものを使い、手や足などにあてる場合は副子の先端が手や足の先から少し出る程度にする

● 止血法

項目	説明
直接圧迫法	出血部を直接圧迫し、血を止める最も簡単な方法 傷口を心臓より高い位置に持ち上げて、止血するまで清潔なガーゼやハンカチなどで圧迫する
間接圧迫法	出血部より心臓に近い場所の動脈を指で押さえて圧迫し、血を止める方法。指や手のひらで動脈を骨にむけて強く押す
止血帯法	● 包帯やネクタイなどで出血部の心臓に近い部分をきつく縛る止血法 ● 緊縛するもの（止血帯）は幅の広い布を使用することが望ましく（三角巾やネクタイなど）、細いひもは避ける。30分に1回ゆるめる

● 健康測定とTHP

項目	説明
目的	身体だけでなく、心も含めた健康の保持増進である。疾病の早期発見ではない
健康測定では行うが、健康診断では行われない医学的検査	① 尿酸量 ② 皮下脂肪厚 ③ 心拍数 ④ 尿潜血
5つの健康指導	① 運動指導　生活状況等を考慮した運動計画 ② メンタルヘルスケア　ストレスの気付き、リラクセーション指導 ③ 栄養指導　食習慣、食行動 ④ 口腔保健指導　歯と口の健康づくり ⑤ 保健指導　睡眠、喫煙、飲酒等

● メンタルヘルスケア

項目	説明
4つのケア	① セルフケア 労働者が自らストレスを予防・軽減・対処するもの ② ラインによるケア 労働者の上司等が、職場の労働環境の改善や整備、また労働者の相談にのるなどして予防するもの ③ 事業場内産業保健スタッフ等によるケア 事業場の産業医など保健スタッフ等が労働者やその上司等を支援するもの。衛生管理者が産業医等の指導等を得て体制作りを行うことも、これに該当する ④ 事業場外資源によるケア 事業場外の専門機関や専門家（カウンセラーなど）などによるケア

● 受動喫煙対策

項目	説明
施設による制限	● 第一種施設（学校、診療所、役所等） 　敷地内禁煙（屋内・屋外とも） ● 第二種施設（オフィス、事務所等） 　屋内禁煙
喫煙室	● 喫煙専用室（飲食不可） ● 加熱式タバコ専用喫煙室（飲食可） 　どちらも標識の掲示が必要、20歳未満は立入禁止

●虚血性心疾患

項目	説明
虚血性心疾患	心臓の筋肉に血液を送る冠状動脈がふさがったり狭くなったりして起こる
心筋梗塞	冠状動脈が完全に詰まってしまうもの。不可逆的虚血症状
狭心症	冠状動脈が細くなる（狭窄）もの。可逆的虚血症状

●脳血管障害（脳卒中）

項目	説明
脳血管障害（脳卒中）	出血性のものと虚血性のものがある
脳血栓	脳の動脈で血栓ができ、血管を詰まらせるもの
脳塞栓	脳ではない体内の別の部分で作られた血栓が脳の動脈を詰まらせるもの

●VDT作業

項目	説明
ディスプレイ照度	ディスプレイ画面の照度は500ルクス以下 書類やキーボード面においては300ルクス以上
連続作業時間	一連続作業時間（単純入力型や拘束型の作業）は60分以下とし、10〜15分の作業休止、かつ、一連続作業時間内において1〜2回程度の小休止の時間を設ける
ディスプレイの高さ	ディスプレイの上端の高さは、目の高さとほぼ同じかやや下にする
自覚症状	健康障害に関しては自覚症状が顕著（目の疲れ、肩こりなど）なので、健康診断では自覚症状の有無の検査が欠かせない

●死の四重奏

項目	説明
死の四重奏	合併すると深刻な生活習慣病に陥る危険が高いとされている症状 ① 高血圧症　　② 肥満　　③ 高脂血症　　④ 糖尿病（耐糖能異常）

● 神経

項目	説明
神経細胞	① 神経は中枢神経と末梢神経からなり、中枢神経には脳と脊髄、末梢神経には体性神経と自律神経がある ② ニューロン（神経単位） 樹状突起／核／軸索 ③ 神経は筋肉に比べて疲労しにくいが、酸素の供給が乏しいと早く疲労する
中枢神経	中枢神経は脳（大脳、小脳、脳幹）と脊髄からなる
① 大脳	● 外側は大脳皮質（灰白質。神経細胞が多い部分は灰白色に見える） ● 内側は大脳髄質（白質。神経線維が集中する部分は白色に見える）
② 脊髄	● 運動や知覚の神経が集まっている器官 ● 脊髄の前柱（前角）にある運動神経が前根を通じて送り出される一方、末梢から入ってきた感覚神経は後根を通じて後柱に送り出される（感覚神経が後ろから入り、運動神経が前に出るイメージ）

● 血液

項目	説明
免疫	● 体液性免疫：抗体が抗原に結合し、抗原の働きを抑制する ● 細胞性免疫：リンパ球が直接に病原体などの異物を攻撃する

型	A	B	AB	O
抗原	A	B	A、B	なし
抗体	抗B	抗A	なし	抗A、抗B

項目	説明
凝集反応	異なる人間の血液を混ぜ合わせた場合に、赤血球が集まってしまう反応が起こる場合があること
血液の凝固	血漿中のフィブリノーゲン（線維素原、水溶性）がフィブリン（線維素、不溶性）に変化するために起こる
血液の成分	
① 血漿	● 91％が水で、他は蛋白質、糖質、脂質、無機イオンからなる ● 肝臓で作られる血漿蛋白（蛋白質）はアルブミン、グロブリン、フィブリノーゲンで構成され、このうちグロブリンは免疫物質の抗体を含んでいる
② 赤血球	● 血液に含まれている量が性別によって異なる （血液1mm³中に男性で約500万個、女性で約450万個） ● 赤血球の中に含まれているヘモグロビンが酸素を肺から身体組織に運ぶ。寿命は120日程度 ● ヘマトクリットとは、血液の容積に対する赤血球の相対的容積のこと
③ 白血球	血液中の量に性別による差はない（1mm³中に約7000個）。リンパ球は免疫反応に関与している。寿命は3〜4日
④ 血小板	止血作用があり、血管の外に出ると血液の凝固作用を促す

● 心臓の働きと血液循環

項目	説明
大循環 （または体循環）	心臓から送り出された酸素を多く含む血液（動脈血）が、全身の毛細血管に酸素や栄養素を運んで心臓に戻ってくる流れ
小循環 （または肺循環）	大循環で酸素を毛細血管に運び終えた血液（静脈血）が心臓から肺胞を通り、二酸化炭素と酸素を交換して再び酸素を含んで心臓に戻ってくる流れ

大（体）循環

左心室 → 大動脈 → 細動脈 → 毛細血管 → 細動脈 → 大静脈 → 右心房

      動脈血   静脈血

小（肺）循環

右心室 → 肺動脈 → 肺 → 肺静脈 → 左心房

      静脈血   動脈血

血液循環

- 心臓から全身に向かう血管❶を流れる血液が、最も多くの酸素を含んでいる
- 血管❷を流れる血液には、血管❹を流れる血液に比べて尿素が多く含まれる（肝臓にはアミノ酸を分解して尿素にする作用がある）。尿自体は腎臓から排出される。
- 血管❸を流れる血液は、食後にブドウ糖が最も多く含まれる（消化管は糖質をブドウ糖に変換する役割を持つ）

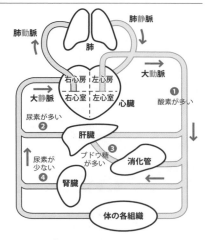

静脈血（酸素をあまり含まない血液）
動脈血（酸素を多く含む血液）

● 呼吸器

項目	説明
呼吸中枢	● 呼吸運動を行う筋肉は延髄からの信号によって調節されている ● この信号は血液中の二酸化炭素量によってその働きを加減する
呼吸運動	● 肺には運動能力がないため、呼吸運動は呼吸筋（肋間筋）と横隔膜の協調運動により、胸郭内容積を周期的に増減させて行われる ● 吸気：胸郭内容積が増加すると内圧が下がり、空気が鼻腔（または口腔）から気道を通って肺に入り込む ● 呼気：胸郭内容積が減少して内圧が上がると肺が収縮して肺内の空気が排出される
外呼吸と内呼吸	● 外呼吸：肺呼吸。肺胞内で酸素と二酸化炭素を交換すること ● 内呼吸：組織呼吸。肺以外の体内の毛細血管を通る血液が、組織細胞において酸素と二酸化炭素を交換すること

● 消化器官

項目	説明
栄養素の吸収	糖質はブドウ糖と果糖、蛋白質はアミノ酸、脂質は脂肪酸とグリセリンに分解して吸収される。水分、無機塩類（食塩、カルシウム、鉄などのミネラル）やビタミン類は消化されなくてもそのまま吸収される
胃	胃から分泌される消化酵素のペプシンと膵臓から分泌されるトリプシンは蛋白質を分解する
腸	① 小腸：内側の襞には絨毯の毛のような形をした突起（絨毛）があり、小腸全体の表面積を広くして栄養素を効率的に吸収するのに役立っている。糖質（分解後はブドウ糖と果糖）、蛋白質（アミノ酸）、脂質（脂肪酸とグリセリン）は主にここで吸収されている ② 大腸：水分と無機塩類はここで吸収される
肝臓の役割	① ブドウ糖をグリコーゲンに変えて蓄え、血液中のブドウ糖が不足すると、グリコーゲンをブドウ糖に分解して血液中に送り出す ② 余分なアミノ酸を分解して尿素にする（尿の排出は腎臓） ③ 脂肪酸を分解したりコレステロールを合成する ④ 血液中の有害物質を分解し、無害の物質に変える
胆汁	アルカリ性の消化液で、脂肪を乳化させる（分解を助ける）
疾患がある場合	一般健康診断の検査対象であるGOT、GPT、γ-GTPは肝臓にある酵素で、肝臓に疾患がある場合に数値が上がる。特にγ-GTPはアルコール性肝障害の指標となっている

● 腎臓

項目	説明
腎小体	● 糸球体とボウマン嚢で構成されている ● 糸球体は毛細血管の集まり、ボウマン嚢はこれを包んでいる袋 ● 働きは、糸球体を流れる血液から血球と蛋白質以外の成分をろ過し、原尿としてボウマン嚢内に排出する。排出された原尿は尿細管、尿管を経て膀胱にたまり、尿道から体外に排出されるが、尿細管内において水分、電解質（ナトリウム、カリウム等）や糖、アミノ酸は再吸収される
尿	通常は弱酸性の淡黄色の液体。95%は水で、残りの5%が固形物 ① 尿蛋白：腎障害の状態が重いほど数値が上昇する ② 尿糖：血糖が正常でも体質的に腎臓から糖が漏れて尿糖が陽性となる場合を腎性糖尿という（糖尿病ではない） ③ 尿素窒素：腎臓機能が低下すると、血液中の尿素窒素（BUN）の数値は上昇する
ホルモン	コルチゾールは血糖量を増加させる グルカゴンは血糖量を増加させる インスリンは血糖量を減少させる メラトニンは体内リズムを調節する

● 代謝

項目	説明
基礎代謝量	● 絶対安静時の生命の維持（心臓拍動、呼吸運動、体温保持等）のみに充てられるエネルギー消費量のこと。睡眠中の測定値ではない ● 覚醒、横臥、安静時の測定値が基礎代謝量になる ● 基礎代謝は人種、体格、性別や年齢によって異なり、同性同年齢であれば体表面積にほぼ正比例する
エネルギー代謝率 （RMR）	● 作業に要したエネルギー量が基礎代謝量の何倍にあたるかを示す数値 ● 動的筋作業の強度の指標として用いられる （静的作業や精神的作業には適さない）

● 体温

項目	説明
体温調節	● 体温調節中枢は間脳の視床下部にある ● 身体が寒冷にさらされ体温が正常以下になると、皮膚の血管を収縮させて血流量を減らし、皮膚温を低下させて体外に放熱する熱量を減らす
恒常性 （ホメオスタシス）	外部環境が変化しても身体内部の状態を一定に保つ仕組みで、体温調節もそれにあたる

● 肥満

項目	説明
BMI値	体重（W：単位はkg）を身長（H：単位はm）の2乗で除した値 $BMI = \dfrac{W}{H^2}$
BMI値の判定	18.5未満はやせ 18.5以上25未満は標準（標準体重を表すBMI値は22） 25以上30未満は肥満1度 30以上35未満は肥満2度

● 感覚

項目	説明
視覚	● 網膜には色を感じる錐状体と明暗を感じる杆状体がある ● 眼球の長軸が長すぎるために平行光線が網膜の前方で像を結ぶものを近視眼という ● 焦点距離の調節は水晶体の厚さを変化させて行われる
聴覚	① 内耳は前庭、半規管、蝸牛の3部で構成されている。前庭と半規管は平衡感覚を感じる役割を持ち、前庭は体の傾きの方向や大きさ、半規管は体の回転の方向や速度、蝸牛は音を感じる ② 騒音の激しい場所に長時間いると内耳に障害を起こし、高音域で聴力が低下することがある。これを職業性（または騒音性）難聴といい、特に4000Hzあたりでの聴力低下の型をC^5dipという

項目	説明
嗅覚	嗅覚は鋭敏だが、同一の臭気に対して疲労しやすい（匂いにすぐに慣れてしまう）という特徴がある
皮膚感覚	●触覚、痛覚、温度感覚（温覚および冷覚）を総称して皮膚感覚という。皮膚の感覚器官のうち、痛覚点が最も多く皮膚に分布し、ほかの感覚点よりも密度が高い ●温度感覚は冷覚のほうが温覚よりも鋭敏で、冷たさはすぐに感じることができるが、温かさはゆっくり徐々に感じる

●筋肉

項目	説明
収縮	人が姿勢保持の体勢にあるとき（直立している、手で荷物を持つ等）筋肉は等尺性収縮を起こしている。屈伸したり荷物を持ち上げるときは、等張性収縮を起こしている ① 筋肉が引き上げる物の重さは、筋肉の太さに比例する ② 引き上げる物の高さは、筋線維の長さに比例する ③ 最も大きな力は、収縮しようとする瞬間 ④ 仕事量が最も大きいのは、負荷が適当なとき ⑤ 縮む速さが適当なときに、最も仕事の効率が大きくなる
筋肉の疲労	●筋肉中の乳酸の増加および蓄積によって起こる ●筋肉中のグリコーゲンは酸素が十分なときは水と二酸化炭素に分解されるが、酸素が不十分だと分解されずに乳酸となり、筋肉中に徐々に蓄積されていく

●ストレス

項目	説明
ストレスとは	●精神的緊張を伴う仕事や劣悪な環境での業務は心身に対する刺激（ストレッサー）となるが、これに対する反応をストレスという ●人間の刺激に対する適応は主に自律神経系と内分泌系を介して行われ、生体の恒常性を維持するように働く
反応	●生体の恒常性を維持するために、自律神経系ではカテコールアミン（ドーパミン、アドレナリン等）が、内分泌系では副腎皮質ホルモンの分泌の亢進、抑制がある ●副腎皮質ホルモン（コルチコイド）はストレスの影響を受けた間脳が脳下垂体に作用し、分泌を増加させる
関連疾患	精神的なもの（抑うつ）等のほか、内科的疾患として高血圧症、狭心症、十二指腸潰瘍、また自律神経障害としての発汗や手足の震え、めまいなどを発症することもある

● 睡眠

項目	説明
レム睡眠と ノンレム睡眠	レム睡眠は眠りの浅い状態で、眼球は動いている ノンレム睡眠は熟睡状態で、約90分周期
ホルモン	コルチゾールは朝方の起床前に多く分泌され、夜にかけて低くなる メラトニンは朝方に分泌が止まり、目覚めから14〜16時間後に再び分泌され、眠気を感じる

✚ 関係法令（有害業務） 〔1種〕

● 安全衛生管理体制

項目	説明
専任の衛生管理者が必要な事業所	「労働者が1,000人を超える」か、「労働者が500人を超えて、一定の有害業務に30人以上従事させる」事業場
専任の衛生工学衛生管理者が必要な事業所	「労働者数が500人を超え、有害業務の項目のうち、①③④⑤⑨に常時30人以上」の事業場 ① 多量の高熱物体を取り扱う業務および著しく暑熱な場所における業務 ② 多量の低温物体を取り扱う業務および著しく寒冷な場所における業務 ③ ラジウム放射線、エックス線その他の有害放射線にさらされる業務 ④ 土石、獣毛等のじんあい、または粉末を著しく飛散する場所における業務 ⑤ 異常気圧下における業務 ⑥ さく岩機、鋲打機等の使用によって身体に著しい振動を与える業務 ⑦ 重量物の取扱い等重激なる業務 ⑧ ボイラー製造等強烈な騒音を発する場所における業務 ⑨ 鉛、水銀、クロム、砒素、黄りん、弗素、塩素、塩酸、硝酸、亜硫酸、硫酸、一酸化炭素、二硫化炭素、青酸、ベンゼン、アニリン、その他これに準ずる有害物の粉じん、蒸気またはガスを発散する場所における業務 ⑩ 前各号のほか、厚生労働大臣の指定する業務
専属の産業医が必要な事業所	「労働者が1,000人以上」か「一定の有害業務に500人以上従事させる」事業場 対象となる有害業務には、前項①〜⑩のほか、次の3つも含まれる ● 深夜業を含む業務 ● 病原体によって汚染のおそれが著しい業務 ● 水銀、砒素、黄りん、弗化水素酸、塩酸、硝酸、硫酸、青酸、か性アルカリ、石炭酸その他これらに準ずる有害物を取り扱う業務

ここは赤い項目のみ暗記でOK！

●酸素欠乏症等防止規則

項目	説明
酸素欠乏症	空気中の酸素濃度が18%未満になると、酸素欠乏となる 空気中の酸素濃度が16%以下になると、症状が出現し、頭痛、耳鳴り、意識消失のほか、動悸やチアノーゼが起こる
第1種と第2種	● 第1種酸素欠乏危険作業は、主として酸素欠乏症を生ずる場所の作業で、酸素濃度18%以上を保つようにしなければならない ● 第2種酸素欠乏危険作業は、酸素欠乏症と硫化水素中毒にかかるおそれのある場所での作業で、酸素濃度が18%以上、硫化水素濃度が100万分の10以下を保つように換気をしなければならない
該当する作業	第1種：バナナの熟成室、酒の醸造槽の内部、ドライアイスを使用している冷蔵庫の内部など 第2種：汚水槽内、海水が滞留しているピットの内部など
措置	① 酸素欠乏症を防止するために換気が必要だが、労働者全員に空気呼吸器を使用させれば、換気をしなくともよい。空気呼吸器の代わりに送気マスクの使用でもよい ※防毒マスクや防じんマスクではいけない ② 酸素欠乏危険作業主任者を選任しなければらない ③ 労働者に対し、特別の教育を行わなければならない ④ 作業場所に入退場するときに、従事労働者の人員を点検しなければならない ⑤ 作業の開始前に、酸素濃度（と硫化水素濃度）の測定と保護具の点検を行わなければならない ⑥ 換気する場合には、純酸素を使用してはならない

●有機溶剤

項目	説明
有機溶剤の蒸気	空気より重い
脂溶性	脂肪の多い脳などに入りやすく、その中毒症状は中枢神経や脳を侵し、頭痛・めまい・失神などのほかに、皮膚の障害などをきたす
色別	色別に区分して見やすい箇所に表示しなければならない 第1種が赤　　第2種が黄　　第3種が青
有機溶剤含有物	有機溶剤と有機溶剤以外の物質との混合物のことで、有機溶剤を当該混合物の5%を超えて含有する物質のこと
措置	① 屋内作業場等で第1種および第2種の有機溶剤業務を行うときは、局所排気装置またはプッシュプル型換気装置の設置が義務づけられているが、その装置の性能が適合していれば送気マスクや有機ガス用防毒マスクを使用しなくてもよい 装置の排気口の高さは定める濃度以上なら1.5m以上 局所排気装置の制御風速は囲い式フードで0.4m/s ② 有機溶剤作業主任者を選任しなければならない（試験研究の用を除く） ③ 以下の3項目を作業場の見やすい場所に掲示しなければならない 　　1.人体に及ぼす影響　2.取扱い上の注意事項　3.中毒発生時の応急処置 ④ 有機溶剤を入れてあった空容器の処理については、有機溶剤の蒸気が発散するおそれのあるものについては、密閉するか屋外の一定の場所に集積しておかなければならない

● 特定化学物質

項目	説明
製造に関する規定	有害性が高い物質については、製造、輸入、譲渡、提供、使用が禁止されているが、例外として試験研究のためであるときはその限りではない
製造禁止物質	ベンジジンおよびその塩、4-アミノジフェニルおよびその塩、ビス（クロロメチル）エーテル、ベータ-ナフチルアミンおよびその塩、ベンゼンを含有するゴムのり（含有容量が当該ゴムのりの溶剤の5%を超えるもの）など
製造許可物質	● 製造するときは、あらかじめ厚生労働大臣の許可が必要 ● ジクロルベンジジンおよびその塩、アルファ-ナフチルアミンおよびその塩、塩素化ビフェニル（PCB）、オルト-トリジンおよびその塩、ジアニシジンおよびその塩、ベリリウムおよびその化合物、ベンゾトリクロリド ※塩化ビニル、オルト-フタロジニトリルは許可なく製造できる
用後処理	① 除じん：粉じんの粒径に応じた除じん装置を設ける ② 排ガス：種類に応じて有効な排ガス処理装置を設ける ③ 排液：硫酸・塩酸・硝酸は中和方式の、アルキル水銀化合物やシアン化カリウム、シアン化ナトリウム、硫化ナトリウムは酸化・還元方式の排液処理装置を設ける ④ 残さい物：アルキル水銀化合物を含有する残さい物は、除毒したあとに廃棄する

● 作業環境測定

項目	説明		
作業場の有害業務（物質）と測定頻度	有害業務（物質）	測定項目	測定頻度
	粉じん	空気中の粉じん濃度、遊離ケイ酸含有率	6か月以内ごとに1回
	著しい騒音	等価騒音レベル	6か月以内ごとに1回
	特定化学物質（第1類または第2類）	空気中の第1類物質、第2類物質の濃度	6か月以内ごとに1回
	石綿	空気中の石綿の濃度	6か月以内ごとに1回
	有機溶剤	空気中の有機溶剤濃度	6か月以内ごとに1回
	鉛	空気中の鉛濃度	1年以内ごとに1回
	暑熱、寒冷または多湿	気温、湿度、ふく射熱	半月以内ごとに1回
	酸素欠乏危険作業場所	空気中の酸素濃度（硫化水素濃度）	作業開始前

作業環境測定士（または機関）が測定しなければならないのは、粉じん、特定化学物質、石綿、有機溶剤、鉛の業務

● 特殊健康診断

項目	説明		
有害業務（物質）と測定項目	**有害業務（物質）**	**測定項目**	**測定頻度**
	鉛	血液中の鉛量、尿中デルタアミノレブリン酸量、貧血検査など	6か月以内ごとに1回
	有機溶剤	尿中の有機溶剤代謝物量、尿の蛋白の有無、肝機能検査、貧血検査、眼底検査など	6か月以内ごとに1回
	電離放射線業務	白血球数、赤血球数、皮膚など	6か月以内ごとに1回
	特定化学物質（第1類、第2類）	物質ごとに検査区分が大きく異なり、多岐にわたる	6か月以内ごとに1回
	石綿	咳、痰、胸部エックス線直接撮影など	6か月以内ごとに1回
	高気圧下業務、潜水業務	聴力検査、四肢の運動機能、尿中の糖および蛋白の有無、肺活量など	6か月以内ごとに1回
	四アルキル鉛	不眠など神経症状、血色素量など	6か月以内ごとに1回
	粉じん	胸部エックス線検査	3年または1年以内ごとに1回
健康診断書の保存期間	通常の定期健康診断の結果の保存期間は5年だが、次の業務に関しては異なる ● 石綿業務：当該業務に常時従事しないことになった日から40年 ● 電離放射線業務：30年 ● 粉じん業務：7年		
尿の採取時期	● 有機溶剤健康診断では、濃度が最高値を示す時期（作業直後）に行う（有機溶剤ばく露の生物学的半減期は短い） ● 鉛健康診断では、作業に従事している期間であれば任意の時期でよい（鉛は生物学的半減期が長い）		

● 歯科健康診断

項目	説明
歯科健康診断	歯に有害なガス、蒸気または粉じんを発散するため、歯科医師による健康診断が義務づけられているのは以下の6種類の物質を扱う業務 ● 酸（塩酸、硝酸、硫酸、亜硫酸）、弗化水素、黄りん

● 健康管理手帳

項目	説明	
交付対象業務（物質）と要件	対象業務（物質）	交付要件
	ベンジジン ベータ–ナフチルアミン ジアニシジン	当該業務に3か月以上従事した経験（合計で3か月以上）
	ベンゾトリクロリド	当該業務に3年以上従事した経験
	クロム酸および重クロム酸 塩化ビニル	当該業務に4年以上従事した経験
	三酸化砒素 コークス、製鉄用発生炉ガスを製造	当該業務に5年以上従事した経験
	粉じん作業	じん肺管理区分が管理2または管理3
	ベリリウム	両肺野に結節性陰影があること
	石綿等を製造または取り扱う業務	両肺野に陰影または胸膜肥厚がある
	1,2-ジクロロプロパン	当該業務に2年以上従事した経験
	オルトートルイジン	当該業務に5年以上従事した経験
じん肺管理区分	じん肺健康診断の後、じん肺の所見ありと診察された者のエックス線写真の提供を受けた地方じん肺診査医（産業医の意見や判断ではない）の診断、審査により管理区分が決定する ① 管理1：労働者に対し、特別な措置を必要としない ② 管理2：労働者に対し、ばく露低減措置を要する ③ 管理3：ばく露低減措置を要する、または作業の転換を行う ④ 管理4（および管理2、管理3において合併症に罹患した者）：療養措置	

● 作業主任者

項目	説明	
選任義務のある業務と免許・講習	作業主任者名	免許・講習
	高圧室内作業主任者	免許
	エックス線作業主任者	免許
	ガンマ線透過写真撮影作業主任者	免許
	特定化学物質作業主任者	講習
	四アルキル鉛等作業主任者	講習
	鉛作業主任者	講習
	酸素欠乏危険作業主任者 （および酸素欠乏・硫化水素危険作業主任者）	講習
	石綿作業主任者	講習
	有機溶剤作業主任者	講習

● 女性就業制限

項目	説明
女性就業禁止業務	すべての女性を就業させてはならない業務 ① 重量物を取り扱う業務。重量物とは、断続作業では**30kg**以上のもの、継続的作業では**20kg**以上のもの ② 有害物のガスや蒸気または粉じんを発散する場所における業務。鉛、水銀、クロム、砒素、黄りん、弗素、塩素、シアン化水素、アンリン等 ③ 坑内で行われる業務のうち人力により行われる掘削の業務等
限定的女性就業禁止業務	本人の申し出の有無にかかわらず、妊産婦を就かせてはならない業務 ① さく岩機、鋲打機等身体に著しい振動を与える機械器具を用いて行う業務 ② 重量物を取り扱う業務（妊産婦以外の女性も就かせてはならない） ③ 指定の有害物を発散させる場所における業務（妊産婦以外の女性も） 本人申し出の有無にかかわらず、妊婦以外の女性なら就かせてもいい業務 ① 土砂が崩壊するおそれのある場所または深さが5m以上の地穴における業務 ② 高さが5m以上の場所で、墜落により労働者が危害を受けるおそれのある業務
年少者就業制限	年少者とは満18歳未満の者（その年齢に達した日以後、最初の3月31日が終了する前の者） ① 坑内作業 ② 深夜業務（ただし交替制によって使用する満16歳以上の男性は可） ③ さく岩機、鋲打機等身体に著しい振動を与える機械器具を用いて行う業務 ④ 多量の高熱物体を取り扱う業務および著しく暑熱な場所における業務 ⑤ 多量の低温物体を取り扱う業務および著しく寒冷な場所における業務 ⑥ 強烈な騒音を発する場所における業務 ⑦ 土石、獣毛等のじんあい、または粉末を著しく飛散する場所における業務 ⑧ 異常気圧下における業務、ほか ※「給湿を行う紡績または織布の業務」は就業禁止業務ではない

● 労働時間延長制限

項目	説明
労働時間延長制限	1日につき2時間を超えて労働時間の延長をしてはならない業務 ① 坑内労働 ② 多量の高熱物体を取り扱う業務および著しく暑熱な場所における業務 ③ 多量の低温物体を取り扱う業務および著しく寒冷な場所における業務 ④ ラジウム放射線、エックス線その他有害放射線にさらされる業務 ⑤ 土石、獣毛等のじんあい、または粉末を著しく飛散する場所における業務 ⑥ 異常気圧下における業務 ⑦ さく岩機、鋲打機等の使用によって身体に著しい振動を与える業務 ⑧ 重量物の取扱い等重激なる業務 ⑨ ボイラー製造等強烈な騒音を発する場所における業務 ⑩ 鉛、水銀、クロム、砒素、黄りん、弗素、塩素、塩酸、硝酸、亜硫酸、硫酸、一酸化炭素、二硫化炭素、青酸、ベンゼン、アニリンその他これに準ずる有害物の粉じん、蒸気またはガスを発散する場所における業務 ⑪ その他厚生労働大臣の指定する業務

● 定期自主検査

項目	説明	
定期自主検査の対象設備	**検査対象設備機器**	**検査頻度**
	局所排気装置、プッシュプル型換気装置、除じん装置、排ガス処理装置、排液処理装置	**1**年以内ごとに**1**回
	特定化学設備およびその附属設備	**2**年以内ごとに**1**回
	透過写真撮影用ガンマ線照射装置	**1**か月以内ごとに**1**回
自主検査	自主検査を行ったときはその記録を作成し、**3**年間保存する	

● 特別教育

項目	説明
実施しなければならない業務	**対象業務**
	チェーンソーを使って立木を伐採する業務
	再圧室操作、高圧室内作業等。作業室、気閘室へ送気のための空気圧縮機の運転業務。送気・排気のためのバルブ・コック操作、等の業務
	四アルキル鉛を使用する業務
	酸素欠乏危険作業
	エックス線作業、ガンマ線照射装置による透過写真撮影業務
	特定粉じんに係る業務
	原子炉施設内において核燃料物質や使用済燃料、これらにより汚染された物質を取り扱う業務（管理区域内に限る）
	石綿等が使用されている建築物等の解体等業務
	廃棄物の焼却施設において、ばいじん及び焼却灰その他の燃え殻を取り扱う業務

● 譲渡制限機械

項目	説明
対象とならない機械	送気マスク、空気呼吸器、防音保護具、防振手袋、化学防護服など

● 立入禁止場所

項目	説明
立入禁止場所	① 多量の高熱物体または低温物体を取り扱う場所および著しく暑熱または寒冷な場所 ② 有害光線や超音波にさらされる場所 ③ ● 空気中の炭酸ガス（二酸化炭素）濃度が**1.5%**を超える場所 　● 空気中の酸素濃度が**18%**に満たない場所 　● 空気中の硫化水素濃度が**100**万分の**10**（10ppm）を超える場所 ④ ガス、蒸気、または粉じんを発散する有害な場所 ⑤ 有害物を取り扱う場所 ⑥ 病原体による汚染のおそれの著しい場所

● 職業性疾病（有害物質）

項目	説明

職業性疾病を引き起こす有害物質と症状	物質等の名称	主な症状
	亜鉛	金属熱
	水銀 （金属水銀）	脳疾患、手指の震え、精神症状（感情不安定や幻覚等）
	（無機水銀）	腎臓疾患、血尿、無尿、尿毒症
	（有機水銀）	脳疾患、しびれ感、視野狭窄、ふらふらする（失調）
	マンガン	中枢神経障害、歩行困難、震え、パーキンソン病
	一酸化炭素	空気より少し軽い無臭無色の気体で、物が不完全燃焼した場合に発生し、ヘモグロビンの酸素運搬能力を低下させる（酸欠状態を起こす。息切れ、頭痛から始まり、やがて虚脱や意識混濁となる）
	鉛	貧血、末梢神経障害、消化器障害、腹部疝痛
	クロム	皮膚炎、上気道がん、肺がん、黒皮症、鼻中隔穿孔
	カドミウム	（急性）胃腸障害、上気道炎、肺炎、（慢性）肺気腫、腎障害。イタイイタイ病（富山県）の原因
	シアン化水素（青酸）	細胞内呼吸障害、頭痛、痙攣、昏睡
	ベンゼン	慢性：再生不良性貧血、麻酔作用、造血器障害、白血病（血液のがん） 急性：めまい、頭痛、呼吸困難、意識障害
	硫化水素	無色腐卵臭の気体。 低濃度の場合：眼や気道の刺激、歩行乱れ、呼吸器障害を引き起こす 高濃度の場合：呼吸中枢麻痺、意識喪失が生じる
	二硫化炭素	麻酔作用、精神異常
	ノルマルヘキサン	多発性神経炎、末梢神経障害
	酢酸メチル	視神経障害
	トリクロルエチレン	末梢神経障害、記憶障害、肝障害、腎障害
	トルエン	頭痛、嘔吐、めまい、意識消失、痙攣、皮膚炎
	メタノール	視神経障害、頭痛、めまい、吐き気
	ベリリウム	ベリリウム肺（咳、呼吸困難）、接触性皮膚炎
	弗化水素	慢性：骨の硬化、関節の痛み、斑状歯（歯の表面に白い斑点やしみが出る） 急性：咳、喉の痛み、呼吸困難
	塩素ガス	肺炎、気管支けいれん、肺水腫 次亜塩素酸塩と酸性物質の「まぜるな危険」
	※水銀やマンガンは脳疾患、手指の震えや精神障害を引き起こす	

● じん肺

項目	説明			
じん肺	線維増殖性の変化が起こる疾患			
けい肺	遊離けい酸、アルミニウム（アルミナ）肺はアルミニウム等の金属を吸入して発症する			
じん肺の種類	**じん肺の名称**	**吸入する粉じん**		**特徴**
	けい肺	遊離けい酸		線維増殖性
	石綿肺	石綿（アスベスト）		胸膜に肥厚な石灰化 発がん性、中皮腫
	アルミニウム （アルミナ）肺	アルミニウム等の金属		進行が早い

● 職業性疾病（有害エネルギー）

項目	説明			
職業性疾病を引き起こす有害エネルギーと症状	**分類**	**名称**		**症状・原因など**
	高温	熱虚脱		体温上昇なし。血液が皮膚にたまり循環不全。頭痛、めまい等
		熱痙攣		体温上昇なし。水分だけの補給により、血中塩分の低下
		熱射病		体温の上昇（40℃以上）。体温調節中枢の変調
	低温	凍傷		0℃以下の寒冷による組織の凍結壊死
		凍瘡		0℃以上の寒冷や湿気による。しもやけ
		低体温症		体内温度が35℃以下になる
		冷房病		過度の冷房等による頭痛、関節痛、生理不順
	※金属熱は熱中症ではない			
減圧症	● 潜水作業で起こりやすい減圧症は、浮上中または浮上後に起こる ● 気圧の上昇によって血液に溶け込んだ空気が、圧が急激に戻った場合に血管内でガスとなり、ガスの中の窒素が血管を気泡で閉塞することによって起こる			
騒音性難聴	● 一定レベル以上の騒音に長時間さらされることにより、内耳にある有毛細胞が変性、脱落して発症する ● 高い音（4000Hz以上）が聞こえにくくなることから始まり、この聴力低下の型を C^5dip という			
等価騒音レベル	単位時間当たりの騒音レベルを平均化したもの			
音の単位	dB（デシベル）は大きさ、Hz（ヘルツ）が高さ			

● 職業性疾病（有害光線）

項目	説明
電離放射線	

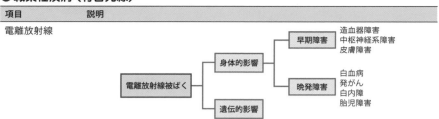

- 被ばく限度：全身の場合5年間累計で100mSv、1年間で50mSv、一般女性は3か月に5mSv、妊婦は1mSv
- 管理区域：外部放射線による実効線量と空気中の放射性物質による実効線量との合計が3か月に1.3mSvを超える恐れのある区域
- 身体的影響のうち、確率的影響は将来に起きる可能性がある。確定的影響はしきい値を超えると必ず起こる

非電離放射線	種類	説明	健康障害
	マイクロ波	可視光線より波長がとても長い電磁波	組織壊死、白内障など
	赤外線	可視光線より波長が長い	白内障や皮膚の火傷など
	紫外線	可視光線より波長が短い	電光性眼炎、皮膚色素沈着、光線過敏症皮膚炎、皮膚がんなど
	レーザー光線	位相のそろった一定の波長を持つ人工の電磁波。指向性・集光性がある	網膜火傷、網膜剥離、角膜火傷など

● 呼吸用保護具

項目	説明		
マスクの種類と用途等	マスクの名称	用途	備考
	防じんマスク	粉じん	酸素濃度18%以上で使用
	防毒マスク	有毒ガス	酸素濃度18%以上で使用 ガスをためる吸収缶を使用する 締めひもは後頭部で固定させる 破過時間：吸収缶が除毒能力を喪失するまでの時間
	送気マスク	酸欠危険場所	酸素濃度18%未満で使用
防毒マスクの吸収缶の色	対象ガス	缶の色	対象ガス	缶の色
	有機ガス	黒	アンモニア	緑
	一酸化炭素	赤	酸性ガス	灰
	硫化水素	黄	臭化メチル	茶
	青酸	青		

※送気マスクは作業している場所とは別の清浄な空気をホースなどで供給するもの
※呼吸用保護具（空気呼吸器、酸素呼吸器）はボンベ等に充てんした空気を供給するもの

● 作業環境測定

項目	説明
A測定	単位作業場所の有害物質の濃度の平均的な分布を知るため
B測定	単位作業場所の有害物質の発生源に近接した作業位置での最高濃度を知るため
管理濃度	作業場所の作業環境管理の良否を判断する際の管理区分を決定するための指標として、各物質ごとに設定された濃度
管理区分	① 第1管理区分：現在の管理の継続維持に努める ② 第2管理区分：施設や設備、作業方法等の点検を行い、改善措置を講じる必要あり ③ 第3管理区分：作業者の健康保持のため必要な措置（健康診断等）を講じる必要あり ※B測定値が管理濃度の1.5倍を超えると、必ず第3管理区分になる

● 排気装置・換気装置

項目	説明
局所排気装置	● 有害物質の発生源に近い場所で吸引気流を起こし、作業者が有害物質に触れないようにする装置。有害物を捕捉するための吸気口をフードと呼び、この形態には囲い式、外付け式、レシーバー式などがある ● 空気清浄装置は吸引ダクト（主ダクト）と排風機（ファン）の間に設置する ● 主ダクトと枝ダクトの合流角度は45°を超えない

囲い式グローブ
ボックス型

囲い式ドラフト
チェンバー型

レシーバー式
キャノピー型

外付け式
グリッド型

● 汚染物質の分類と性状

分類			物質例
気体		ガス	ホルムアルデヒド、塩素、塩化ビニル、硫化水素、アンモニア、ホスゲン、一酸化炭素など
		蒸気	トリクロロエチレン、臭化メチル、塩素化ビフェニル、アルキル水銀、水銀、フェノール、二硫化水素、硫酸ジメチル、コールタールなど
粒子	液体	ミスト	硝酸、硫酸、シアン化物、クロム酸、硫酸ジメチル、コールタールなど
	固体	粉じん（ダスト）	ジクロルベンジジン、硫化カドミウム、石綿、二酸化マンガン、アクリルアミドなど
		ヒューム	溶融金属の表面から発生する酸化物。酸化鉛、酸化カドミウム、酸化ベリリウム、五酸化バナジウム、コールタールなど

♪●著者紹介

立石 周志（たていし ちかし）

人事コンサルタントとして独立後、主に人材派遣会社を対象としたアドバイス業務を行う傍ら、衛生管理者の受験サポート「ちあらぼ」を主催。全国で衛生管理者受験セミナーを開催するほか、企業に招かれてセミナー講師を勤める。年間に1,000名以上の合格実績があり、その合格率は90％を超える。

現場・技術系資格専門 ＳＡＴ株式会社『衛生管理者講座』講師。

以前はアデコ株式会社（外資系人材ビジネス会社）にて、人材開発を担当。衛生管理者受験のためのオリジナルテキストを用いて、社員約300名の合格をサポートした。その後、業界誌「月刊人材ビジネス」を発行する株式会社オピニオンに転職。教育研修営業部門で研修セミナー講師や派遣コンサルティング業務を担当した。

http://www.cheerlabo.jp/

装丁・本文デザイン	森 裕昌
カバー・本文イラスト	タラジロウ
DTP	株式会社 トップスタジオ

安全衛生教科書 超スピード合格！
衛生管理者 第1種＋第2種 テキスト&問題集 第3版

2021年 3月17日　初版第1刷発行
2023年10月 5日　初版第2刷発行

著　者	立石 周志
発行人	佐々木 幹夫
発行所	株式会社 翔泳社　（https://www.shoeisha.co.jp）
印刷・製本	大日本印刷 株式会社

©2021 Chikashi TATEISHI

＊本書は著作権法上の保護を受けています。本書の一部または全部について（ソフトウェアおよびプログラムを含む）、株式会社 翔泳社から文書による許諾を得ずに、いかなる方法においても無断で複写、複製することは禁じられています。

＊本書へのお問い合わせについては、2ページに記載の内容をお読みください。

＊落丁・乱丁はお取り替えいたします。03-5362-3705までご連絡ください。

ISBN978-4-7981-6882-1　　　　　　　　　　　　　　Printed in Japan